iMac und MacBook

Uwe Albrecht

Digitale Welt für Einsteiger

iMac und MacBook

Stiftung Warentest

Inhaltsverzeichnis

18

Welche Modelle es gibt und welcher Mac für Sie der richtige ist.

46

Das steckt hinter den kleinen Symbolen im Dock.

76

Schriftgröße ändern, den Mac Vorlesen lassen, Farb- und Ton einstellen: So erleichtern Sie die Bedienung.

100

Vas die verschie-
enen Textbear-
eitungspro-
ramme können
nd kosten.

175

ammeln, ord-
en, bearbeiten
nd ausdrucken:
ie Foto-App
isst Ihre Bilder
länzen.

204

icher ist sicher –
uch am Mac.

Vom Apple I zum Mac

Ob iPhone, iPad, Apple Watch oder MacBook – Apple-Produkte sind im Alltag allgegenwärtig. Jede neue iPhone-Generation wird zum Kassenschlager, und auch im schwächelnden Markt für Personal Computer steht Apple mit dem MacBook und dem iMac gut da. Bevor wir uns dem Mac, seinem Betriebssystem OS X El Capitan und den Anwendungsprogrammen widmen, werfen wir einen kurzen Blick zurück in die ereignisreiche Geschichte der Computerfirma mit dem Apfel im Namen.

Wie Apple den Computer in die Wohn- und Arbeitszimmer brachte

Der Siegeszug des persönlichen Computers – des PC – ist zu einem bedeutenden Teil Steve Jobs und Steve Wozniak zu verdanken, die sich Ende der 1970er-Jahre daranmachten, die Computerwelt zu revolutionieren. Alles begann in der Garage von Steve Jobs' Eltern, mit einem Startkapital von sage und schreibe 1500 US-Dollar. Um das Geld zusammenzubekommen, musste Steve Jobs sogar seinen geliebten VW-Bus zu Geld machen, der andere Steve einen programmierbaren Taschenrechner. Den Erlös steckten die beiden jungen Computerpioniere in die Produktion des ersten Apple-Computers überhaupt, des Apple I.

Der Apple II – der erste Personal Computer

Den Apple I, der auf Auktionen heute Höchstpreise erzielt, dürfen Sie sich allerdings nicht wie einen modernen Computer mit Gehäuse, Bildschirm, Tastatur und Maus vorstellen. Es handelte sich dabei um einen Elektronikbausatz, den der Käufer mithilfe einer Anleitung selbst zusammenbasteln und in ein Gehäuse aus Holz einbauen musste. Zudem war es damals für den frischgebackenen Computerbesitzer gang und gäbe, seine Programme selber zu

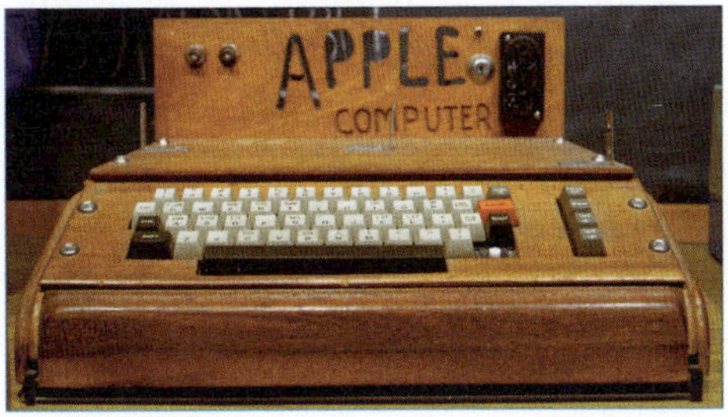

schreiben oder sogenannte Listings – mit dem Programmcode aus Zeitschriften – abzutippen. Damit man sich diese Arbeit immer nur einmal machen musste, konstruierte Steve Wozniak schließlich ein Kassettenlaufwerk, mit dem man die Programme auf einer herkömmlichen Musikkassette abspeichern konnte. Unter Elektronikbastlern und Nerds fand der Apple I viele Käufer. Der Gewinn aus dessen Verkauf bildete – neben der finanziellen Unterstützung durch einen reichen Geschäftsmann – eine gute Grundlage für die Entwicklung des Nachfolgers.

Der Apple II sah schon eher wie ein „richtiger" Computer aus. Er steckte in einem Kunststoffgehäuse, hatte eine integrierte Tastatur und konnte sogar an ein Fernsehgerät angeschlossen werden, das

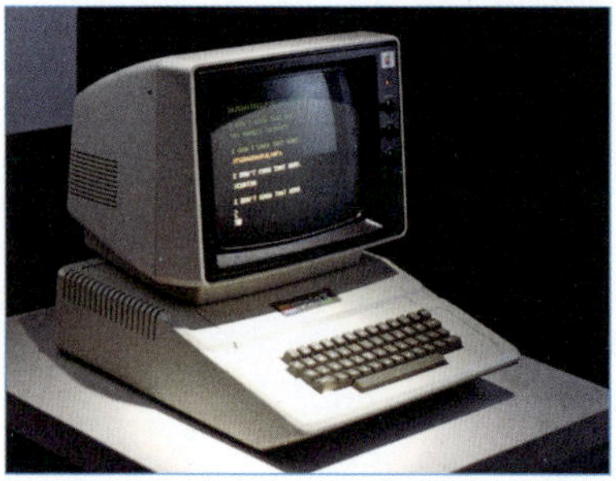

als Bildschirm diente. Das Wichtigste war aber, dass er mit der Programmiersprache Basic von Microsoft ausgeliefert wurde. Basic war leicht erlernbar und der Anwender konnte seine Programme viel einfacher als bisher selber programmieren. Der Apple II wurde 1977 vorgestellt und zum Preis von 1298 US-Dollar verkauft. Er wurde zu einem Riesenerfolg und gilt als der erste Personal Computer überhaupt.

Der Macintosh – der erste Mac

Aber Apple ruhte sich nicht auf seinen Lorbeeren aus und brach schon bald zu neuen Ufern auf. Das Ziel war es, den „persönlichen Computer" in die Büros und Wohnzimmer der Menschen zu bringen. Dazu musste er jedoch weit einfacher zu bedienen sein als alle bisherigen Computer, die wie der Apple II ausschließlich über getippte Befehle gesteuert wurden. Diese oftmals komplizierten Befehle musste der Anwender entweder auswendig lernen oder in einem Handbuch nachschlagen.

Mit dem ersten Macintosh, der 1984 vorgestellt wurde, änderte sich alles. Er war klein, leicht zu transportieren, besaß einen integrierten

Bildschirm, ein Diskettenlaufwerk, Tastatur und Maus sowie ein Schreib- und Zeichenprogramm. Das Wichtigste aber war, dass er – einmalig für damalige PCs und Heimcomputer – über eine grafische Benutzeroberfläche verfügte, die vom Prinzip her ganz ähnlich aufgebaut war wie jene, die wir heute von Windows und OS X kennen. Dadurch konnte er viel leichter bedient werden als der Apple II oder andere Computer, und für die Einarbeitung war es nicht einmal mehr notwendig, dicke Handbücher zu wälzen. Der Macintosh ist der Urvater aller Macs.

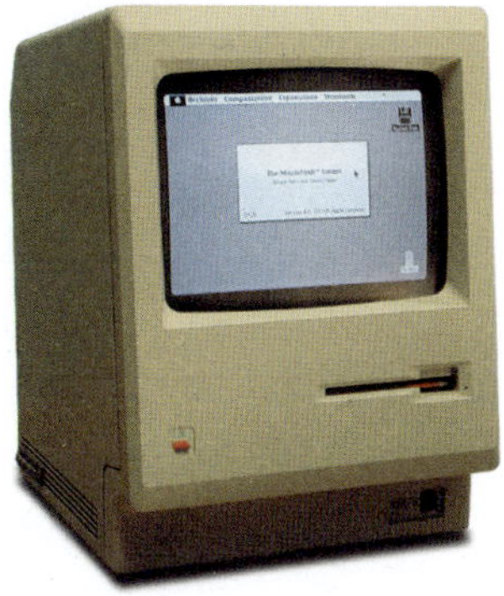

Apple ohne Steve Jobs

Trotz dieses Erfolgs geriet Apple in Turbulenzen. Die Verkaufszahlen entwickelten sich nicht so wie erwartet. Immerhin war der Macintosh mit einem Kaufpreis von 2500 US-Dollar alles andere als ein Schnäppchen. Außerdem bekam Apple mit dem ersten Personal Computer von IBM, dem IBM-PC, Vorfahr aller heutigen Windows-PCs, große Konkurrenz. Zunächst wurde Steve Jobs ein neuer Manager an die Seite gestellt, wenig später verließ er im Streit die von ihm mitgegründete Firma.

In der Ära ohne Steve Jobs erschienen zahlreiche neue Macs, unter anderem tragbare Computer und Laptops wie das PowerBook, der Vorläufer aller MacBooks. Außerdem entwickelte Apple mit dem legendären Newton bereits damals einen Vorläufer für das spätere iPhone und iPad, der noch über einen einfachen monochromen Bildschirm verfügte und mit einem Stift bedient werden musste. Mit dem Newton war Apple seiner Zeit weit voraus. Zu weit. Ein Erfolg wurde er nämlich nicht.

Zudem geriet Apple gegenüber der mächtigen Konkurrenz von IBM und Microsoft immer weiter ins Hintertreffen. So wurden nun auch IBM-kompatible PCs mit grafischen Benutzeroberflächen – den ersten Versionen von Windows – ausgeliefert. Dies kurbelte den Verkauf zusätzlich an. Apple versuchte zu kontern, indem es nun auch anderen Herstellern erlaubte, Computer herzustellen, auf denen das damalige Betriebssystem – Mac OS – lief. Der Versuch, auf diese Weise die Verbreitung der Produkte aus Cupertino zu befördern, schlug allerdings fehl.

Die Rückkehr von Steve Jobs

Die wohl beste Entscheidung des damaligen – für die Misere verantwortlichen – Apple-Vorstands war es, den einstigen Mitbegründer wieder in die Firma zu holen. Zunächst war er nur als Berater tätig, allerdings dauerte es nicht sehr lange, bis der machtbewusste Jobs zum „neuen" Apple-Chef aufstieg. Steve Jobs stellte jedes einzelne Projekt auf den Prüfstand und strich die Produktpalette rigoros zusammen. Vor allem schloss er Frieden mit seinem Gegner – Bill Gates von Microsoft. Er brachte ihn dazu, Programme wie Microsoft Office für den Mac weiterzuentwickeln und sehr viel Geld bei Apple zu investieren.

Der erste iMac

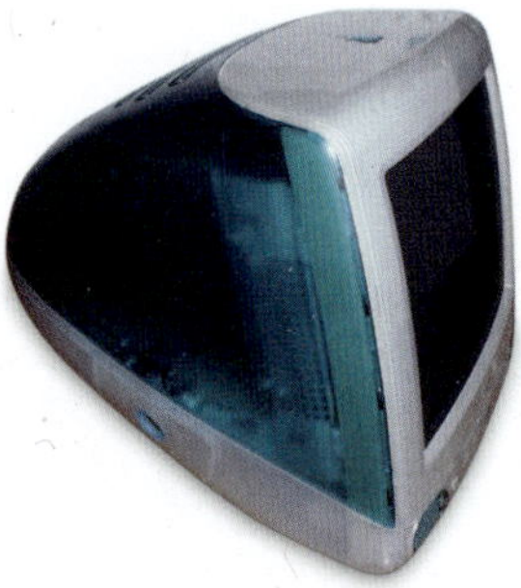

Zu den wichtigsten Produkteinführungen von Jobs und Apple gehörte der iMac. Er kann als die Wiedergeburt des ersten Macintosh von 1984 für das Internetzeitalter bezeichnet werden. Der Ur-iMac war ein All-in-one-Computer mit integriertem Bildschirm, aber durch die darin verbauten modernen Bauteile und Prozessoren viel schneller und leistungsfähiger als die meisten anderen Apple-Rechner. Und nicht zuletzt war er mit seinem abgerundeten, halb transparenten und farbigen Kunststoffgehäuse ein sehr attraktiver Computer. Er wurde zum erfolgreichsten Mac der bisherigen Firmengeschichte. Der iMac, dessen Nachfolger mit Flachbildschirm und modernem Innenleben bis heute auf dem Markt sind, rettete Apple vor der Pleite.

Unter der Führung von Steve Jobs schlug der kalifornische Computerhersteller auch neue Wege ein, was das Mac-OS-Betriebssystem anbelangte. Es war in die Jahre gekommen und für die aktuelle Hardware nicht mehr leistungsfähig genug. Das neue Mac OS X, das im Jahr 2001 erschien, basierte zu einem guten Teil auf der Entwicklungsarbeit, die Steve Jobs während seiner Abwesenheit von Apple gemeinsam mit seinen Mitarbeitern in der eigenen Firma NeXT-Computer geleistet hatte. Auch das aktuelle OS X El Capitan gründet auf NeXTStep.

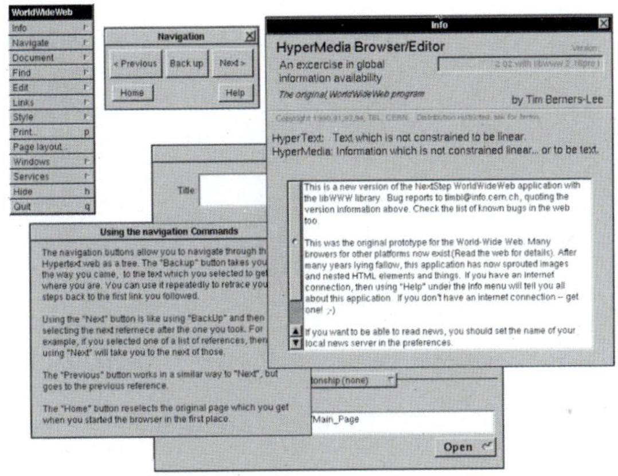

Neue Geräteklassen: iPod, iPhone und iPad

Steve Jobs erkannte frühzeitig, dass die Zeit, als Apple alleine durch den Verkauf von Computern und Hardware überleben konnte, zu Ende ging. Es wurde zunehmend erforderlich, neue Geschäftsfelder zu erschließen. Das erste hatte mit Musik zu tun, genauer: Apple revolutionierte die Art und Weise, wie wir Musik erwerben und konsumieren. Wie schon öfter griff die US-amerikanische Computerfirma hierbei auf von anderen Firmen und Forschern entwickelte Technologien zurück und machte sie massentauglich. Diesmal handelte es sich um das in Deutschland erfundene MP3-Format für Musik- und Tondateien aller Art. Die MP3-Musikdateien waren so klein, dass Hunderte, ja Tausende von Liedern auf einem Datenträger, beispielsweise einer kleinen Festplatte, gespeichert werden konnten. Und Apple machte nichts anderes, als ein Abspielgerät mit einer mobilen Festplatte zu entwickeln, das mit Tausenden Musiktiteln gefüttert werden konnte. Diese konnte der Musikfreund unterwegs über Kopfhörer genießen.

Bis heute gilt der 2002 vorgestellte iPod als der bekannteste MP3-Player der Welt. Doch er wäre nicht mehr als ein luxuriöser und teurer MP3-Player geworden, wenn Apple es nicht fertiggebracht hätte, die iPod-Besitzer über einen attraktiven Online-

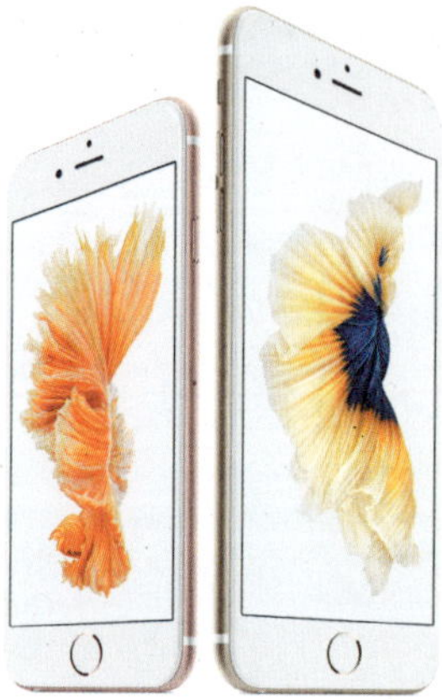

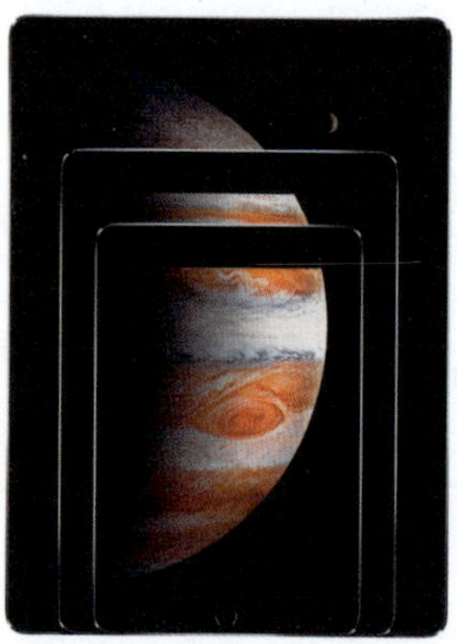

Musikhandel, den iTunes Music Store, weiter an sich zu binden. Der Erfolg von Apple beruhte also auf der Dreieinigkeit von iPod, iTunes Music Store und der Musikabspiel- und Verwaltungssoftware iTunes, die nicht nur für den Mac, sondern auch für Windows-PCs zur Verfügung gestellt wurde.

Das Prinzip, ein Gerät anzubieten, das zum Konsumieren und Erstellen von Medieninhalten dient, diese Inhalte selbst zur Verfügung zu stellen und zu verkaufen sowie die dafür notwendige Software und Infrastruktur bereitzustellen, findet sich auch beim iPhone und iPad wieder. Hier wurde Apple erneut Vorreiter und schuf mit dem iPhone, das mittlerweile schon in der achten Gerätegeneration vorliegt, sowie dem iPad sogar komplett neue Geräteklassen: Smartphone und Tablet. Mittlerweile tummeln sich eine Vielzahl anderer Anbieter – von Microsoft bis Samsung – auf diesem Markt und bieten Geräte an, die mehr Funktionen besitzen und eine noch leistungsfähigere Hardware mitbringen. Apples Kunststück, Geräte in einem schönen Design anzubieten, die einfach zu bedienen und aufs Engste mit der Software verzahnt sind und mit denen man auf eine nahezu unendliche Auswahl an Apps und Medieninhalten aller Art zugreifen kann, war in dieser Form lange unerreicht.

Apple heute

Smartphones und Tablets von Apple haben einen weiteren positiven Nebeneffekt für das US-amerikanische Computer- und Medienunternehmen: Wer sich einmal von deren Qualität und der intuitiven Bedienung überzeugen konnte, wird auch neugierig auf die anderen Produkte von Apple, wie zum Beispiel iMacs und MacBooks. Auch für bisherige Windows-Anwender ist der Umstieg auf den Mac so einfach wie noch nie geworden. Seit 2005/06 basieren alle Macs auf den gleichen Hardwarekomponenten wie Windows-PCs. Dies betrifft vor allem den Hauptprozessor, aber auch andere Bauteile. Damit ist es nicht nur möglich, auf den aktuellen Macs die neueste Version von Windows zu installieren – fremde Betriebssysteme können auch „virtualisiert" werden. Das heißt, ein spezielles Programm, die Virtualisierungssoftware, ermöglicht es, Windows auf dem Mac zu installieren und parallel neben OS X zu betreiben. Hierbei laufen Mac-Programme und Windows-Software einträchtig nebeneinander. Ein Neustart des Macs ist nicht mehr notwendig.

Apple ist mittlerweile also weit mehr als eine Firma, die Computer herstellt. Natürlich machen iMacs, MacBooks, Software und diverses Zubehör weiter einen großen Teil des Angebots aus. Darüber hinaus ist Apple aber eben auch eine Musik- und Handyfirma sowie ein großes Medienkaufhaus, in dem Sie von einzelnen Musiktiteln über Apps und E-Books bis hin zu Spielfilmen und TV-Serien alles online erwerben und herunterladen können, und zwar direkt auf Ihren Mac, Ihr iPad oder iPhone.

Natürlich geht die Entwicklung kontinuierlich weiter. Mit Apple Music bietet Apple nun auch einen Streaming-Dienst für Musik, einer für Filme und TV-Serien soll folgen. Mit der Apple Watch erschien 2015 auch die erste „intelligente" Uhr von Apple, die allerdings – um alle Funktionen zu nutzen – auf ein aktuelles iPhone angewiesen ist.

In Zukunft ist zu erwarten, dass die Produktpalette weiter ausgebaut wird. Es gibt Gerüchte über ein selbstfahrendes Auto – von der Presse iCar genannt – und ein TV-Gerät. Des Weiteren hat Apple sicherlich noch ganz neue Produkte in Planung, von denen wir heute noch nicht einmal etwas ahnen, auch wenn die Innovationskraft des Konzerns seit dem Tod von Steve Jobs im Jahre 2011 spürbar nachgelassen hat.

Zehn Fragen und Antworten zum Mac

Nach dem knappen Überblick über die Apple-Historie soll mit einigen Vorurteilen und Mythen rund um den Mac und sein Betriebssystem aufgeräumt werden. So hat der Mac bisweilen noch immer den Ruf, nicht kompatibel zu sein, also nicht mit dem Windows-PC und seinen Programmen zusammenarbeiten zu können. Andere behaupten, der Mac sei ausschließlich ein Computer für Kreative in Architekturbüros, Werbeagenturen oder Verlagen. Natürlich sind dort nach wie vor viele Macs im Einsatz, aber eben nicht nur. Macs sind mittlerweile ganz normale Computer, die sich allerdings in einigen Eigenschaften von herkömmlichen Laptops und PCs, die Ihnen im Elektronikmarkt begegnen, unterscheiden.
Bei Macs wird sehr viel Wert auf ein attraktives Äußeres gelegt. Funktion und Design sollen eine Einheit bilden und perfekt miteinander harmonieren. Ein weiterer Pluspunkt: Vor allem MacBooks, aber auch iMacs sind sehr leise, das heißt, sie verfügen über ein ausgeklügeltes Belüftungssystem und leise Lüfter.
Macintosh-Computer sind in der Regel hervorragend verarbeitet – nichts knarzt, es gibt keine Grate und scharfkantigen Stellen, und ihre Gehäuse werden aus speziell bearbeiteten Materialien wie Aluminium oftmals aus einem Guss hergestellt. Aber auch die inneren Werte sind von besonderer Güte. Hard- und Software arbeiten optimal zusammen und die Bedienung ist einfach, wenngleich Windows diesbezüglich in den letzten Jahren aufgeholt hat.

Auf den nächsten Seiten beantworten wir Ihnen die zehn beliebtesten Fragen rund um den Mac. Auf diese Weise erfahren Sie, ob ein Mac für Sie die richtige Wahl ist und was Sie vor einem Kauf unbedingt beachten sollten.

1. Frage: Wo kaufe ich einen Mac?

Noch vor einigen Jahren war es gar nicht so einfach, einen Händler zu finden, der Macs im Angebot hatte. Heute bekommen Sie Macs und Zubehör in fast jedem größeren Elektronikmarkt. Das Angebot ist dort allerdings nicht so groß, daher kaufen Sie Ihren Mac am besten im Apple Store selbst oder in einem Fachgeschäft wie Gravis oder Cyberport. Dort kann man Ihnen auch weiterhelfen, wenn Sie einmal Probleme mit Ihrem Computer haben sollten. Falls Sie noch etwas Geld sparen möchten, können Sie Ihren neuen Mac natürlich auch online erwerben. Entsprechende Internetadressen finden Sie im Anhang.

2. Frage: Warum sind Macs eigentlich teurer als andere Computer?

Ja, Macs sind etwas teurer als Windows-PCs – allerdings nur, wenn Sie Äpfel mit Birnen vergleichen, also Macs mit Geräten der unteren und mittleren Preisklasse. In dem Fall liegt der Grund für den erheblichen Preisunterschied auf der Hand. Die viel günstigeren Windows-PCs sind in der Regel nicht so gut verarbeitet, besitzen schlechtere Displays oder es sind in ihnen weniger leistungsfähige und qualitätsvolle Komponenten verbaut. Vergleicht man den Preis eines Macs hingegen mit dem Preis eines Windows-PCs oder Laptops mit gehobener Ausstattung, dann sind Unterschiede kaum mehr festzustellen. Zudem bekommen Sie beim Mac auch was für Ihr Geld. Macs haben einen höheren Wiederverkaufswert und sind weit länger im Betrieb als Windows-PCs.

3. Frage: Ist der Mac komplizierter zu bedienen als ein Windows-PC?

Eher im Gegenteil. Einer der größten Vorteile des Macs gegenüber dem Windows-PC ist, dass er – immer noch – intuitiver zu bedienen ist. Einsteiger finden sich auf einem Mac normalerweise viel schneller zurecht als auf einem Windows-PC. Für den Fall, dass Sie schon mit einem Windows-PC gearbeitet haben, müssen Sie etwas umlernen. Viel Zeit benötigen Sie dafür aber nicht.

4. Frage: Ist der Mac sicherer als ein Windows-PC?

Der Grund dafür, dass Macs als sicherer gelten, ist in erster Linie, dass es weniger Schadprogramme gibt als für Windows-PCs. Macs sind für Angreifer ein weniger interessantes und lukratives Ziel, da sie nicht so verbreitet sind. Trotzdem ist es natürlich möglich, Schadprogramme für OS X zu programmieren und in Umlauf zu bringen. Daher sollten Sie auch auf Ihrem Mac ein Antivirenprogramm installieren, auch wenn die von Apple bereits ins Betriebssystem integrierten Sicherheitsmechanismen durchaus wirkungsvoll sind. Alleine die Möglichkeit, unbemerkt Windows-Viren zu verbreiten, die dem eigenen Rechner zwar nichts anhaben können, aber andere Computer infizieren können, spricht für die Installation eines Antivirenprogramms.

5. Frage: Kann ich meine vorhandenen Geräte, zum Beispiel den Drucker, weiter nutzen?

In den meisten Fällen geht das, weil der Mac weitgehend die gleichen Anschlüsse wie ein Windows-PC hat. Fast alle einigermaßen aktuellen Drucker werden erkannt. Auch andere Geräte, die über USB angeschlossen werden, wie USB-Sticks oder MP3-Player, lassen sich verwenden. Gleiches gilt für Festplatten und CD/DVD-Brenner.

6. Frage: Weshalb hat der Mac eine andere Tastatur?

Die Tastatur des Macs ist auf dessen Betriebssystem OS X zugeschnitten. Daher sind einige Tasten anders als bei Windows-PCs. Welche das sind und wie Sie sie nutzen, erklären wir Ihnen im nächsten Kapitel. Die meisten Tasten sind allerdings identisch. Außerdem ist es möglich, am Mac auch fremde USB-Tastaturen zu verwenden. Natürlich müssen Sie dann die Unterschiede bei der Tastaturbelegung beachten.

7. Frage: Läuft Windows auf dem Mac?

Natürlich. Das Besondere am Mac ist ja, dass er sozusagen zweisprachig ist. Sie können dessen Betriebssystem OS X El Capitan ebenso verwenden wie Windows 10. Während OS X bereits installiert ist, müssen Sie Windows 10 selber einrichten. Hierzu haben Sie zwei Möglichkeiten: Sie können es als eigenständiges Betriebssystem neben OS X installieren oder es virtualisieren und damit wie ein Programm unter OS X nutzen.

8. Frage: Kann ich meine alten Programme für Windows weiterhin nutzen?

Sofern Sie Windows auf Ihrem Mac installiert haben oder es virtualisieren, können Sie Ihre alten Programme weiter nutzen. Allerdings sollte der Mac dazu schnell genug sein, falls es sich um aufwendige Software wie Spiele, Programme zum Videoschnitt oder Ähnliches handelt.

9. Frage: Kann ich meine alten Dateien auf dem Mac weiterverwenden?

Fast alle Dateien von Ihrem Windows-PC lassen sich auch auf einem Macintosh-Computer öffnen und bearbeiten – ob es Textdateien sind, Fotos, Videos oder Musikdateien. Der Mac kommt mit den meisten Dateien ohne Probleme zurecht. Oftmals gibt es die Programme, die Sie auf dem Windows-PC verwendet haben, auch für den Mac, oder die Dateien lassen sich mit anderen Mac-Programmen öffnen.

10. Frage: Gibt es Microsoft Office auch für den Mac?

Ja. Die aktuelle Version Microsoft Office 2016 gibt es sowohl für Windows als auch für den Mac, und zwar mit weitgehend identischem Funktionsumfang. Die auf einem Windows-PC erstellten Dateien – auch von früheren Office-Versionen – lassen sich normalerweise ohne Probleme öffnen und weiterbearbeiten.

Welcher Mac ist für mich der richtige?

Für viele Aufgaben, wie im Internet zu surfen, Musik zu hören, schnell mal eine E-Mail zu schreiben oder zu chatten, genügen Smartphone oder Tablet – bei Apple iPhone und iPad genannt. Für alle, die den Computer auch zum Arbeiten, Lernen oder Studieren benötigen, heißt es immer noch: Nicht ohne meinen Mac. Denn aktuelle Macs sind um einiges leistungsfähiger, kommen mit umfangreicheren Programmen besser zurecht, haben ein größeres Display und eine richtige Tastatur. Das alles ist vor allem dann wichtig, wenn Sie länger am Computer sitzen. Möchten Sie Ihre Augen nicht überstrapazieren, keine Nacken- oder Rückenschmerzen riskieren, dann ist ein Mac – möglichst mit großem Bildschirm sowie guter Tastatur und Maus – unbedingt zu empfehlen.

Lässt man den sehr teuren Mac Pro einmal beiseite, der für Privatanwender oder das Heimbüro überdimensioniert ist, dann haben Sie bei Apple die Wahl zwischen dem iMac, dem MacBook und dem Mac mini. Während es sich beim MacBook in seinen verschiedenen Ausführungen und Ausstattungen um einen Laptop handelt, den Sie überallhin mitnehmen können, ist der Mac mini ein kleiner Schreibtischrechner in Form eines abgeflachten Würfels, für den Sie einen externen Bildschirm sowie Tastatur und Maus benötigen. Der iMac hingegen ist die Rundum-sorglos-Lösung für anspruchsvolle Anwender. Er vereint in einem Gehäuse aus Alu, das nicht größer ist als ein herkömmlicher Bildschirm, einen sehr leistungsfähigen Computer mit einem hervorragenden Display. Um ihn zu starten, müssen Sie nur das Netzkabel anschließen und den Einschaltknopf drücken. Maus und Tastatur werden kabellos mit dem iMac verbunden. Das Kabelgewirr, das Sie vielleicht von früher noch kennen, gehört der Vergangenheit an.

Damit Sie den für Sie passenden Mac finden, stellen wir Ihnen auf den folgenden Seiten die aktuellen Geräte vor und sprechen die jeweiligen Vor- und Nachteile an.

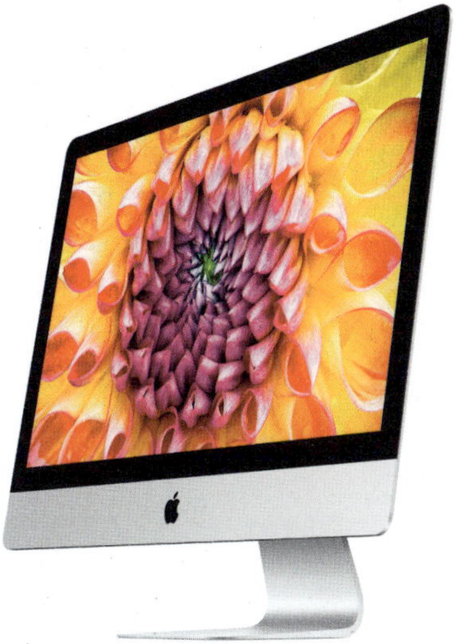

Der iMac: Der All-in-one-Computer

Den beliebten iMac gibt es momentan in zwei Größen:

- **21 Zoll,** was einer Bildschirmdiagonalen von etwa 55 Zentimetern entspricht.
- **27 Zoll,** was einer Bildschirmdiagonalen von fast 70 Zentimetern entspricht.

Info

Test: Bin ich ein iMac-Typ? Um herauszufinden, ob möglicherweise der iMac der für Sie passendste Mac ist, schauen Sie sich einfach die folgende Liste an. Je mehr Aussagen Sie mit Ja beantworten können, desto eher sind Sie der „iMac-Typ".

- Ich arbeite meistens zu Hause oder am Arbeitsplatz.
- Ich kann mich nur zu Hause oder bei der Arbeit richtig konzentrieren.
- Ein Laptop ist mir zu teuer und zu empfindlich, um ihn überallhin mitzunehmen.
- Ich möchte einen sehr leistungsfähigen Mac zu einem akzeptablen Preis. Ins Internet gehe ich vorwiegend zu Hause.
- Ein großer Bildschirm ist für mich unerlässlich. Ich mache viel Bild- und Videobearbeitung.
- Oft nutze ich mehrere Programme und öffne viele Fenster.

Von beiden Größen gibt es unterschiedliche Ausführungen, und zwar vom iMac für Einsteiger bis zum voll ausgestatteten Profirechner. Wobei selbst der etwas „schwächere" iMac für die allermeisten Arbeiten inklusive Bildbearbeitung vollkommen ausreichend ist.

Sowohl der 21-Zoll- als auch der 27-Zoll-iMac sind auch mit einem besonders hochauflösenden Bildschirm – von Apple Retina-Display genannt – erhältlich. Ein solches Retina-Display bietet einen hervorragenden Bildeindruck. Einzelne Pixel (Bildpunkte) sind mit bloßem Auge kaum mehr auszumachen. Auch die Schrift wirkt wie gedruckt. Das Lesen längerer Texte ist für die Augen daher weit angenehmer als bei einem niedriger aufgelösten Bildschirm.

Der Bildschirm des 21-Zoll-iMacs hat eine Auflösung von 4096 x 2304 Bildpunkten, der des 27-Zoll-iMacs gar eine mit 5120 x 2880 Bildpunkten. Ein herkömmlicher Bildschirm, wie Sie ihn in jedem Elektronikmarkt kaufen können, hat dagegen nur eine Auflösung von 1920 x 1080 Pixeln. Das schlägt sich natürlich auch im Preis nieder: iMacs mit Retina-Display sind deutlich teurer als die Modelle mit herkömmlichem Bildschirm.

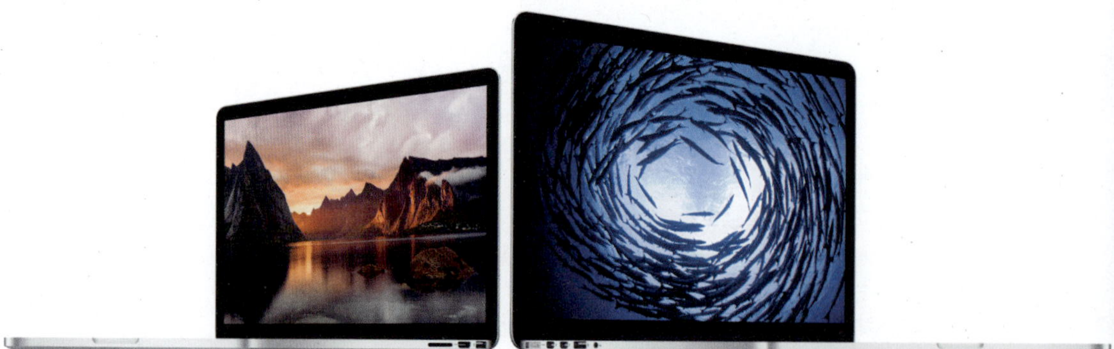

Das MacBook Pro: Fast ein iMac für die Aktentasche

Wie Sie bereits wissen, werden die Laptops von Apple MacBooks genannt. Das MacBook Pro stellt aufgrund seiner Ausstattung und der darin verbauten Hardwarekomponenten durchaus einen Ersatz – und nicht nur eine mobile Ergänzung – für den iMac dar. Das MacBook Pro gibt es ebenfalls in zwei Größen:

- **13 Zoll,** das entspricht einer Bildschirmdiagonalen von circa 34 Zentimetern. Gewicht: 1,5 bis 2 Kilo.
- **15 Zoll,** das entspricht einer Bildschirmdiagonalen von circa 39 Zentimetern. Gewicht: 2 bis 2,5 Kilo.

Von beiden Größen sind zudem unterschiedlich gut ausgestattete Ausführungen bis hin zu einem Profigerät für höchste Ansprüche im Angebot. Alle MacBook-Pro-Varianten besitzen mittlerweile ebenfalls ein Retina-Display. Das 15-Zoll-Retina-MacBook hat eine Auflösung von 2880 x 1800 Pixeln, das 13-Zoll-Retina-MacBook hat 2560 x 1600 Pixel. Für den Einsatz am heimischen Schreibtisch oder auch unterwegs ist das 15-Zoll-MacBook aufgrund des größeren Bildschirms am besten geeignet.

MacBook und MacBook Air

Falls Sie es bevorzugen, mit leichtem Gepäck unterwegs zu sein, und Ihr MacBook nicht Ihr einziger Mac ist, dann sind Sie mit einem MacBook (ohne „Pro“) oder MacBook Air sehr gut beraten. Das MacBook Air gibt es in zwei Größen:

- **11,6 Zoll,** das entspricht einer Bildschirmdiagonalen von 29,4 Zentimetern. Gewicht: 1,08 Kilo.
- **13,3 Zoll,** das entspricht einer Bildschirmdiagonalen von etwa 34 Zentimetern. Gewicht: 1,3 Kilo.

Darüber hinaus gibt es seit kurzer Zeit ein 12-Zoll-MacBook mit einer Bildschirmdiagonalen von etwa 30 Zentimetern. Es ist mit 0,92 Kilo sogar noch etwas leichter als das MacBook Air und besitzt zudem

ein Retina-Display mit einer Auflösung von 2304 x 1440 Bildpunkten. Während die anderen MacBooks nur in Silber erhältlich sind, gibt es das 12-Zoll-MacBook auch in Gold und Grau.
Egal ob MacBook oder MacBook Air – in puncto Leistungsfähigkeit und Ausstattung müssen Sie bei diesen Leichtgewichten Abstriche machen. Diese Faktoren fallen aber nur dann ins Gewicht, wenn Sie sehr anspruchsvolle und leistungshungrige Programme nutzen. Fürs Surfen im Internet, für Büroarbeiten und ein bisschen Bildbearbeitung sind MacBook Air und MacBook mehr als schnell genug.

Info

Test: Benötige ich ein MacBook? Kreuzen Sie die auf Sie zutreffenden Aussagen an.

- Ich brauche unterwegs und auf Reisen einen Mac.
- Zu Hause habe ich kaum Platz für einen größeren Computer.
- Mein Mac wird öfter mal weit weg von einer Steckdose betrieben.
- Ich möchte auch unterwegs regelmäßig ins Internet.
- Ich muss in die Bibliothek oder an die Uni und brauche gerade dort meinen Mac.
- Oft muss ich Präsentationen vorführen oder anderen am Mac etwas zeigen.
- Ich kann auch im Café oder auf einer Parkbank arbeiten und mich konzentrieren.
- Unterwegs schaue ich mir auch gerne mal einen Film an.

Der Mac mini

Wie der Name schon sagt, handelt es sich beim Mac mini um den kleinsten aller Macs. Mit seiner Seitenlänge von knapp 20 Zentimetern passt der Würfelrechner auf jeden Schreibtisch. Wenn Sie also für Ihre kleine Arbeitsecke einen leisen und platzsparenden

Mac suchen, dann ist der Mac mini vielleicht der richtige für Sie. Er lohnt sich aber nur dann, wenn Sie schon einen Bildschirm, eine Tastatur und eine Maus zu Hause haben und nicht gesondert erwerben müssen. Sonst zahlen Sie für alles zusammen schon fast so viel wie für den kleinsten iMac und müssen zudem mit einem weitaus schlechteren Bildschirm vorliebnehmen.
Außerdem ist der Mac mini natürlich nicht ganz so leistungsfähig und ausgestattet wie ein iMac – sieht man einmal vom schnellsten und teuersten Mac-mini-Modell ab.

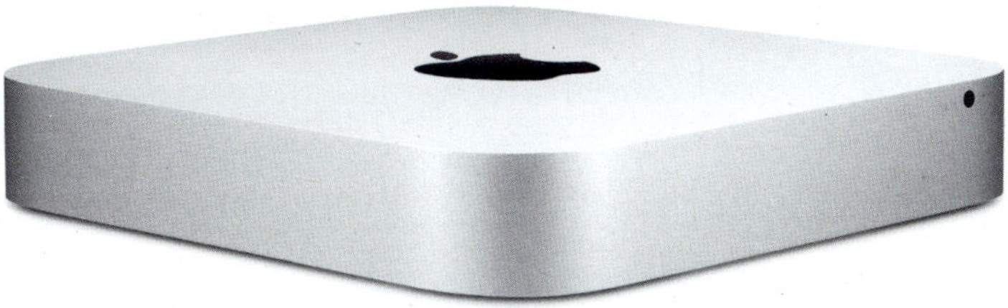

Zu guter Letzt: Der Mac Pro

Der Mac Pro ist ein Arbeitstier – im normalen Alltag werden Sie ihn nicht brauchen. Er ist der leistungsfähigste aller Apple-Computer und wird von professionellen Anwendern genutzt, um darauf Programme auszuführen, die einen besonders kraftvollen Prozessor, hohe Grafikansprüche und/oder sehr viel Speicher und Arbeitsspeicher brauchen. Das Ganze hat natürlich auch seinen stolzen Preis.
Gestaltet ist der Mac Pro als schwarzer Zylinder: Diese Form dient nicht nur Designzwecken, sondern soll auch die immense Hitze abtransportieren, die bei einer solchen Rechenleistung im Inneren des Gehäuses entsteht.

Den Mac bedienen

Wenn Ihr erster Mac auf dem Tisch steht, verschaffen Sie sich am besten erst einmal einen Überblick über dessen Schnittstellen und Anschlüsse. Anschließend lernen Sie Maus und Trackpad kennen sowie die Besonderheiten des Apple-Keyboards – die Tastatur Ihres Macs. Danach erfahren Sie alles, was Sie zur grundlegenden Bedienung Ihres Macs und seines Betriebssystems OS X El Capitan benötigen. Außerdem wenden wir uns in diesem Kapitel der grundlegenden Bedienung Ihres Macs und seiner Schreibtischoberfläche mit ihren Fenstern und Symbolen zu.

Übersicht: Anschlüsse und Ausgabegeräte am Mac

Einige Anschlüsse und Ausgabegeräte finden sich nicht an allen Mac-Typen – besonders reduziert ist der Mac mini .

❶ **Kamera:** Eignet sich für Videotelefonie. Ist sie in Betrieb, leuchtet daneben ein kleines grünes Licht auf. (Nicht Mac mini.)

❷ **Mikrofon:** Toneingabe. (Nicht Mac mini.)

❸ **CD / DVD-Brenner:** CDs oder DVDs abspielen und brennen. Befindet sich an der Gehäuseseite. Bei aktuellen iMacs und MacBooks sowie generell am Mac mini nicht (mehr) vorhanden.

❹ **Eingebaute Lautsprecher:** Über die Lautsprecher können Sie Musik hören, den Ton von Filmen und Videos wiedergeben oder Warntöne des Betriebssystems wahrnehmen. (Nicht Mac mini.)

❺ **Stromanschluss:** Hier schließen Sie das Netzkabel oder das Netzteil des MacBooks an.

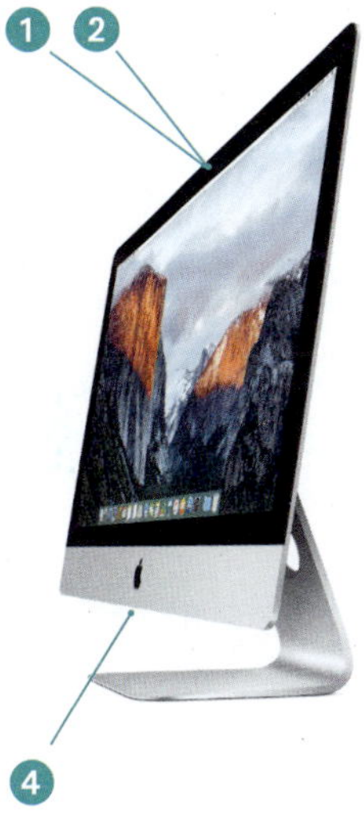

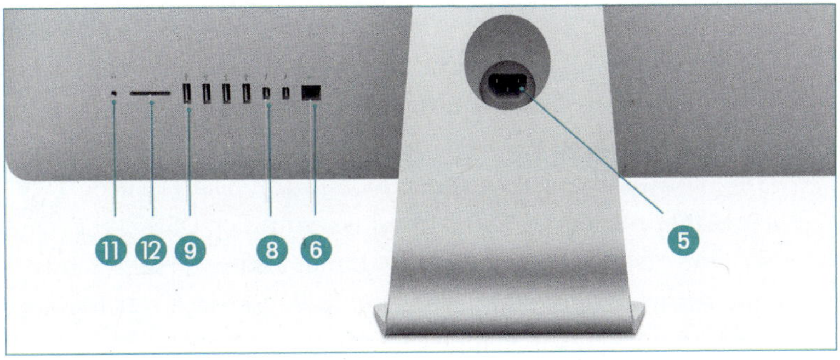

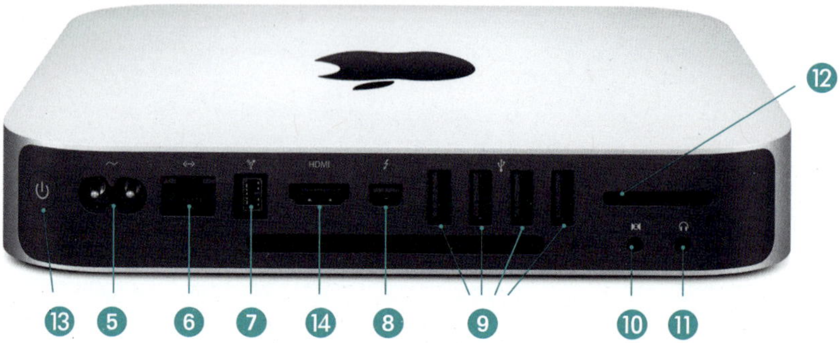

6 **Ethernet:** Dies ist der Anschluss für das Netzwerkkabel, beispielsweise um mit dem Mac ins Internet gehen zu können.

7 **FireWire:** Dieser Anschluss findet sich bei älteren Geräten. Er diente zur Anbindung diverser Geräte wie zum Beispiel Videokameras. Seine Aufgaben werden von der Thunderbolt- und der USB-3-Schnittstelle übernommen.

8 **Thunderbolt:** Mit dem Thunderbolt-Anschluss können Sie große Datenmengen in einem erheblich schnelleren Tempo übertragen, beispielsweise auf externe Festplatten.

9 **USB:** Die meisten Peripheriegeräte wie Drucker und Festplatten werden über USB-Schnittstellen mit dem Mac verbunden. „USB" steht für „Universal Serial Bus". Über eine Art Mehrfachsteckdose – den USB-Hub – lässt sich die Zahl der USB-Schnittstellen erheblich erweitern. Aktuelle Macs verfügen über USB-3-Schnittstellen. Diese erlauben bei der Datenübertragung eine viel höhere Geschwindigkeit als die früheren Versionen von USB. Allerdings gilt dies nur, wenn auch das Peripheriegerät USB-3-kompatibel ist. Das MacBook 12 Zoll besitzt als einziger Mac bisher nur einen USB-Anschluss, vom Typ USB Typ-C. Dieser dient zusammen mit einem Adapter als universelle Schnittstelle für nahezu alle anderen Geräte. Außerdem werden dort Netzteil und Netzkabel angeschlossen.

⑩ **Audio-Eingang:** An den Audio-Eingang können Sie ein zusätzliches Mikrofon anschließen oder ein anderes Audiogerät, beispielsweise einen Plattenspieler oder einen alten Kassettenrekorder. Dann ist es möglich, Langspielplatten und Kassetten zu digitalisieren.

⑪ **Audio-Ausgang:** An den Audio-Ausgang schließen Sie bei Bedarf Kopfhörer oder externe Lautsprecher an – oder Ihre Stereoanlage, falls Sie Ihre Musik darüber wiedergeben möchten.

⑫ **SD-Karten-Einschub:** Hier stecken Sie die SD-Karte Ihrer Digitalkamera hinein, um Ihre Fotos auf den Mac zu kopieren.

⑬ **Einschaltknopf:** Mit dem Einschaltknopf starten Sie Ihren Mac. Läuft er bereits, wechselt er durch das kurzzeitige Betätigen des Einschaltknopfes in den Ruhezustand – und macht sozusagen Pause. Zum Ausschalten drücken Sie den Einschaltknopf einige Sekunden lang, und zwar so lange, bis ein Fenster erscheint, in dem Sie gefragt werden, ob der Computer ausgeschaltet werden soll. Sie können den Mac natürlich auch über das links oben befindliche und mit einem schwarzen Apfelsymbol gekennzeichnete Apple-Menü und den entsprechenden Befehl herunterfahren.

⑭ **HDMI-Anschluss:** Über HDMI schließen Sie externe Monitore oder auch Beamer an das MacBook Pro an.

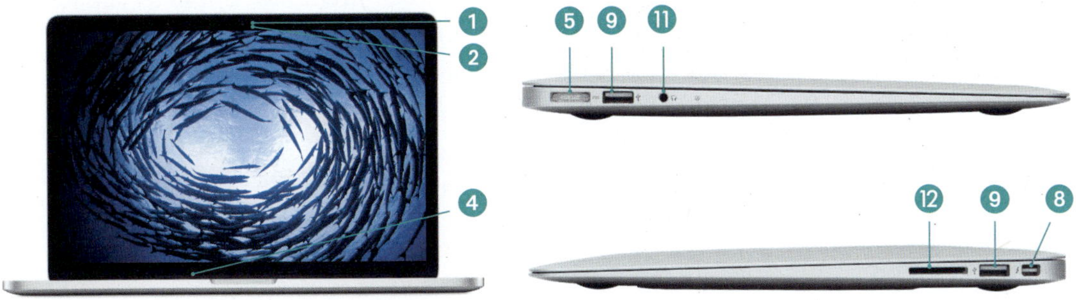

Was ist was auf der Apple-Tastatur?

Mit dem Mac kommen drei Zubehörgeräte: Tastatur, Maus und gegebenenfalls ein Trackpad, auf dem Gesten ausgeführt werden können. All diese Eingabegeräte sind kabellos – damit gehört Kabelsalat der Vergangenheit an. Ältere Modelle werden mit handelsüblichen Batterien betrieben, die neueste Generation hat einen eingebauten Akku. Ihr Mac meldet sich rechtzeitig, bevor die Batterien oder Akkus zur Neige gehen.

Der Mac kann über die Tastatur und bestimmte Tastenkombinationen einfacher und vor allem schneller bedient werden. Im Folgenden stellen wir Ihnen die wichtigsten Tasten und ihre Funktionen vor.

1. **esc:** Die Abkürzung für „escape", engl. für „Fluchtweg" oder „Notausgang". Mit der esc-Taste können Sie unter Umständen bestimmte Befehle oder Funktionen wieder rückgängig machen. Probieren Sie es aus.
2. **Helligkeit verringern / F1:** Möchten Sie die Helligkeit Ihres Bildschirms verringern, dann betätigen Sie die Taste [F1].
3. **Helligkeit erhöhen / F2:** Mit der Taste [F2] stellen Sie den Bildschirm heller. Beachten Sie bitte, dass die beiden Tasten nur dann aktiv sind, wenn es sich bei Ihrem Mac um einen iMac oder ein MacBook handelt oder Sie einen externen Bildschirm von Apple angeschlossen haben.
4. **Mission-Control-Taste / F3:** Mit der Mission-Control-Taste rufen Sie die intelligente Fensterverwaltung von OS X auf. Sie erlaubt unter anderem einen schnellen Überblick über alle geöffneten Fenster.

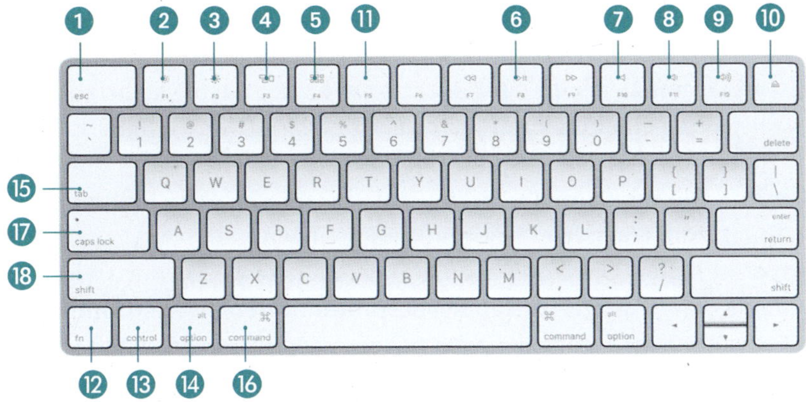

❺ **Launchpad-Taste/F4:** Hier öffnen Sie das Launchpad von OS X. Es erlaubt das schnelle Starten von Apps per Tastendruck (siehe „Launchpad", S. 108).

❻ **Zurück/Abspielen/Pause/Vor/F7–F9:** Mit diesen Tasten können Sie iTunes steuern und Musik oder Videos abspielen und pausieren.

❼ **Ton weg/F10:** Mit dieser Taste schalten Sie den Ton ab.

❽ **Ton leiser/F11:** Hier stellen Sie den Ton leiser.

❾ **Ton lauter/F12:** Hier stellen Sie den Ton lauter.

❿ **Auswurftaste:** Die Auswurftaste benötigen Sie, wenn Sie eine CD oder DVD aus dem CD/DVD-Laufwerk auswerfen möchte. Alternativ können Sie ein Speichermedium auch auf dem Bildschirm mit der Maus auswählen und auf den Papierkorb ziehen.

⓫ **Tastaturbeleuchtung (nur MacBook)/F5–F6:** MacBooks besitzen eine hintergrundbeleuchtete Tastatur, die bei schlechtem Licht ihre Bedienung erleichtert. Über diese Tasten können Sie sie einstellen.

⓬ **fn:** Die fn-Taste ist eine allgemeine Funktionstaste, mit der Sie weiteren Tasten zusätzliche Funktionen entlocken können.

⓭ **ctrl:** Die ctrl-Taste ist vor allem für zahlreiche wichtige Tastenkombinationen von Bedeutung. Um beispielsweise eine Textstelle zu kopieren, betätigen Sie die Tastenkombination [ctrl]+[C]. Mit [ctrl]+[V] fügen Sie die Textstelle ein.

⑭ **alt/Option:** Über die Optionstaste greifen Sie auf die Mehrfachbelegung einer anderen Taste zu. Über die Tastenkombination [alt]+[E] geben Sie beispielsweise das Euro-Zeichen € ein.

⑮ **Tab:** Die Tabulator-Taste dient zum Beispiel dazu, in Programmen zum nächsten Menüpunkt zu springen.

⑯ **cmd/Apfel:** Die cmd-Taste ist – wie der Name „Kommando" schon sagt – dafür zuständig, bestimmte Befehle auszuführen, natürlich im Zusammenhang mit weiteren Tasten. Möchten Sie zum Beispiel ein Programm beenden, erreichen Sie das über die Tastenkombination [cmd]+[Q]. Früher war auf dieser Taste das Apple-Symbol abgebildet, daher der ältere Name „Apfeltaste".

⑰ **Feststelltaste:** Ähnlich wie bei einer Schreibmaschine können Sie nach Drücken der Feststelltaste in Großbuchstaben tippen.

Die bekanntesten Tastenkombinationen

Tastenkombination	Funktion	Einsatzzweck
[cmd]+[Q]	Programm beenden	Das aktive Programm schließen.
[cmd]+[A]	Markieren	Ein Objekt (Text, Foto) komplett markieren.
[cmd]+[C]	Kopieren	Objekt in die Zwischenablage kopieren.
[cmd]+[V]	Einfügen	Objekt aus der Zwischenablage einfügen.
[cmd]+[I]	Informationen	Informationen wie Erstellungsdatum, Größe etc. einer Datei oder eines Ordners herausfinden.
[cmd]+[S]	Speichern	Datei speichern.
[cmd]+[N]	Neu	Neues Fenster oder neues Dokument erstellen.
[cmd]+[W]	Schließen	Datei oder Fenster schließen.
[cmd]+[F]	Suchen	Objekt suchen. Dies kann ein Dateiname, ein Dateiinhalt oder eine Textstelle sein.
[cmd]+[Z]	Rückgängig	Die letzte Eingabe rückgängig machen. Um auch die Eingaben davor rückgängig zu machen, betätigen Sie die Tastenkombination mehrmals.

⑱ **Hochstelltaste/Umschalttaste/Shift:** Die Hochstell- oder Umschalttaste dient zur Eingabe der Zeichen, die sich oben an den Tasten Ihrer Mac-Tastatur befinden. Außerdem wird sie für einige Tastenkombinationen benötigt.

Praktische Tastenkombinationen für Fortgeschrittene

Mit Tastenkombinationen lässt sich der Mac noch viel einfacher und schneller bedienen als mit Maus und Trackpad. Dennoch ist es für Einsteiger ratsam, diese Auflistung zunächst zu überspringen und sich erst einmal mit der grundlegenden Bedienung des Macs vertraut zu machen. Sobald Sie sich etwas besser auskennen, können Sie die praktischen Tastenkombinationen dann anschauen und verinnerlichen.

Tastenkombinationen für Fortgeschrittene

Tastenkombination	Funktion	Einsatzzweck
[cmd]+[Tab]	Zwischen Programmen wechseln	So wechseln Sie zwischen geöffneten Programmen.
[crtl]+(Mausklick)	Rechtsklick	Mit dem Rechtsklick oder dem „sekundären Mausklick" öffnen Sie das Kontextmenü eines Ordners oder einer Datei.
[alt]+[cmd]+[ctrl]+[8]	Bildschirm verdunkeln	Hiermit schalten Sie den Bildschirm dunkel und wieder hell.
[shift]+[alt]+[3]	Bildschirmfoto	Erstellen eines Bildschirmfotos. Wird auf dem Schreibtisch gespeichert.
[shift]+[alt]+[4]	Bildschirmfoto eines Ausschnitts	Erstellen eines Bildschirmfotos – hier eines Ausschnitts, den Sie mit der Maus festlegen. Lassen Sie die Maustaste los, wird das Bildschirmfoto erstellt.
[cmd]+[P]	Drucken	Dokumente und Abbildungen/Fotos drucken.
[cmd]+[alt]+D	Dock ausblenden	Das Dock von OS X ausblenden und wieder anzeigen.

Was eine Tastenkombination bringt

Angenommen, Sie möchten ein Dokument drucken. In diesem Fall können Sie im entsprechenden Programm das Symbol oder den Menüeintrag Drucken anwählen und die geforderten Angaben wie Seitenzahl und so weiter angeben. Oftmals ist die Druckfunktion sogar nur über Umwege und mehrere Mausklicks zu finden.
Stattdessen können Sie aber auch einfach eine Tastenkombination nutzen. In diesem Fall ist es [cmd]+[P]. Das funktioniert bei jedem Programm, das über eine Druckfunktion verfügt.

Bedienung mit Maus und Trackpad

Die Maus ist neben der Tastatur das wichtigste Eingabegerät für den Mac. Halten Sie das erste Mal eine Maus in der Hand, dann kommt Ihnen die Handhabung vielleicht zunächst etwas seltsam und schwierig vor. Sehr schnell gewöhnen Sie sich aber daran, dass der Mauszeiger auf dem Bildschirm exakt den Bewegungen Ihrer Hand folgt.
Mit der Maus und dem Mauszeiger können Sie beispielsweise Fenster öffnen, schließen und verschieben, Symbole markieren und auf dem Schreibtisch bewegen oder in Ordner legen. Des Weiteren dient sie dazu, in Dokumenten oder in Webseiten zu blättern – auch „scrollen“ genannt.
Haben Sie einen iMac erworben, dann befinden sich eine Maus und eine Tastatur mit im Karton. Momentan handelt es sich dabei um die Magic Mouse, deren Bedienung sich etwas von der einer herkömmlichen Maus mit Tasten und Mausrad unterscheidet. Ein MacBook kommt ohne Magic Mouse, dafür besitzt es das Magic

Trackpad etwas unterhalb der Tastatur. Hier bewegen Sie den Mauszeiger, indem Sie den Finger auf dem Trackpad verschieben. Falls Sie mit dem Trackpad partout nicht zurechtkommen, können Sie an Ihr MacBook auch eine herkömmliche Maus anschließen. Und andersherum ist es natürlich auch möglich, den iMac mit einem externen Magic Trackpad von Apple zu bedienen.

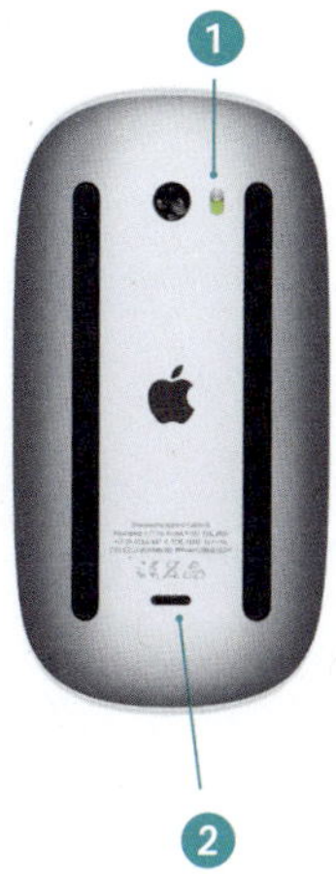

Übersicht: Magic Mouse

❶ **Ein-Schalter:** Hier schalten Sie die Maus ein.

❷ **Akku laden / Batterie wechseln:** Aktuelle Modelle der Magic Mouse werden über diesen Anschluss per mitgeliefertem Kabel geladen. Beim Vorgängermodell befindet sich an dieser Stelle ein Clip, der die Abdeckung für das Batteriefach öffnet.

Was die Magic Mouse von anderen Mäusen unterscheidet

Wenn Sie schon einmal an einem Windows-PC saßen, wissen Sie, wie eine herkömmliche Computermaus aussieht. In der Regel wird sie an der USB-Schnittstelle angeschlossen. Sie hat mindestens zwei Tasten. Mit der linken Taste lösen Sie einen normalen Mausklick aus. Der dient zum Beispiel dazu, ein Menü zu öffnen und einen Befehl darin auszuführen. Mit der rechten oder auch sekundären Maustaste öffnen Sie hingegen – unter anderem – das sogenannte Kontextmenü eines Ordners, einer Datei oder eines Programms. Im Kontextmenü finden Sie alle Befehle, die Sie auf ein gewähltes Objekt anwenden können.

Dies alles funktioniert bei der Magic Mouse ganz ähnlich. In den folgenden Punkten unterscheidet sich Apples Zaubermaus aber von einer herkömmlichen Computermaus.

- **Die Magic Mouse wird kabellos** – und zwar über Bluetooth – mit dem Mac verbunden.
- **Das Mausrad** fehlt.
- **Die Oberfläche** der Magic Mouse ist berührungsempfindlich, vergleichbar mit einem iPhone oder iPad.

▶ **Linke und rechte Maustaste** sind nicht mehr als solche erkennbar. Um einen Mausklick auszuführen, klicken Sie einfach auf die linke und rechte Vorderseite der Magic Mouse.
▶ **Sie blättern** in einem Dokument oder auf einer Webseite, indem Sie den Zeigefinger auf der berührungsempfindlichen Oberfläche auf und ab beziehungsweise nach links und rechts bewegen.
▶ **Weitere Gesten**, zum Beispiel zum Vergrößern von Abbildungen, sind mit der Magic Mouse möglich. Ziehen Sie dazu Daumen und Zeigefinger auseinander.

Die Magic Mouse bedienen

▶ **Die Magic Mouse bewegen:** Der Mauszeiger bewegt sich über die Schreibtischoberfläche.
▶ **Zeigefinger auf und ab bewegen:** Hoch- und runterscrollen.
▶ **Zeigefinger nach links und rechts bewegen:** Vor- und zurückblättern.
▶ **Linksklick:** Symbole und Fenster auswählen. Zum Verschieben die linke Maustaste festhalten und an den gewünschten Platz bewegen.
▶ **Rechtsklick:** Der Rechtsklick oder sekundäre Mausklick erspart die Kombination aus Mausklick und zusätzlicher ctrl-Taste. Mit dem Rechtsklick öffnen Sie das Kontextmenü eines Programms, einer Datei oder eines Ordners. In ihm befinden sich Befehle, die Sie auf die jeweiligen Objekte anwenden.
Wichtig: Um den Rechtsklick zu aktivieren, müssen Sie in den Systemeinstellungen und den Einstellungen zur Maus im Register Zeigen und Klicken den sogenannten Sekundärklick aktivieren (siehe „Die Magic Mouse einrichten“, S. 35).
▶ **Doppelklick:** Zweimal kurz hintereinander klicken, um zum Beispiel ein Programm zu starten.

Die Magic Mouse einrichten

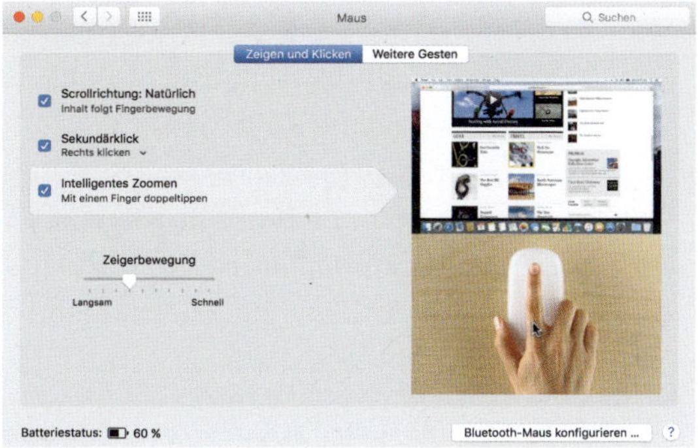

Wenn sich der Mauszeiger zu schnell bewegt oder die Maus nicht so reagiert, wie Sie es sich vorstellen, dann können Sie die Einstellungen anpassen.

1 Schalten Sie den Mac ein.

2 Geben Sie gegebenenfalls Ihr Kennwort ein.

3 Klicken Sie auf das schwarze Apfelsymbol links oben auf dem Bildschirm. Hier befindet sich das Apple-Menü.

4 Wählen Sie den Eintrag Systemeinstellungen.

5 Wählen Sie das Symbol Maus.

6 Ein kleines Video zeigt Ihnen die unterschiedlichen Einsatzmöglichkeiten.

7 Nehmen Sie nun im Register Zeigen und Klicken die gewünschten Einstellungen vor.

Das Trackpad bedienen

Das Trackpad Ihres MacBooks lässt sich ganz ähnlich bedienen wie die Magic Mouse. Es hat ebenfalls eine berührungsempfindliche Oberfläche, die allerdings noch mehr Gesten möglich macht.

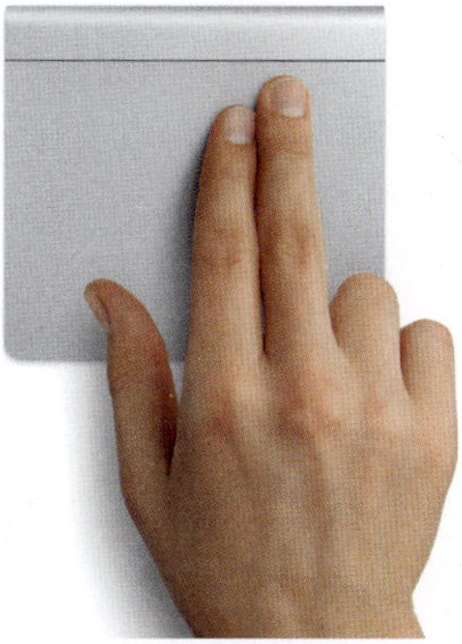

- **Zeigerfinger bewegen:** Der Mauszeiger bewegt sich über die Schreibtischoberfläche.
- **Linksklick:** Mit dem Linksklick wählen Sie Symbole oder Fenster auf dem Schreibtisch aus. Zum Verschieben halten Sie den Finger gedrückt und bewegen ihn an die gewünschte Stelle.
- **Rechtsklick:** Mit dem Rechtsklick öffnen Sie auch auf dem Trackpad das Kontextmenü einer Datei oder eines Ordners. In ihm befinden sich Befehle, die Sie auf die

jeweiligen Objekte anwenden. Sie aktivieren ihn in den Systemeinstellungen sowie den Einstellungen zum Trackpad – und zwar im Register Zeigen und Klicken.

- **Doppelklick:** Zweimal kurz hintereinander klicken, um zum Beispiel ein Programm zu starten.
- **Scrollen (Blättern):** Zum Blättern bewegen Sie zwei Finger auf dem Trackpad auf und ab beziehungsweise nach links und rechts.
- **Streichen:** Mit drei Fingern können Sie zum Beispiel zwischen Apps im Vollbildmodus wechseln oder zuvor aufgerufene Webseiten wieder auf den Bildschirm zaubern.
- **Drehen:** Spreizen Sie zwei Finger und bewegen Sie sie in Form eines Halbkreises nach links oder rechts.
- **Vergrößern / Verkleinern:** Spreizen Sie Zeigefinger und Daumen, um eine Abbildung oder eine Webseite vergrößert anzuzeigen. Zum Verkleinern bewegen Sie die beiden Finger in die entgegengesetzte Richtung.

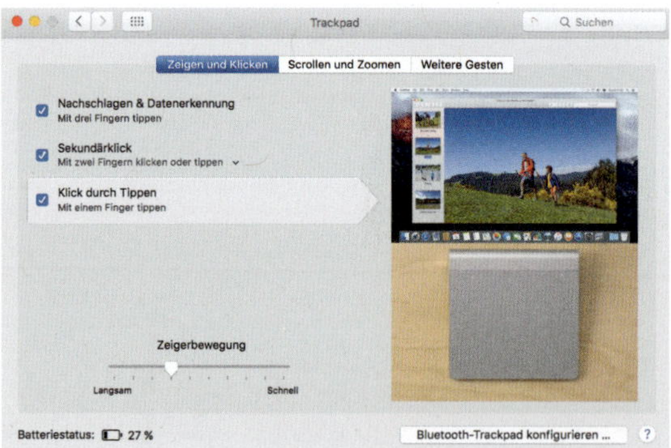

Das Trackpad einrichten

Auch beim Trackpad lassen sich die Einstellungen anpassen, wenn sie Ihnen nicht zusagen.

1 Klicken Sie auf das schwarze Apfelsymbol links oben auf dem Bildschirm und öffnen Sie das Apple-Menü.

2 Wählen Sie den Eintrag Systemeinstellungen.

3 Wählen Sie anschließend das Symbol Trackpad.

4 Ein Video zeigt Ihnen die unterschiedlichen Einsatzmöglichkeiten.

5 Testen Sie die Einstellungen in den ersten zwei Registern.

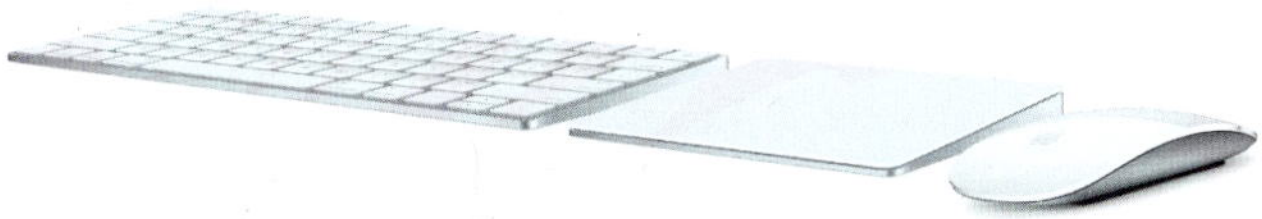

Info

Die neue Generation der Eingabegeräte:
Mit der Magic Mouse 2, dem Magic Trackpad 2 und dem Magic Keyboard sind im Herbst 2015 neue Versionen der wichtigsten Eingabegeräte von Apple erschienen. Die größten Unterschiede sind, dass die Akkus bereits eingebaut sind und mit einem Netzteil aufgeladen werden. Der bisher notwendige Batteriewechsel entfällt. Außerdem beherrscht das Magic Trackpad 2 die Funktion Force Feedback – ähnlich wie das iPhone 6s – und kann somit die Stärke des Klicks unterscheiden. Die Einstellungen nehmen Sie wie beschrieben über die Systemeinstellungen vor.

Vor dem Einschalten: Was geschieht mit meinen alten Daten?

Handelt es sich bei Ihrem neuen Mac um Ihren ersten Computer, dann müssen Sie an dieser Stelle nicht weiterlesen, denn Sie haben ja keinerlei alte Daten zu übernehmen. Blättern Sie bis Seite 43 vor. Wenn Sie aber schon einen Computer genutzt haben – einen älteren Mac oder auch einen Windows-PC –, dann sollten Sie sich die folgenden Seiten anschauen.

Falls Sie bisher einen Mac genutzt haben

Als Mac-Anwender können Sie sich beruhigt zurücklehnen und Ihren Kaffee oder Tee genießen, denn Ihre Daten werden beinahe automatisch übernommen. Bereits nach dem erstmaligen Einschalten und Hochfahren des Macs erledigt der Migrationsassistent die meiste Arbeit. Das praktische Hilfsprogramm fragt Sie, ob Sie Ihre alten Mac-Daten übernehmen möchten. Bejahen Sie dies, müssen Sie nur noch den alten und den neuen Mac über ein Ethernetkabel (drahtgebundene Netzwerkverbindung), per WLAN (kabellose Netzwerkverbindung) oder Thunderbolt (sofern der „alte“ Mac über diese Schnittstelle verfügt) verbinden. Noch ein paar Mausklicks – folgen Sie dabei den Anweisungen des Migrationsassistenten –, und schon werden Ihre Daten auf den neuen Mac übertragen. Nach einiger Zeit, die von der Menge der zu übertragenden Daten und der Migrationsmethode abhängt, finden Sie Ihre Daten und Programme auf dem neuen Mac. Groß umgewöhnen müssen Sie sich nicht. Alles ist an seinem gewohnten Platz.

Wenn Sie bisher einen Windows-PC verwendet haben

Sie haben lange Zeit mit einem Windows-PC gearbeitet und befürchten, dass die alten Daten verloren sein könnten? Wir können Sie beruhigen: Das sind sie nicht. Es lassen sich weit mehr Daten von Windows-PCs auf Macs nutzen, als Sie befürchten. Wie das geht, erfahren Sie ab Seite 40.

Falls Sie Ihre alten Windows-Programme doch vermissen ...

... dann haben Sie mehrere Möglichkeiten. Zunächst einmal ist eine ganze Reihe von Programmen, die Ihnen vom Windows-PC bekannt sind, auch für den Mac erhältlich. Microsoft Office 2016 gibt es beispielsweise in einer nahezu funktionsgleichen Version. Dasselbe gilt für das kostenlos erhältliche LibreOffice, Adobe Photoshop und Web-Browser wie Firefox oder Google Chrome.

Ist für den Mac kein entsprechendes Programm verfügbar, dann können Sie in Betracht ziehen, Windows zusätzlich zu OS X auf dem Mac zu installieren, und zwar über Boot Camp oder ein Virtualisierungsprogramm wie Parallels Desktop (www.parallels.com/de).

Anschließend laufen Mac- und Windows-Programme einträchtig nebeneinander.

Wie Sie herausfinden können, ob es ein Windows-Programm auch für den Mac gibt

Suchen Sie einfach in Google nach einer Mac-Version des Programms. Hierzu geben Sie den Namen des Programms ein, setzen

Diese Daten können Sie mitnehmen

Art	Ja	Nein	Anmerkung
Fotos	X		
Filme	X		
Musik	X		
Word-Dokumente	X		Sie benötigen Microsoft Word oder LibreOffice für den Mac.
Excel-Tabellen	X		Sie benötigen Microsoft Excel oder LibreOffice für den Mac.
PowerPoint-Präsentationen	X		Sie benötigen Microsoft PowerPoint Mac oder LibreOffice für den Mac.
Lesezeichen aus dem Internet	X		Unter Umständen müssen Sie die Lesezeichen von Ihrem Web-Browser erst exportieren und als Datei sichern. Anschließend importieren Sie sie auf dem Mac mit dem Web-Browser Safari.
E-Mails	X		In den meisten Fällen können Sie Ihre E-Mails auf dem Mac erneut abrufen, wenn Sie sie nicht schon vom E-Mail-Server im Internet gelöscht haben.
Windows-Programme		X	Windows-Programme laufen nicht direkt unter OS X. Wie Sie Windows-Programme über Umwege auf dem Mac nutzen können, lesen Sie auf Seite 38.
iTunes-Mediathek	X		

dahinter *Mac* oder auch *für Mac* und führen eine Suche durch. Falls es keine Mac-Version gibt, erfahren Sie auf diese Weise, ob möglicherweise eine Alternative für das gesuchte Programm auf dem Mac erhältlich ist.

Wie Sie Ihre Daten vom Windows-PC übernehmen

Wenn Sie die alten Daten Ihres Windows-PCs auf Ihren Mac übertragen wollen, gibt es mehrere Methoden.

▶ **Falls es kein großer Datenbestand ist,** genügt es, sie auf einen USB-Stick oder eine beschreibbare CD/DVD zu kopieren.

▶ **Ist der Datenbestand jedoch größer** und passt weder auf einen USB-Stick noch auf eine beschreibbare CD/DVD, dann können Sie eine externe Festplatte verwenden. Normalerweise ist eine Festplatte, die über eine USB-2- oder USB-3-Schnittstelle an den Computer angeschlossen wird, die beste Lösung. Sie läuft sowohl am Windows-PC als auch am Mac. Erkundigen Sie sich dennoch vor dem Kauf, ob die externe Festplatte tatsächlich an Ihrem Mac genutzt werden kann.

So kopieren Sie Ihre Daten auf eine externe Festplatte:

1 Schließen Sie die externe Festplatte an die USB-Schnittstelle des Windows-PCs an.

2 Klicken Sie auf das Festplattensymbol im Windows-Explorer.

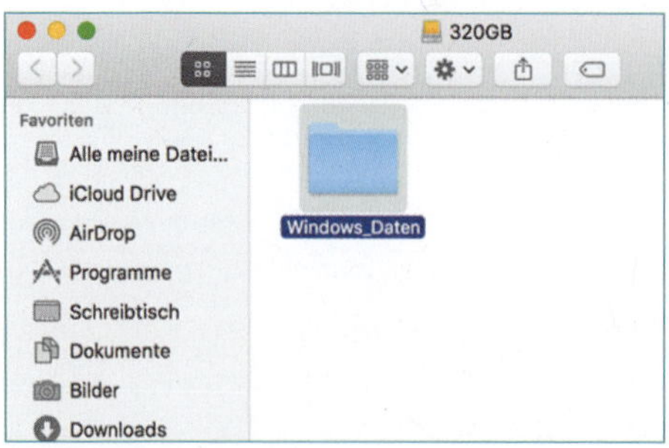

3 Führen Sie mit der Maus einen Rechtsklick aus und erstellen Sie einen neuen Ordner.

4 Geben Sie dem Ordner einen aussagekräftigen Namen, zum Beispiel *Windows_Daten*.

5 Legen Sie nun alle Ordner und Dateien in diesen Ordner hinein, die Sie auf den Mac kopieren möchten.

6 Ist der Kopiervorgang abgeschlossen, werfen Sie die Festplatte aus und ziehen Sie das USB-Kabel ab.

So kopieren Sie Ihre Daten anschließend von der externen Festplatte auf den Mac:

1 Schließen Sie die externe Festplatte an die USB-Schnittstelle Ihres Macs an (siehe Übersicht ab S. 25).

2 Der Mac erkennt die Festplatte normalerweise sofort und ihr Symbol erscheint auf der Schreibtischoberfläche.

3 Klicken Sie doppelt auf das Festplattensymbol. Ein Fenster öffnet sich.

4 Ziehen Sie nun den Ordner Windows_Daten, den Sie vorhin angelegt haben, mit gedrückter Maustaste von der externen Festplatte auf die Schreibtischoberfläche Ihres Macs.

5 Nun startet der Kopiervorgang. In einem kleinen Fenster verfolgen Sie, wie weit der Prozess fortgeschritten ist. Wurde alles kopiert, können Sie die Dateien in die gewünschten Ordner auf dem Mac legen und dort bearbeiten.

Alternative für Fortgeschrittene: Der Migrationsassistent für den Windows-PC

Als Alternativlösung gibt es auch einen gesonderten Migrationsassistenten, der die Daten vom Windows-PC zum Mac transferiert. Allerdings müssen Sie den Migrationsassistenten für Windows zunächst aus dem Internet herunterladen und installieren. Die Adresse lautet: http://support.apple.com/kb/DL1557?viewlocale=de_DE.

1 Verbinden Sie Mac und Windows-PC mit dem Netzwerkkabel oder melden Sie beide im WLAN-Netzwerk an. Starten Sie zuerst am Windows-PC den Migrationsassistenten.

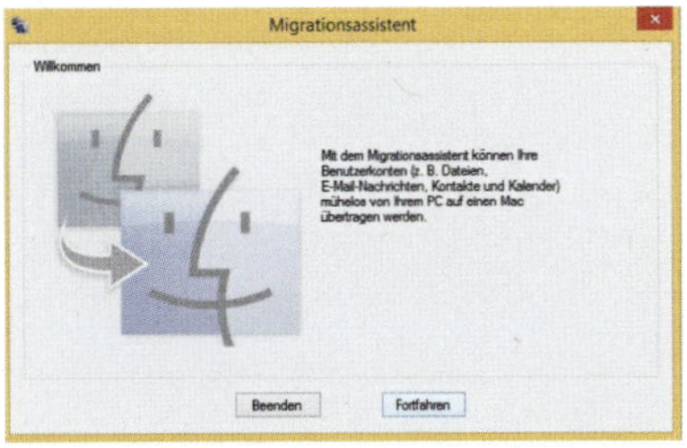

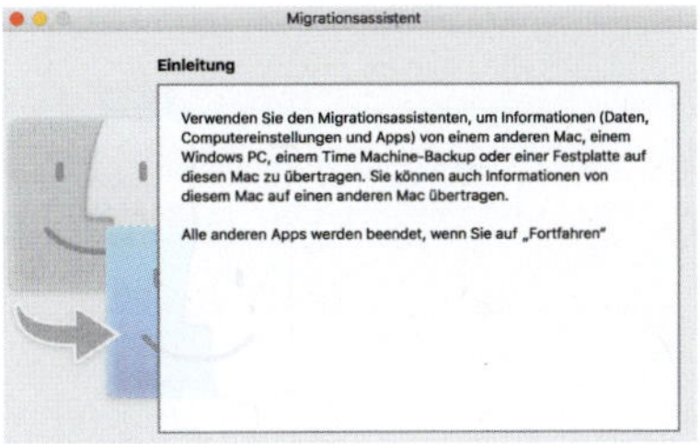

2 Folgen Sie den Anweisungen des Migrationsassistenten in den folgenden Fenstern.

3 Starten Sie als Nächstes den Migrationsassistenten am Macintosh im Ordner *Programme_Dienstprogramme* und wählen Sie die Option Von einem anderen Mac, PC (...).

4 Folgen Sie auch hier den Anweisungen in den folgenden Fenstern.

5 Die beiden Programme nehmen nun miteinander Kontakt auf.

6 Auf Ihrem Mac wird dabei ein Code angezeigt, den Sie auf dem Windows-PC eingeben.

7 Nun können Sie auf Ihrem Mac die Daten auswählen, die übertragen werden sollen.

8 Nachdem die Daten übertragen wurden, schließen Sie die beiden Programme.

Welche Methode ist besser?

Es kommt darauf an, ob Sie möglichst schnell am neuen Mac weiterarbeiten möchten oder ob Sie den Umzug dazu nutzen möchten, einmal richtig aufzuräumen. Ist Ihnen Gründlichkeit wichtig, dann sollten Sie den Weg über die externe Festplatte wählen. Hierzu müssen Sie allerdings Zeit aufwenden und etwas Geld ausgeben, denn eine externe Festplatte kostet je nach Größe bis zu 150 Euro. Dafür haben Sie dann die Möglichkeit, Ordner für Ordner durchzuschauen und alte Daten zu löschen oder auszulagern. Auf diese Weise verhindern Sie, Ballast aus Jahren oder Jahrzehnten mit auf den neuen Mac zu nehmen.

Geht es Ihnen darum, den Umzug schnell über die Bühne zu bringen, dann vertrauen Sie ihn am besten dem Migrationsassistenten an – egal ob Sie von einem alten auf einen neuen Mac umziehen oder vom Windows-PC auf einen neuen Mac.

Einschalten: Der erste Blick

Wenn Sie den Computer zum ersten Mal einschalten, dauert es ein wenig, bis Sie loslegen können. Zunächst werden Sie gebeten, ein paar grundlegende Einstellungen vorzunehmen, zum Beispiel dazu, in welchem Land Sie sich gerade befinden und welche Sprache Sie sprechen. Anschließend legen Sie die Eingabesprache für die Tastatur fest. Wichtig: Die Reihenfolge der folgenden Schritte kann je nach Mac und Herstellungsjahr variieren.

Kabellose Internetverbindungen suchen lassen

Wenn Sie über einen kabellosen Internetzugang verfügen (siehe „Internet zu Hause ...", S. 84), sucht der Mac automatisch danach. Haben Sie WLAN, wählen Sie Ihre Verbindung aus und geben das dazugehörige Kennwort ein.

Jetzt oder später alte Daten mitnehmen?

Als Nächstes werden Sie gefragt, ob Sie während des Installationsvorgangs mit dem Migrationsassistenten Ihre alten Daten vom Mac oder Windows-PC oder auch einer externen Festplatte auf den neuen Mac überspielen möchten. Es ist empfehlenswert, dies nachträglich zu machen. Richten Sie den Mac zunächst fertig ein. Wählen Sie hier die Option Jetzt keine Informationen übertragen. Eine Beschreibung des Migrationsassistenten finden Sie auf Seite 41.

Jetzt oder später die Apple-ID festlegen

Nun werden Sie nach der Apple-ID gefragt, die aus Ihrer E-Mail-Adresse und einem Kennwort besteht. Falls Sie noch keine Apple-ID besitzen, sollten Sie sie kostenlos einrichten. Sie ist erforderlich, um in den Apple-Online-Kaufhäusern iTunes und App Store einkaufen zu können und kostenlose Programme herunterzuladen.

Außerdem ist sie für die iCloud – die Online-Festplatte von Apple – notwendig.

Wichtig: Ihr Benutzerkonto einrichten

Legen Sie im nächsten Schritt Ihr Benutzerkonto an. So erklären Sie dem Rechner, wer Sie sind und welche Rechte Sie auf dem Computer haben. Haben Sie einmal einen Kontonamen (Accountnamen) festgelegt, kann er nicht mehr verändert werden. Geben Sie nun ein Kennwort ein, das Sie sich gut merken müssen. Für alle Fälle sollten Sie unter Merkhilfe einen Tipp eingeben, der Ihnen auf die Sprünge helfen kann, wenn Ihnen das Kennwort entfallen ist. Mit dem Haken legen Sie nun fest, dass der Rechner bei jedem Einschalten das Kennwort abfragt. Das ist vor allem dann wichtig, wenn auch andere Menschen an den Computer könnten, die keinen Zugriff auf Ihre Daten haben sollen.
Wenn Sie es sich ganz einfach machen wollen, dann verwenden Sie Ihre Apple-ID als Benutzerkonto.

Bitte recht freundlich:
Foto machen oder anderes Bild verwenden

Dank der eingebauten Kamera Ihres Macs – jedes MacBook und jeder iMac besitzt eine iSight-Kamera – können Sie ein Foto von sich machen und dem Benutzerkonto hinzufügen. Alternativ lässt sich auch eine neutrale Abbildung verwenden.

Bei Apple registrieren

Zu guter Letzt wird Ihnen empfohlen, Ihren neuen Mac bei Apple zu registrieren. Sie sind allerdings nicht dazu gezwungen. Eine Folge der Registrierung kann sein, dass Sie an die angegebene E-Mail-Adresse Werbe- und Info-E-Mails von Apple gesandt bekommen. Nun ist die Ersteinrichtung abgeschlossen und Ihr neuer Mac ist einsatzbereit.

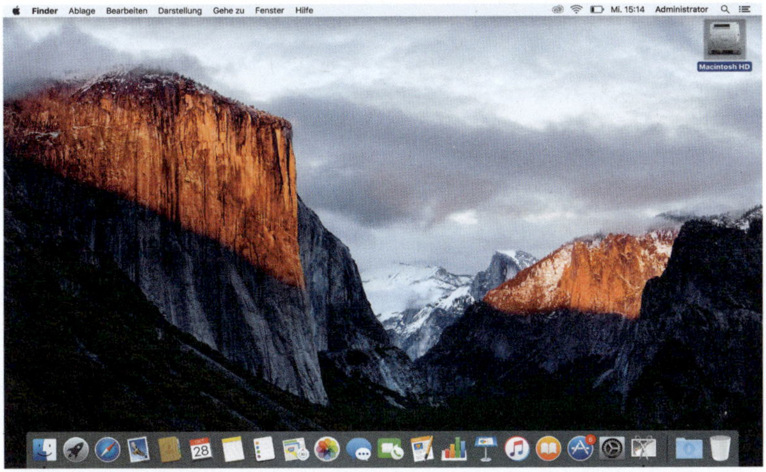

Die Schaltzentrale des Macs: Der Schreibtisch

Sobald Sie den Computer eingeschaltet und hochgefahren sowie die Anmeldung durchgeführt haben, erscheint die Schreibtischoberfläche, die auf Englisch „Desktop" genannt wird. Diese Oberfläche ist einem herkömmlichen Schreibtisch nachgebildet, auf dem Ihre Arbeits- und Schreibutensilien, Ordner und Dokumente liegen. Beginnen wir mit den wichtigsten Utensilien – Programme und Ordner – auf der Schreibtischoberfläche, die wie an einer Perlenschnur am unteren Bildschirmrand im sogenannten Dock aufgereiht sind.

Das Dock für den Schnellzugriff

Das Dock lässt sich mit einem herkömmlichen Dock im Hafen vergleichen, an dem die Schiffe – hier sind es die wichtigsten Programme und Ordner – anlegen. Wenn Sie den Mauszeiger auf eines der

Symbole ziehen, wird es etwas vergrößert dargestellt und sein Name wird angezeigt. Mit den diversen Programm- und Ordnernamen können Sie zunächst noch nicht viel anfangen. Diese stellen wir Ihnen im Folgenden genauer vor.

Im Dock von OS X befinden sich alle wichtigen Programme und Ordner, die Sie bei der täglichen Arbeit am Mac normalerweise benötigen: ein Web-Browser, mit dem Sie ins Internet kommen, Programme, um Fotos anzuschauen und zu importieren, Anwendungen zum Musikhören, zum Verwalten von Terminen und Adressen und so weiter. Um eines dieser Programme zu starten, genügt ein Mausklick. Ist es gestartet, erkennen Sie dies an dem kleinen schwarzen Punkt unterhalb des Symbols im Dock. Neben Programmen nimmt das Dock aber auch wichtige Ordner mit Ihren Dateien und Dokumenten auf und ist ein Ablageort für bereits geöffnete Fenster. Es lässt sich Ihren eigenen Bedürfnissen entsprechend anpassen. Unnötige Programme – genauer: deren Symbole – lassen sich entfernen und andere ins Dock aufnehmen.

Übersicht: Die Symbole im Dock

Im Folgenden erhalten Sie eine kleine Übersicht über die im Dock befindlichen Programme und Ordner. Deren genaue Anwendung und Funktionen erfahren Sie dann in den späteren Kapiteln.

1. **Finder:** Das freundliche Gesicht ganz links ist das Symbol für den Finder, die Kommandozentrale des Macs. Ab Seite 49 lernen Sie ihn genauer kennen.
2. **Launchpad:** Besitzen Sie ein iPhone oder iPad, kommt Ihnen das Launchpad sicherlich sehr vertraut vor. Darauf befinden sich die Symbole aller auf dem Mac im Programme-Ordner installierten Programme. Es erleichtert die Suche nach Programmen ebenso wie deren schnellen Start.
3. **Safari:** Safari heißt Apples Web-Browser, mit dem Sie im Internet surfen – also Webseiten aufrufen, vor- und zurückspringen oder Links (in Webseiten eingebettete Internetadressen) folgen.

Webseiten, die Ihnen gefallen, können Sie wie ein Lesezeichen in einem Buch ablegen und sichern (siehe „Lesezeichen ...", S. 120).

4 **Apple Mail:** Mit Apple Mail verfassen und empfangen Sie Ihre elektronische Post – E-Mail genannt. Mehr dazu ab Seite 130.

5 **Kontakte:** Das Programm Kontakte dient dazu, Ihr privates oder geschäftliches Adressbuch zu verwalten. Hier geben Sie Adressen und Kontaktdaten ein (siehe „... Kontakte-App", S. 87).

6 **Kalender:** Mit dem Programm Kalender führen Sie Ihren persönlichen Terminkalender am Mac. Er gibt Ihnen einen Überblick, was in den kommenden Wochen und Monaten alles ansteht. Die Kalender-App arbeitet gut mit den anderen Programmen von OS X zusammen (siehe „... Kalender-App", S. 95).

7 **Notizen:** Wenn Sie sich kurz etwas notieren möchten, müssen Sie nicht Microsoft Word oder ein anderes Textverarbeitungsprogramm öffnen, sondern können Notizen verfassen. Und nicht nur das: Sie können sogar Abbildungen hinzufügen, Zeichnungen, Videos und vieles mehr. Die unscheinbar wirkende Notizen-App hat es wirklich in sich.

8 **Erinnerungen:** Die Erinnerungen-App ist Ihre persönliche To-do-Liste, in der Sie alles eintragen können, was Sie sich merken, erledigen oder kaufen müssen. Auf Wunsch werden Sie rechtzeitig von Ihrem Mac benachrichtigt, wenn eine Aufgabe fällig ist.

9 **Karten:** Dank der Karten-App von OS X zeigt Ihnen Ihr Mac nun auch, wohin die Reise geht. Sie hat verschiedene Ansichten und Sie können sie als Routenplaner einsetzen.

10 **Fotos:** Die Fotos-App dient dazu, die Fotos von Ihrer Digitalkamera zu importieren, anzuzeigen und zu bearbeiten. In Zusammenhang mit iCloud – siehe Seite 202 – ist es zudem möglich, Fotos im Internet zu speichern und zu veröffentlichen.

11 **Nachrichten:** Wenn Sie elektronische Kurznachrichten verschicken oder chatten wollen, dann verwenden Sie unter OS X die Nachrichten-App. Falls Sie ein iPhone mit entsprechendem Mobilfunkvertrag besitzen und es an den Mac angebunden ist,

lassen sich über die Nachrichten-App auch SMS versenden und empfangen.

⓬ **FaceTime:** Über FaceTime können Sie mit anderen FaceTime-Nutzern telefonieren und sich dabei dank integrierter Kamera sogar sehen. Ist Ihr iPhone an den Mac angebunden, können Sie über die FaceTime-App auch ganz normal telefonieren (siehe „Kommunikation über FaceTime", S. 145).

⓭ **Pages:** Pages ist das Textverarbeitungsprogramm Ihres Macs. Sein Funktionsumfang ist nicht so groß wie der von Microsoft Word, aber für die allermeisten Aufgaben mehr als ausreichend.

⓮ **Numbers:** Mit Numbers erstellen Sie Tabellen und Kalkulationen. Auch Numbers ist etwas weniger leistungsfähig als das bekannte Microsoft Excel, aber für alltägliche Aufgaben sehr gut zu gebrauchen.

⓯ **Keynote:** Keynote dient zur Erstellung und Gestaltung ansprechender Präsentationen. Die Funktionen und Möglichkeiten sind hierbei in mancher Hinsicht denen von Microsoft PowerPoint überlegen.

⓰ **iTunes:** iTunes ist das „Mädchen für alles", was die Wiedergabe von Musik, Filmen und Hörbüchern anbelangt. Zudem dient das Programm der Verwaltung Ihrer Mediathek und Sie können über iTunes Medien aus dem iTunes Store erwerben (siehe „Der iTunes Store", S. 159).

⓱ **iBooks:** Bei iBooks handelt es sich um die E-Book-App für den Mac. Sie dient zum Erwerben, Verwalten und Lesen der E-Books aus dem iBooks Store (siehe „Bücher kaufen", S. 169).

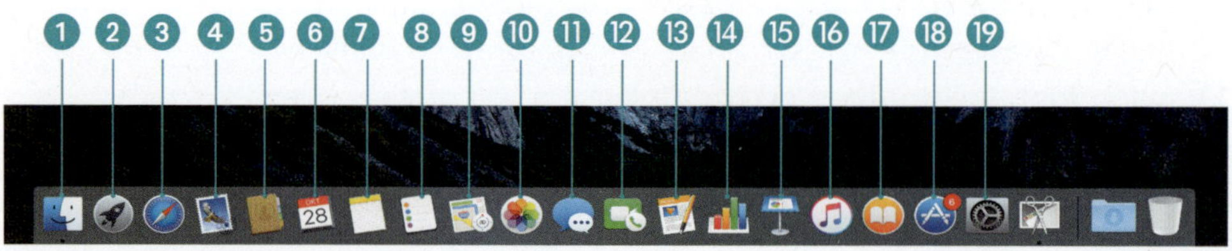

⑱ **App Store:** Im App Store können Sie neue Programme erwerben oder sogar kostenlos herunterladen. Kauf und Installation neuer Apps sind denkbar einfach und mit ein paar Mausklicks erledigt.

⑲ **Systemeinstellungen:** In den Systemeinstellungen können Ihr Mac, seine Komponenten und Funktionen Ihren Vorstellungen entsprechend angepasst werden.

Abgegrenzt von den übrigen Symbolen finden Sie unten rechts:

- **Downloads:** In diesem Ordner werden alle Programme und Dateien abgelegt, die Sie aus dem Internet heruntergeladen haben.
- **Papierkorb:** Hier legen Sie alle Dateien und Ordner hinein, die Sie nicht mehr benötigen. Sie werden aber erst gelöscht, wenn Sie den Papierkorb über einen entsprechenden Finder-Befehl leeren.

Der Finder

Der Finder ist die Kommandozentrale Ihres Macs und wird automatisch geladen, wenn Sie den Mac hochfahren. Er bleibt die ganze Zeit über aktiv, während Ihr Mac in Betrieb ist. Der Finder ist für folgende Aufgaben zuständig:

- **Den Mac starten** und herunterfahren.
- **Dateien und Ordner organisieren** und verwalten.
- **Dateien und Ordner einrichten,** umbenennen, verschieben, kopieren und löschen.
- **Dateien, Programme, Ordner** und deren Inhalte suchen und finden.
- **Systemeinstellungen** aufrufen.
- **Zugriff auf** CDs und DVDs erhalten.

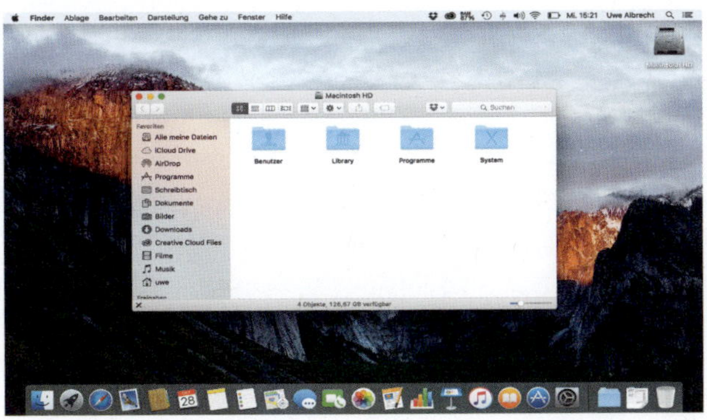

- **Zugriff auf** externe Festplatten erhalten.
- **Zugriff auf** Programme erhalten.
- **Den Papierkorb** leeren.
- **Die Hilfefunktion** aufrufen.

Wenn Sie ein anderes Programm, zum Beispiel iTunes, starten, dann befinden sich der Finder, seine Menüs und Fenster im Hintergrund. Der Finder bleibt aber immer aktiv und wird von dem im Vordergrund befindlichen Programm lediglich verdeckt.

Wie Sie immer wieder zum Finder zurückfinden

Hier drei Varianten, wie Sie den Finder schnell wiederfinden:

- **Auf der Schreibtischoberfläche** an eine beliebige Stelle klicken. Anschließend erscheint links oben neben dem schwarzen Apfelsymbol der Eintrag Finder.
- **Auf das Finder-Symbol** im Dock ganz links klicken.
- **Die Tastenkombination** [cmd]+[Tab] betätigen und dann das Finder-Symbol auswählen.

Übersicht über den Finder

1. **Finder-Fenster.**
2. **Rechts** befinden sich jeweils die Inhalte des Finder-Fensters.
3. **Links in der Seitenleiste** wählen Sie die Geräte und Ordner aus, zum Beispiel die Ordner für Dokumente, Bilder, angeschlossene Festplatten und so weiter.
4. **Über die Pfeile** gelangen Sie zurück zur vorherigen Ebene.
5. **Über diese Symbole** wechseln Sie die Ansicht eines Finder-Fensters. Sie haben die Wahl zwischen einer Listen-, Symbol-, Spalten- oder Coverflow-Ansicht.
6. **Über das Zahnradsymbol** greifen Sie auf diverse Finder-Befehle zu, die auf die ausgewählte Datei oder den gewählten Ordner angewandt werden können.

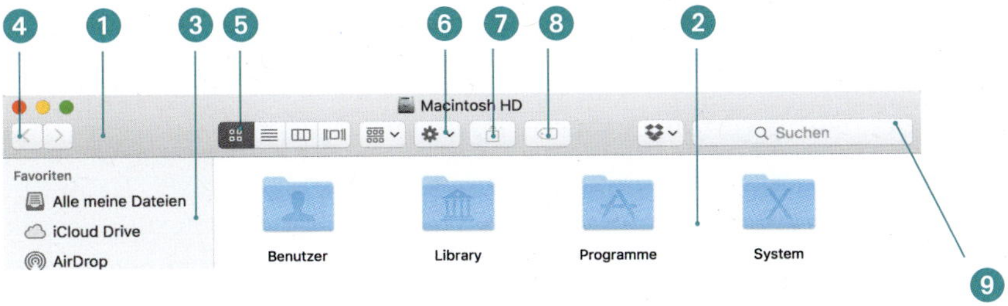

7 **Über das Teilen-Feld** lassen sich Dateien per E-Mail verschicken oder auf andere Weise teilen und weitergeben.

8 **Mit sogenannten Tags** können Sie einzelnen Dateien oder Ordnern zur besseren Übersicht unterschiedliche Farben zuweisen. So können Sie beispielsweise wichtige Dateien mit der Farbe Rot markieren oder abgeschlossene Projekte grün. Die farbigen Tags finden Sie auch über das Menü Ablage.

9 **Im Suchfeld** suchen Sie nach Ordnern, Programmen, Dateien oder deren Inhalten.

Ein Finder-Fenster besteht aus zwei Teilen: Links befinden sich neben den Einträgen Alle meine Dateien, Dokumente, Programme und so weiter auch die angeschlossenen Festplatten und Datenträger. Sobald Sie auf einen dieser Einträge klicken, erscheinen im rechten Teil des Fensters die darin enthaltenen Dateien. Über den Eintrag Einstellungen im Finder-Menü (schwarzes Apfelsymbol) können Sie festlegen, welche Einträge in der Seitenleiste eines Finder-Fensters erscheinen.

Info

Dank der Finder-Tabs behalten Sie den Überblick. Sie funktionieren im Grunde so wie die Tabs von Safari (siehe S. 118). Um Platz zu sparen, können Sie also in einem Fenster mehrere Finder-Fenster unterbringen. Zwischen diesen wechseln Sie dann mit einem Mausklick auf die jeweiligen Register. Neue Tabs legen Sie über das Menü Ablage oder über die Tastenkombination [cmd]+[T] an.

Die wichtigsten Ordner

▶ **Programme:** Im Programme-Ordner finden Sie bereits installierte Programme und Apps. Auch alle Programme, die Sie künftig selbst installieren, werden dort abgelegt. Häufig benutzte Programme sind im Dock zu finden. Möchten Sie ein weiteres Programmsymbol zum schnelleren Zugriff ins Dock aufnehmen, ziehen Sie es einfach dorthin (siehe Programmsymbole, S. 66).

▶ **Dokumente:** Im Ordner Dokumente werden alle Dateien abgelegt, die Sie selbst erstellen oder speichern, zum Beispiel Word- oder Excel-Dateien. Der besseren Übersicht wegen empfehlen wir Ihnen eine nach Ihren Bedürfnissen aufgebaute Struktur von Unterordnern im Ordner Dokumente, wie Briefe, Steuererklärungen, Zeitungsartikel, Rechnungen und so weiter. Wie Sie eigene Ordner erstellen, erfahren Sie auf Seite 67.

▶ **Schreibtisch:** Mit einem Mausklick auf den Eintrag Schreibtisch können Sie den Inhalt Ihres Schreibtisches in einem Finder-Fenster anzeigen lassen, was ganz praktisch ist, wenn Sie ihn aufräumen möchten.

▶ **Downloads:** Im Ordner Downloads werden automatisch alle Dateien und Programme abgelegt, die Sie aus dem Internet herunterladen. Damit der Ordner nicht zu voll wird, sollten Sie ihn regelmäßig aufräumen und nicht mehr benötigte Dateien löschen.

▶ **Filme:** Im Ordner Filme befinden sich in der Regel die auf den Mac überspielten Videos von Ihrer Videokamera.

▶ **Musik:** Hier wird Ihre Musiksammlung, die iTunes-Mediathek, mit den im iTunes Store erworbenen Titeln gespeichert.

▶ **Bilder:** Hier sind normalerweise alle Bilder, die Sie mit dem Programm Fotos importiert haben, zu finden – und zwar in einer einzigen großen Foto-Mediathek.

Ab und zu kann es notwendig werden, den Finder im laufenden Betrieb neu zu starten, zum Beispiel, wenn ein Programm oder der Finder selbst „einfriert“. Klicken Sie dazu mit der sekundären

Maustaste (siehe „Rechtsklick", S. 34) auf das Finder-Symbol im Dock. Dabei halten Sie die Taste [alt] gedrückt. Nun wählen Sie mit der Maus den Eintrag Neu starten aus.

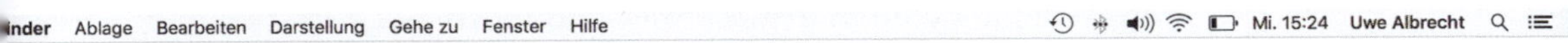

Das Finder-Menü

Auf den Finder und seine Funktionen haben Sie vor allem über die Menüleiste oben am Bildschirm Zugriff. Im Gegensatz zum recht einfach strukturierten Dock sind die Menüleiste des Finders und seine zahlreichen Menüs etwas umfangreicher und komplexer. Auf den folgenden Seiten geben wir Ihnen einen Überblick.

▶ **Das Apple-Menü:** Das Apple-Menü in der Menüleiste, das links oben über das schwarze Apfelsymbol geöffnet werden kann, enthält die Systemeinstellungen, eine Liste der zuletzt geöffneten Dateien und Programme, einen Zugang zum App Store sowie Befehle zum Ausschalten oder Neustart des Macs. Des Weiteren können über den Befehl Sofort beenden Programme umgehend geschlossen werden.

▶ **Das Finder-Menü:** Das Finder-Menü befindet sich rechts neben dem Apple-Menü. Hierüber können Sie die Darstellungsweise des Finders und seiner Fenster anpassen sowie (ganz wichtig!) den Papierkorb leeren.

▶ **Das Ablage-Menü:** Über das Ablage-Menü öffnen Sie neue Fenster oder neue Tabs (siehe Infokasten „Finder-Tabs", S. 51), legen neue Ordner an oder brennen CDs und DVDs. Außerdem können Sie hier Dateien und Ordnern zur besseren Übersicht eine bestimmte Farbe (Tag) zuweisen.

▶ **Das Bearbeiten-Menü:** Möchten Sie Daten oder Dateien in die Zwischenablage kopieren oder zum Beispiel alle Dateien eines Ordners auf einmal auswählen, dann öffnen Sie dieses Menü.

▶ **Das Darstellungsmenü:** Im Menü Darstellung finden Sie einige Funktionen, um die Schreibtischoberfläche und die Fensterdarstellung anzupassen.

▶ **Menü-Extras und anderes:** Ganz rechts oben in der Menüleiste finden Sie schließlich Ihren Benutzernamen, die Suchfunktion Spotlight sowie eine Uhrzeit- und Datumsanzeige. Außerdem sind hier die sogenannten Menü-Extras zu finden. Damit schalten Sie unter anderem die WLAN-Verbindung ein oder verstellen die Lautstärke. Über das Symbol ganz rechts blenden Sie die Mitteilungszentrale ein, in der Sie einige wichtige Informationen finden, etwa anstehende Termine, eingegangene E-Mails und so weiter (siehe „Mitteilungszentrale", S. 112).

→ Aktive Programme

Ganz anders als bei einem Windows-PC bleiben beim Mac die geöffneten Programme auch dann aktiv, wenn das jeweilige Fenster schon geschlossen wurde. Mit der Tastenkombination [cmd]+[Tab] können Sie anzeigen lassen, welche Programme im Hintergrund laufen, und zwischen ihnen umschalten. Nur wenn Sie ein Programm gezielt über dessen eigenes Menü beenden oder die Tastenkombination [cmd]+[Q] betätigen, wird es auch wirklich komplett geschlossen.

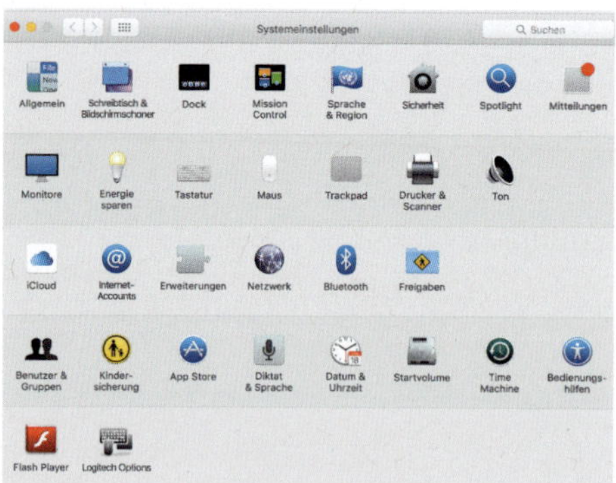

Die Systemeinstellungen

Mit dem Finder steuern und bedienen Sie Ihren Mac. Möchten Sie ihn konfigurieren und „feintunen", dann sind dafür die Systemeinstellungen zuständig. Hier passen Sie beispielsweise die Einstellungen für die Maus oder das Trackpad, Schreibtisch und Bildschirmschoner, das Dock sowie den Bildschirm und vieles mehr an. Um auf die Systemeinstellungen zuzugreifen, gibt es mehrere Wege: über das Apple-Menü und den entsprechenden Eintrag sowie über das Symbol im Dock oder im Ordner Programme. Im Folgenden erläutern wir Ihnen die wichtigsten Einstellungen, die in unterschiedliche Kategorien geordnet sind.

Persönliche Einstellungen

- **Über Allgemein** sowie Schreibtisch & Bildschirmschoner verändern Sie – in Maßen – das Erscheinungsbild der Benutzeroberfläche Ihres Macs.
- **In den Einstellungen zum Dock** geben Sie unter anderem an, wo es auf dem Bildschirm erscheinen soll.
- **Die Einstellungen zur Sicherheit** sind von großer Bedeutung. Sorgen Sie hier dafür, dass die Firewall immer eingeschaltet ist, damit niemand vom Internet aus auf Ihren Mac zugreifen kann. Des Weiteren können Sie im Register Allgemein ein Kennwort angeben, das benötigt wird, um nach dem Ruhezustand auf Ihren Mac zuzugreifen. Über das Register FileVault können Sie Ihre Festplatte mit einem Kennwort verschlüsseln. Diese Einstellung ist nur für fortgeschrittene Anwender zu empfehlen.
- **In den Mitteilungen** bestimmen Sie, über welche Ereignisse Sie die rechts einblendbare Mitteilungszentrale informieren soll, zum Beispiel neue E-Mails oder Meldungen von bestimmten Programmen.

Einstellungen für die Hardware

- **Unter Monitore** verstellen Sie die Helligkeit des Bildschirms und richten einen etwaigen externen Bildschirm ein.
- **In der Einstellung Energie sparen** sorgen Sie dafür, dass bei einem MacBook der Akku möglich lange durchhält, indem Sie die entsprechenden Optionen aktivieren.
- **Tastatur, Maus oder Trackpad** passen Sie über die gleichnamigen Einstellungen Ihren Vorstellungen entsprechend an.
- **Auch Ihren Drucker und Scanner** richten Sie schließlich über die entsprechenden Einstellungen ein. Meist erkennt der Mac aber angeschlossene und eingeschaltete Geräte automatisch.

Netzwerkeinstellungen

- **Über iCloud** nehmen Sie die Einstellungen für Apples Internetfestplatte vor und bestimmen, welche Dateien dort abgelegt und synchronisiert werden.
- **Unter Internetaccounts** geben Sie Ihre Benutzerkontodaten für Ihre E-Mail-Konten, Twitter oder Facebook an – falls Sie dort angemeldet sind.
- **Über Netzwerk und Freigaben** nehmen Sie die Netzwerkeinstellungen Ihres Macs vor. Zudem finden Sie hier den Assistenten zur Fehlersuche im Netzwerk.
- **Unter Bluetooth** werden Ihre drahtlose Tastatur, gegebenenfalls das externe Trackpad und die Magic Mouse aufgelistet. Falls alles in Ordnung ist, müssen Sie dort keine Änderungen vornehmen.

Systemkonfiguration

- **Unter Benutzer & Gruppen** richten Sie neue Benutzerkonten für Ihren Mac ein. Für Gäste, die vielleicht nur mal schnell ins Internet möchten, ist der Gastbenutzer geeignet.
- **Über die Kindersicherung** können Sie verhindern, dass die lieben Kleinen auf dem Mac tun und lassen können, was sie wollen. Hundertprozentig sicher ist die Kindersicherung allerdings nicht.
- **Ihr Mac sucht** normalerweise automatisch nach Updates für das Betriebssystem oder die aus dem App Store installierten Programme. Falls Sie das unterbinden oder manuell steuern wollen, ändern Sie unter App Store die Einstellungen entsprechend.
- **Ihr Mac kann nicht nur reden,** er gehorcht auf Wunsch sogar aufs Wort. Die dazu notwendigen Einstellungen finden Sie unter Sprache & Diktat.
- **Über Startvolume** bestimmen Sie die Festplatte, von der Ihr Computer gestartet werden soll. Dies kann auch eine externe Festplatte sein, auf der eine kompatible Version von OS X installiert ist.

- **Time Machine** erstellt eine Sicherungskopie Ihres gesamten Festplatteninhalts auf einer externen Festplatte. Wie das genau geht, erfahren Sie auf Seite 199.
- **Die Bedienungshilfen** sollten Sie sich anschauen, wenn Sie körperliche Einschränkungen haben, die Ihnen die Bedienung des Macs erschweren (siehe „Praktische Bedienungshilfen …“, S. 76).

Das Einmaleins der wichtigsten Handgriffe am Mac

Damit Sie schnell mit Ihrem neuen Mac vertraut werden, erläutern wir Ihnen im Folgenden die wichtigsten Handgriffe – vom Ein- und Ausschalten über das Starten von Programmen bis zur Bedienung des Docks.

Ein- und Ausschalten

Über den Einschaltknopf schalten Sie Ihren Mac ein. Beim iMac befindet er sich auf der Rückseite des Monitors, bei den MacBooks oben rechts auf der Tastatur.
Zum Ausschalten sollten Sie allerdings den Befehl Ausschalten im Apple-Menü links oben in der Menüleiste wählen. Des Weiteren lässt sich der Mac über die gleichnamigen Befehle im Apple-Menü auch neu starten oder in den Ruhezustand versetzen. In letzterem Fall wird der Bildschirm ausgeschaltet und der Mac fällt in eine Art Tiefschlaf, aus dem Sie ihn mit einem Tastendruck wieder wecken können.
Wenn Sie die Einschalttaste kurz drücken, geht der Mac ebenfalls in den Ruhezustand, drücken Sie sie länger, wird er ausgeschaltet. Sorgen Sie vorher dafür, dass alle Daten gespeichert sind.

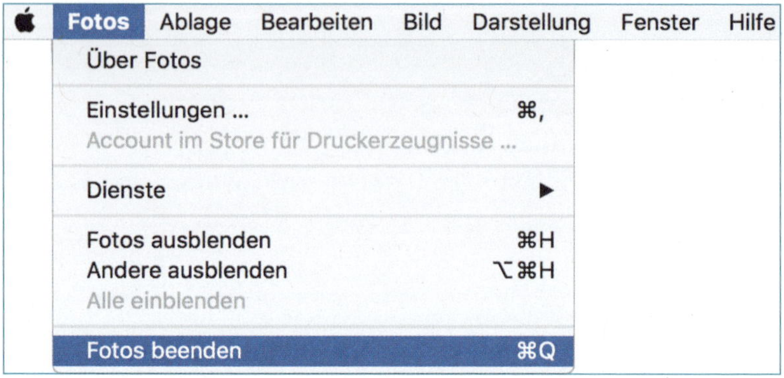

Programme starten und beenden

Um ein Programm zu starten, doppelklicken Sie im Dock oder im Programme-Ordner auf das jeweilige Symbol. Führen Sie die beiden Klicks schnell hintereinander aus.

In der Regel finden Sie den Befehl zum Beenden eines Programms über das mit dem Programmnamen versehene Menü ganz links in der Menüleiste. Schneller geht es allerdings mit der Tastenkombination [cmd]+[Q].

Noch einmal zur Erinnerung: Im Gegenteil zu Windows wird auf dem Mac ein Programm nicht automatisch beendet, wenn Sie dessen Fenster schließen. Sie müssen es auf die beschriebene Weise explizit beenden. Welche Programme noch aktiv sind, finden Sie über die Tastenkombination [cmd]+[Tab] heraus. Halten Sie dazu die Taste [cmd] gedrückt und betätigen Sie gleichzeitig die Taste [Tab]. Nun erscheinen in einem kleinen Fenster alle Symbole der geöffneten Programme. Betätigen Sie so oft die Taste [Tab], bis das Symbol des Programms grau unterlegt wird, das Sie auswählen möchten.

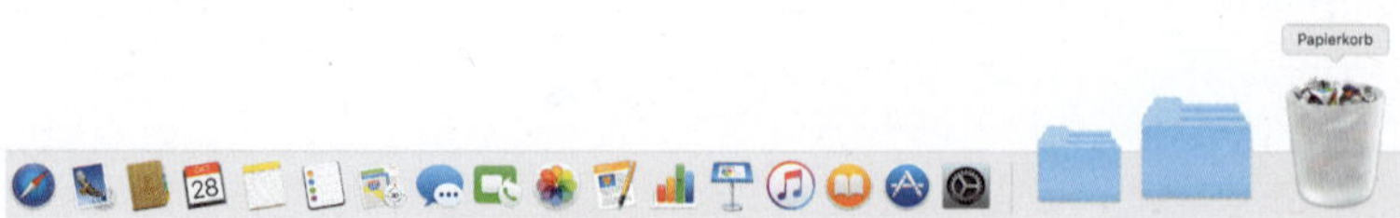

Dateien und Ordner löschen

In jedem Büro finden Sie einen Papierkorb – scherzhaft auch „Ablage P" genannt. Dort landen alle Dokumente und Papiere, die nicht mehr benötigt werden. Das Gleiche gilt für den Mac mit seiner Schreibtischoberfläche. Hier befindet sich der Papierkorb ganz rechts im Dock.

Möchten Sie einen Ordner, eine Datei oder ein Programm löschen, dann ziehen Sie das Element mit der Maus über den Papierkorb. Aus diesem lassen sich allerdings alle Inhalte wieder herausfischen, falls Sie es sich doch noch anders überlegen. Die entsprechenden Dateien sind erst dann unwiderruflich gelöscht, wenn Sie den Papierkorb leeren. Dazu klicken Sie mit der rechten oder sekundären Maustaste auf den Papierkorb und wählen anschließend den Befehl Papierkorb entleeren.

Datenträger und Geräte auswerfen

Falls Sie eine externe Festplatte, einen USB-Stick oder eine SD-Karte am Mac verwenden, sollten Sie sie nicht einfach abziehen und entfernen. Datenverlust könnte die Folge dieses unbedachten Handelns sein. Datenträger müssen immer ausgeworfen werden. Dazu ziehen Sie das Symbol des jeweiligen Datenträgers auf den Papierkorb im Dock.

Anschließend verschwindet das entsprechende Symbol von Ihrem Schreibtisch. Nachdem Sie den USB-Stick, die SD-Karte oder das Gerät mit der Maus ausgewählt haben, können Sie alternativ auch die Tastenkombination [cmd]+[E] betätigen, um den entsprechenden Datenträger auszuwerfen.

→ CDs und DVDs auswerfen per Papierkorb

Mithilfe des Papierkorbs lassen sich auch CDs und DVDs aus dem Laufwerk entfernen. Ziehen Sie einfach das Symbol der CD oder DVD auf den Papierkorb, und schon wird die Silberscheibe aus dem Laufwerk ausgespuckt.

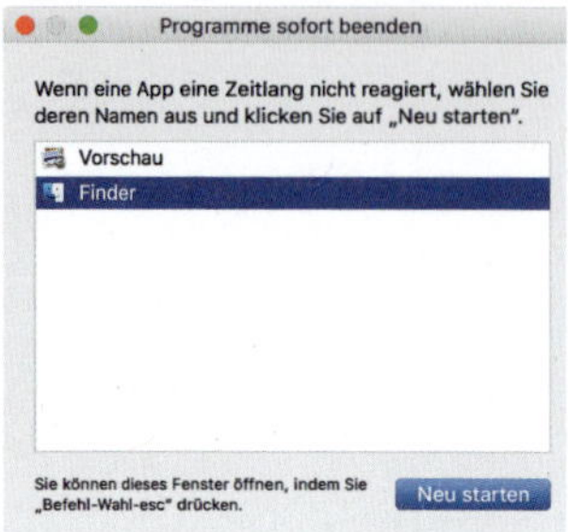

Was Sie tun können, falls ein Programm abstürzt

Auch am Mac kann es vorkommen, dass auf einmal gar nichts mehr geht und ein Programm wie eingefroren wirkt. Möchten Sie ein bockiges Programm beenden, gehen Sie folgendermaßen vor:

1 Wählen Sie im Apple-Menü den Eintrag Sofort beenden.

2 Nun erscheint ein kleines Fenster, in dem alle geöffneten Programme aufgelistet sind. Das entsprechende Programm erscheint in der Regel in roter Schrift und ist mit dem Zusatz *reagiert nicht* versehen.

3 Wählen Sie das Programm mit der Maus oder über die Pfeiltasten aus.

4 Klicken Sie auf Sofort beenden.

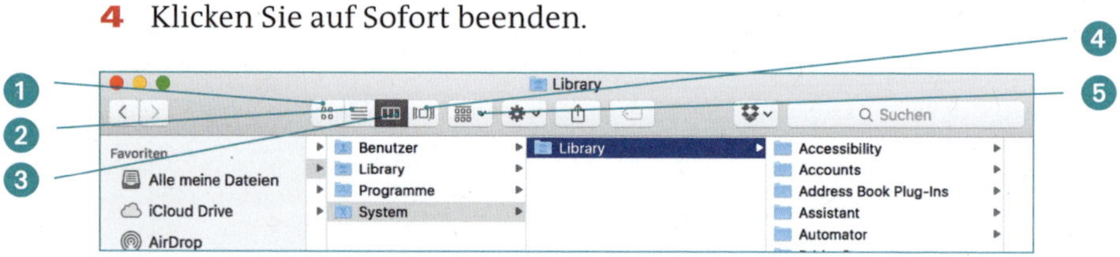

Übersicht der Objekte im Finder ändern

Der Fensterinhalt kann als Symbole (1), in einer Liste (2), in Spalten (3) oder in der Coverflow-Ansicht (4) angezeigt werden. Die Spaltenansicht hat den Vorteil, dass Sie in einem Fenster den Inhalt der unterschiedlichen Ordner und Unterordner im Blick haben.

Objekte im Fenster sortieren

Egal welche Ansicht Sie wählen, die im Fenster befindlichen Objekte lassen sich immer auch sortiert auflisten. Wählen Sie dazu das fünfte Symbol von links (5). Dann können Sie in einem kleinen Aufklappmenü angeben, ob die Objekte nach Erstellungs- oder Änderungsdatum, nach Name, Größe oder Tags sortiert werden.

Info

Der schnelle Blick in Dateien: Um schnell mal einen Blick in eine Datei zu werfen, ist es nicht immer notwendig, das dazugehörige Programm – beispielsweise ein Textverarbeitungs- oder Bildbearbeitungsprogramm – zu starten. Dank Quick Look reicht dazu ein Tastendruck. Wählen Sie die Datei aus und betätigen Sie die Leertaste, und schon wird die Datei in einem Fenster angezeigt. Über ein entsprechend bezeichnetes Feld oben rechts kann die Datei auf Wunsch auch mit dem passenden Programm geöffnet werden. Ein weiterer Druck auf die Leertaste hingegen schließt das Fenster wieder.

Größe der Fenster ändern

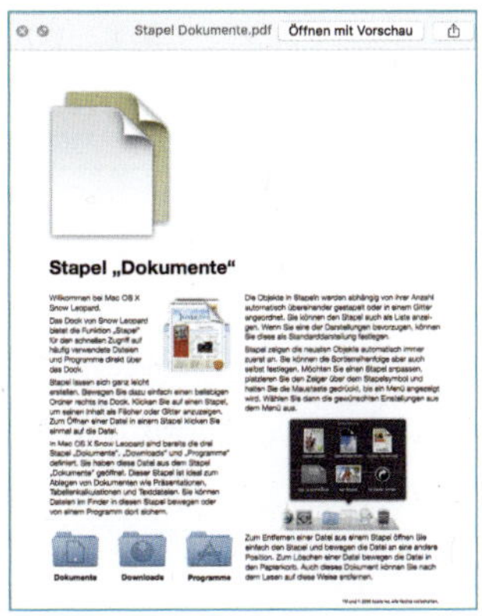

Wenn Sie einen Ordner per Doppelklick öffnen, wird er in einem Fenster angezeigt. Dasselbe gilt für Dateien. Auch Dateien, die Sie mit dem dazugehörigen Programm öffnen, beispielsweise ein Foto oder einen Brief, erscheinen in einem eigenen Fenster. Damit Sie die Übersicht behalten, lassen sich Fenster auf einfache Weise vergrößern und verkleinern.

1 Bewegen Sie den Mauszeiger an den Rand des Fensters, bis er sich in einen Doppelpfeil verwandelt.

2 Ziehen Sie nun den Fensterrand mit gedrückter Maustaste nach außen.

3 Um das Fenster zu verkleinern, ziehen Sie den Fensterrand mit gedrückter Maustaste nach innen.

Den Schreibtischhintergrund ändern

Damit Sie sich am Mac auch wie zu Hause fühlen, können Sie den Hintergrund der Schreibtischoberfläche verändern. OS X enthält bereits einige attraktive Hintergrundbilder. Die meisten Fotos

Info

Was bedeuten die Ampelfarben an der Fensterleiste?

- Rot: Das Fenster wird geschlossen.
- Gelb: Das Fenster wird im Dock abgelegt.
- Grün: Das Fenster wird maximal vergrößert und im Vollbild dargestellt.

haben eine hervorragende Qualität. Falls Sie befürchten, dass Sie ein allzu buntes Foto von der Arbeit ablenken könnte, wählen Sie besser einen der schlichteren oder einfarbigen Hintergründe. Es gibt auch die Möglichkeit, ein eigenes Foto zu verwenden.

1 Wählen Sie den Eintrag Systemeinstellungen im Apple-Menü.

2 Öffnen Sie die Einstellungen für Schreibtisch & Bildschirmschoner.

3 Wählen Sie ein Hintergrundbild aus. Es wird umgehend auf dem Schreibtisch angezeigt.

4 Falls Sie eigene Fotos verwenden möchten, können Sie sie einfach mit der Maus auf die Voransicht ziehen oder alternativ im Ordner Bilder in Ihrem Benutzerordner ablegen und von dort aus auswählen.

5 Schließen Sie zum Abschluss das Fenster mit einem Mausklick auf das rote Ampelsymbol.

Den Bildschirmschoner wechseln

Bildschirmschoner stammen noch aus einer Zeit, in der die Gefahr bestand, dass sich auf dem Bildschirm angezeigte Inhalte „einbrennen" und dauerhafte Geisterbilder hinterlassen. Das ist heute nicht mehr möglich. Der Bildschirmschoner ist daher eher eine nette Spielerei oder dient dazu, neugierigen Zeitgenossen den Blick auf den Bildschirm zu erschweren, wenn Sie nicht gerade selbst am Mac sitzen. Der Bildschirmschoner schaltet sich nämlich immer dann ein, wenn über einen von Ihnen festgelegten Zeitraum nichts am Mac geschieht. Aktivieren Sie zusätzlich die Kennwortabfrage, so hat während dieser Zeit auch niemand Fremdes Zugang zu Ihrem Mac. OS X enthält eine ganze Reihe unterschiedlicher Bildschirmschoner, wie zum Beispiel:

- **Arabesque:** Farbige, animierte Computergrafiken.
- **Computername:** Der Name Ihres Macs wird angezeigt.
- **Word of the Day:** Aus den in OS X integrierten Lexika und Wörterbüchern wird zufällig ein Begriff ausgesucht und auf blauem Hintergrund dargestellt.
- **iTunes-Cover:** Die Cover Ihrer auf dem Computer befindlichen Mediathek werden wechselweise angezeigt.

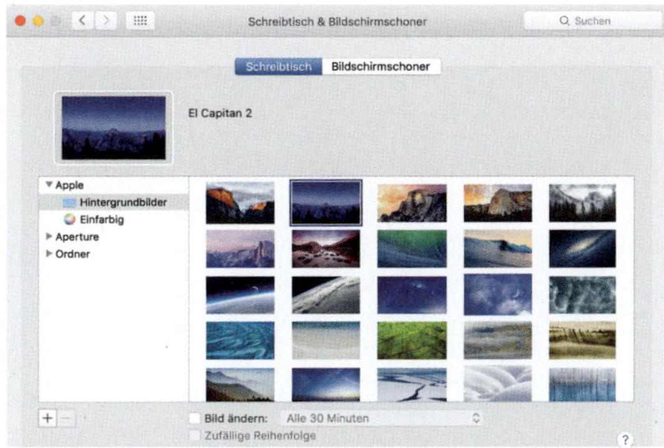

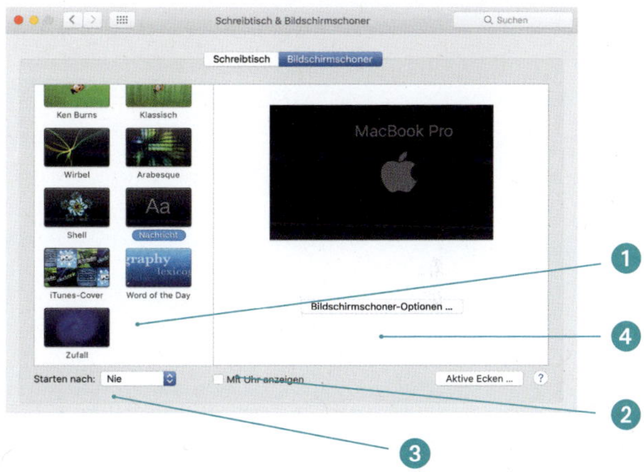

1 Wählen Sie den Eintrag Systemeinstellungen im Apple-Menü.
2 Wechseln Sie zur Einstellung Schreibtisch & Bildschirmschoner.
3 Klicken Sie auf das Register Bildschirmschoner.
4 Wählen Sie einen Bildschirmschoner (1) aus.
5 Auf Wunsch kann der Bildschirmschoner auch eine Uhr (2) anzeigen. Markieren Sie gegebenenfalls die entsprechende Einstellung.
6 Unter Starten nach (3) geben Sie an, nach welcher Zeit sich der Bildschirmschoner einschalten soll.
7 In den Optionen (4) regeln Sie die Darstellung des Bildschirmschoners oder geben eigene Texte ein, die er anzeigt.

8 Wenn Sie fertig sind, schließen Sie das Fenster mit einem Mausklick auf den roten Ampelpunkt.

Die Vollbildfunktion nutzen

Wie Sie Fenster schrittweise vergrößern, haben Sie bereits erfahren. Es gibt aber zudem eine Möglichkeit, Fenster und damit auch Programme im Vollbild anzuzeigen, sodass sie den gesamten Bildschirm einnehmen. Dazu gehen Sie wie folgt vor:

1 Öffnen Sie ein Programm – beispielsweise Safari – und klicken Sie auf den grünen Ampelpunkt in der oberen linken Ecke des Fensters.

2 Das Fenster nimmt nun den gesamten Bildschirm ein.

3 Um das Fenster wieder in der vorherigen Größe anzuzeigen, klicken Sie erneut auf den grünen Ampelpunkt. Noch einfacher geht es, wenn Sie die Taste [esc] betätigen.

Aus dem Vollbildmodus in ein anderes Programm wechseln

Sie verwenden Safari gerade im Vollbildmodus, wollen aber in ein anderes Programm wechseln? Dann gehen Sie so vor:

1 Halten Sie die Taste [cmd] gedrückt.

2 Betätigen Sie gleichzeitig die Taste [Tab], dann werden die Symbole aller geöffneten Programme in einem kleinen Fenster angezeigt.

3 Wechseln Sie nun mit der Taste [Tab] zum gewünschten Symbol.

4 Wenn Sie jetzt die Tasten loslassen, wechseln Sie in das ausgewählte Programm.

Zwei Programme im Vollbildmodus nebeneinander nutzen

Besitzen Sie einen genügend großen Bildschirm – beispielsweise am iMac –, dann können Sie zwei Programme nebeneinander im Vollbildmodus anzeigen.

1 Starten Sie das erste Programm – Safari – und anschließend gleich das zweite, beispielsweise die Karten-App.

2 Bewegen Sie den Mauszeiger auf das grüne Ampelsymbol oben links. Betätigen und – ganz wichtig – halten Sie die Maustaste, bis die linke Hälfte des Bildschirms hellblau eingefärbt ist.

3 Ziehen Sie das Fenster auf die linke Seite und lassen Sie die Maustaste los.

4 Nun erscheint in der rechten Hälfte das andere geöffnete Fenster im Kleinformat.

5 Klicken Sie auf das zweite Fenster in der rechten Hälfte, wird es ebenfalls im Vollbild neben dem bereits geöffneten dargestellt.

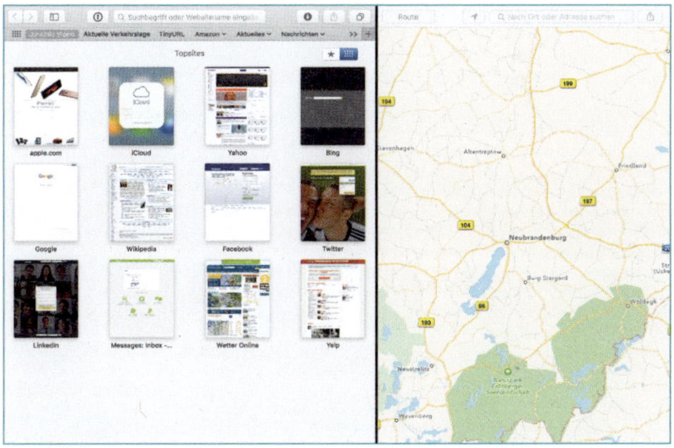

→ Arbeiten mit zwei Bildschirmen

Haben Sie einen zweiten, externen Bildschirm an Ihren Mac angeschlossen, können Sie auf dem einen Bildschirm eine Anwendung im Vollbildmodus betreiben und auf dem anderen Bildschirm mit den anderen Apps ganz normal weiterarbeiten. Es reicht, das entsprechende Fenster auf den zweiten Bildschirm zu ziehen und dort links oben auf den grünen Ampelpunkt zu klicken.

Das Dock personalisieren

Wie Sie wissen, befinden sich im Dock die Symbole aller Programme und Ordner, die Sie immer mal wieder benötigen. Symbole von Programmen, die Sie selten oder gar nicht nutzen, sollten Sie der besseren Übersichtlichkeit halber löschen. Das Dock sollte all die Objekte in Griffnähe bringen, die Sie ständig brauchen.

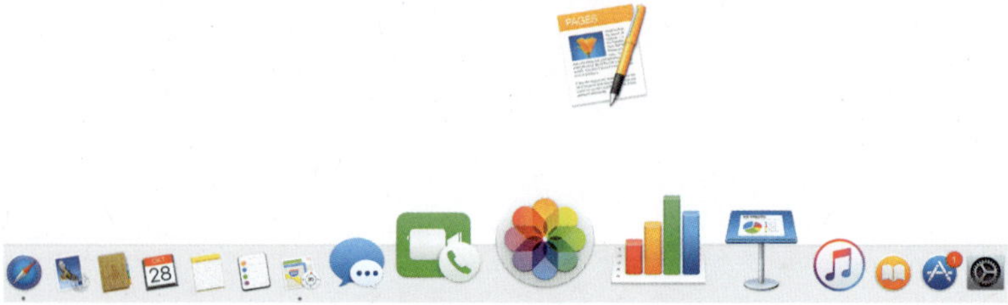

Programmsymbole aus dem Dock entfernen

Symbole von Programmen, die Sie nicht oft benötigen, ziehen Sie einfach mit gedrückter Maustaste aus dem Dock heraus auf den Schreibtisch. Nun warten Sie kurz, bis oben am Symbol das Wort Entfernen erscheint, und lassen die Maustaste los. Fertig. Das Symbol ist nun entfernt. Aber keine Angst, das Programm an sich befindet sich natürlich noch auf Ihrer Festplatte, und zwar im Ordner Programme. Daher lässt es sich später, sollten Sie es sich anders überlegen, auch wieder ins Dock aufnehmen.

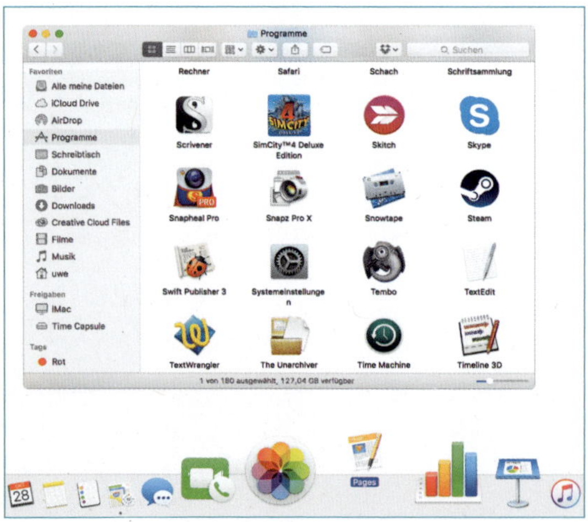

Programmsymbole ins Dock aufnehmen

Oft genutzte Programme nehmen Sie am besten gleich ins Dock auf, damit Sie sie nicht immer wieder von Neuem suchen müssen. Ziehen Sie dazu das Programmsymbol aus dem Ordner Programme mit gedrückter Maustaste an eine beliebige Stelle des Docks. Um das Programm zu starten, müssen Sie nun nur noch auf sein Symbol im Dock klicken.

Das Einmaleins der Ordner im Finder

Das Prinzip der Ordner auf der Schreibtischoberfläche und der Festplatte Ihres Macs entspricht dem herkömmlicher Aktenordner oder Ablagen auf dem Schreibtisch und im Aktenschrank. Das heißt, darin sind in der Regel Dokumente und Dateien ähnlichen Typs oder vergleichbaren Inhalts zu finden, wie zum Beispiel im Ordner Steuer die Unterlagen zur Steuererklärung, im Ordner Fotos die Bilder vom letzten Ausflug und so weiter. Wie Sie mit Ordnern arbeiten, erklären wir Ihnen im Folgenden.

Einen Ordner erstellen

1 Klicken Sie auf die Schreibtischoberfläche – genauer den Schreibtischhintergrund – und halten Sie dabei die Taste [ctrl] gedrückt.

2 Wählen Sie nun den Befehl Neuer Ordner.

3 Als Nächstes geben Sie anstelle der ursprünglichen Ordnerbezeichnung Neuer Ordner den gewünschten Namen für Ihren Ordners ein.

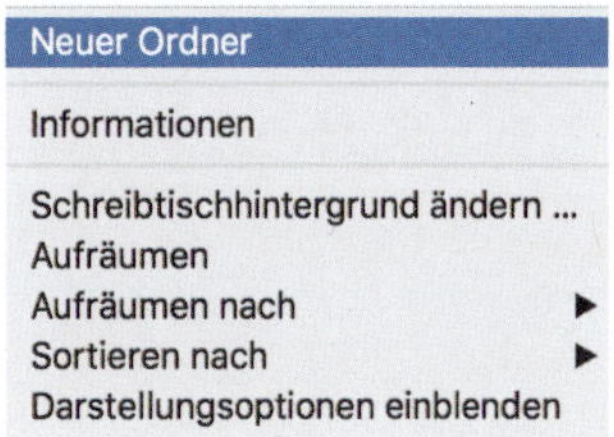

4 Mit einem Mausklick neben dem Ordner übernehmen Sie den Namen.

Tipp: Mit der Tastenkombination [cmd]+[shift]+[N] legen Sie einen neuen Ordner noch schneller an.

Einen Ordner umbenennen

Falls Sie sich geirrt haben sollten und Ihrem Ordner doch lieber einen anderen Namen geben möchten, dann benennen Sie ihn einfach um, und zwar auf die folgende Weise:

1 Klicken Sie auf den Namen Ihres Ordners.

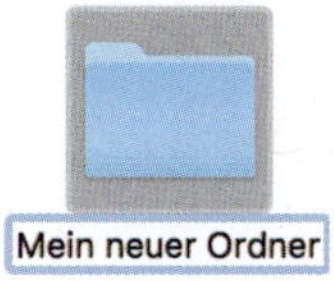

2 Der Ordner ist nun markiert und der Name kann geändert werden.

3 Klicken Sie dazu auf seinen Namen. Anschließend geben Sie einfach den neuen Namen ein.

4 Mit einem Mausklick neben dem Ordner wird der neue Name übernommen.

Auf diese Weise werden übrigens nicht nur Ordner, sondern auch Dokumente umbenannt.

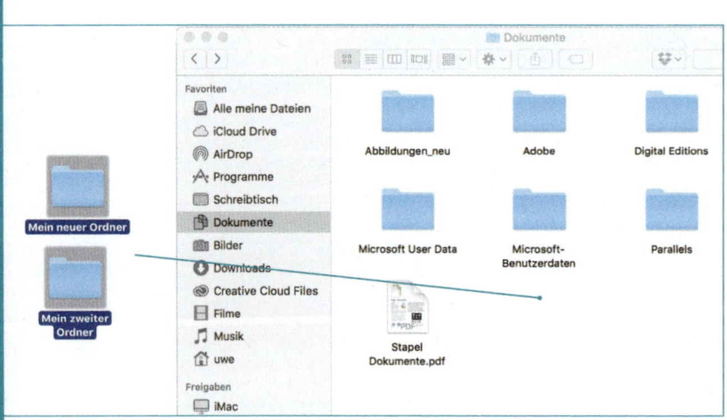

Ordner aufräumen

Natürlich ist es der Übersichtlichkeit halber nicht gerade sinnvoll, jeden neuen Ordner auf der Schreibtischoberfläche abzulegen. Schließlich befindet sich ja auch nicht jeder Aktenordner, den Sie besitzen, auf Ihrem Schreibtisch, sondern einige stehen auch im Regal oder Aktenschrank.

Der Aktenschrank Ihres Macs ist der Ordner Dokumente. Dort sammeln Sie am besten alle neuen Ordner. Dazu gehen Sie folgendermaßen vor:

1 Öffnen Sie zunächst den Ordner Dokumente, indem Sie in der linken Seitenleiste eines Finder-Fensters den Eintrag Dokumente auswählen.

2 Wählen Sie mit gedrückter Maustaste die Ordner auf der Schreibtischoberfläche aus, die verschoben werden sollen. Sobald Sie die Maustaste loslassen, sind die Ordner markiert.

3 Alternativ klicken Sie jeden gewünschten Ordner einzeln an und drücken dabei gleichzeitig die Shift-Taste.

4 Klicken Sie nun auf den oder die ausgewählten Ordner und ziehen Sie die Auswahl auf den Ordner Dokumente.

5 Sobald Sie die Maustaste wieder loslassen, werden die Ordner verschoben.

Ordner und Dateien kopieren

Etwas anders gehen Sie vor, wenn Sie Ordner und Dateien nicht verschieben, sondern nur kopieren möchten, beispielsweise, um eine Sicherungskopie zu erzeugen.

1 Wählen Sie die gewünschte Datei oder den Ordner aus.

2 Öffnen Sie über die sekundäre oder rechte Maustaste das Kontextmenü, in dem alle Befehle aufgelistet sind, die Sie auf die Datei oder den Ordner anwenden können.

3 Wählen Sie den Befehl Duplizieren.

4 Neben der ursprünglichen Datei oder dem Ordner erscheint nun eine exakte Kopie, die den Namenszusatz Kopie erhält.

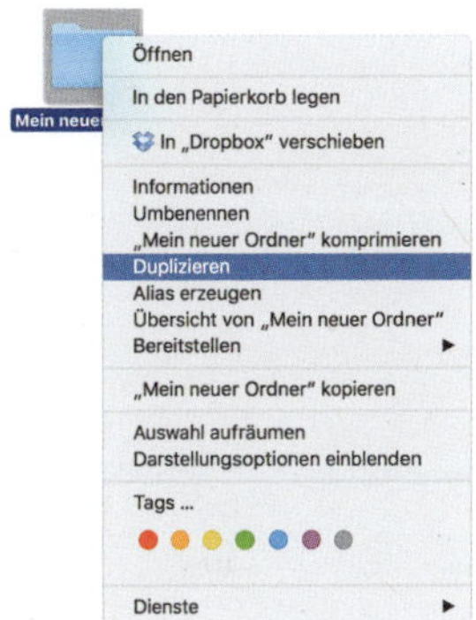

Übrigens können Sie das Duplikat einer Datei oder eines Ordners auch ganz einfach mit der Tastenkombination [cmd]+[D] erzeugen.

Ordner verschieben oder kopieren?

OS X besitzt einen intelligenten Schutzmechanismus, der beim Kopieren und Verschieben von Dateien einen versehentlichen Datenverlust verhindern soll.

Angenommen Sie möchten einen Ordner auf eine externe Festplatte legen. In diesem Fall wird er prinzipiell nur kopiert und nicht verschoben. Das heißt, der ursprüngliche Ordner auf dem Mac bleibt unangetastet.

Wenn Sie jedoch auf der internen Festplatte Ihres Macs – wie oben beschrieben – eine Datei oder einen Ordner an einen anderen Ort bewegen, dann wird die Datei oder der Ordner verschoben, nicht kopiert.

Um dies zu verhindern und stattdessen auch auf der internen Festplatte des Macs eine Kopie des Ordners oder der Datei anzulegen, müssen Sie während des Verschiebens die Taste [alt] gedrückt halten. In dem Fall erscheint neben dem Ordner ein kleines Plus-

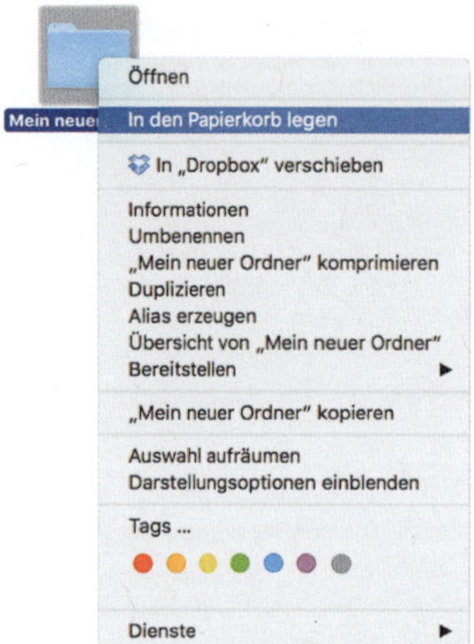

symbol und es wird eine Kopie des Ordners oder der Datei an einem anderen Ort erzeugt.

Löschen eines Ordners oder einer Datei

Auch das Löschen eines Ordners oder einer Datei ist auf dem Mac doppelt abgesichert. Wenn Sie eine Datei oder einen Ordner löschen, wird er nicht sofort von der Festplatte entfernt, sondern erst einmal in den Papierkorb verschoben. Benötigen Sie diese Datei später wider Erwarten doch noch, dann können Sie sie einfach wieder aus dem Papierkorb auf die Schreibtischoberfläche ziehen.

Lassen Sie ruhig Ihre nicht mehr benötigten Dateien ein paar Tage im Papierkorb liegen, bevor Sie ihn leeren und die Inhalte damit endgültig löschen. Vielleicht benötigen Sie die eine oder andere Datei ja doch noch einmal.

1 Wählen Sie die zum Löschen vorgesehene Datei oder den Ordner mit der Maus aus.

2 Klicken Sie auf die Datei oder den Ordner und halten Sie dabei die Taste [ctrl] gedrückt.

3 Wählen Sie im Kontextmenü den Befehl In den Papierkorb legen.

4 Alternativ zu den Schritten 2 bis 3 können Sie die Datei oder den Ordner auch einfach mit gedrückter Maustaste in den Papierkorb im Dock ziehen.

5 In beiden Fällen liegt die zu löschende Datei oder der Ordner im Papierkorb und kann bei Bedarf wieder herausgeholt werden.

6 Bevor Sie den Papierkorb leeren (siehe „Dateien und Ordner löschen", S. 59), werfen Sie noch einmal einen Blick hinein und stellen Sie sicher, dass der Inhalt auch wirklich nicht mehr benötigt wird.

Dateien und ihre Inhalte suchen und finden

Auch wenn Sie noch so gut Ordnung halten: Mit der Zeit werden sich so viele Ordner, Dateien und Programme auf Ihrem Mac befinden, dass Sie den Wald vor lauter Bäumen nicht mehr sehen. Aber lassen Sie doch den Mac für Sie arbeiten und nutzen Sie die verschiedenen Möglichkeiten zur Suche.

Zunächst einmal verfügen viele Anwendungen, zum Beispiel Microsoft Word oder Web-Browser, über eine eigene Suchfunktion. Sie wird in der Regel immer über die gleiche Tastenkombination aufgerufen, und zwar mit [cmd]+[F]. Damit können Sie innerhalb der geöffneten Dokumente und Webseiten suchen.

Für eine Suche auf der Festplatte Ihres Macs, den angeschlossenen Festplatten und auf Wunsch auch noch darüber hinaus gibt es zudem die hervorragende Suchfunktion von OS X – Spotlight genannt. Um auf sie zuzugreifen, haben Sie unterschiedliche Möglichkeiten: über das Menü Ablage im Finder und den Befehl Suchen oder über das kleine Lupensymbol rechts oben in der Menüleiste oder ganz schnell über die Tastenkombination [cmd]+[F].

1 Klicken Sie auf den Schreibtisch, um zum Finder zu wechseln.

2 Betätigen Sie die Tastenkombination [cmd]+[F].

3 Geben Sie den Suchbegriff ins Suchfeld des Fensters ein, das auf dem Bildschirm erscheint.

4 Schon während Sie den Suchbegriff eingeben, werden die ersten Ergebnisse angezeigt.

Suchen mit Spotlight

Mit Spotlight, der fortschrittlichen Suchtechnologie von Apple, hat OS X El Capitan das passende Werkzeug mit an Bord, um scheinbar Verschwundenes in den zahlreichen Ordnern und Unterordnern

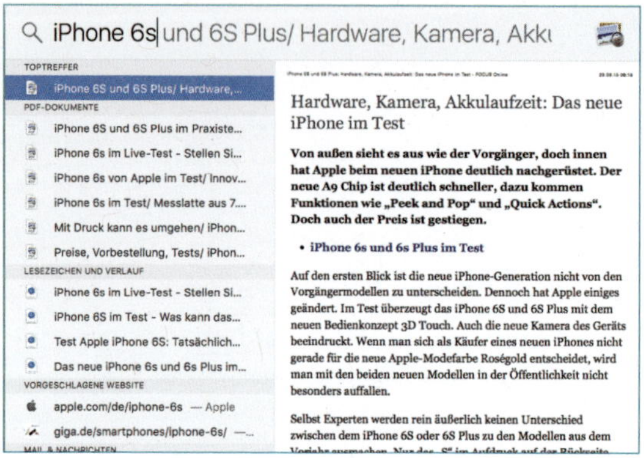

wieder sichtbar zu machen – natürlich vorausgesetzt, es wurde nicht endgültig gelöscht. Hierfür müssen Sie nicht einmal den korrekten Namen Ihrer Datei kennen, sondern nur einen möglichst unverwechselbaren Begriff. Spotlight sucht nämlich nicht nur nach dem Namen einer Datei, sondern erkennt auch, ob sich der Begriff in der Datei selbst befindet. Außerdem erfolgt die Suche in Echtzeit, das heißt, schon während Sie die Suchbegriffe eingeben, werden die ersten Ergebnisse angezeigt. Sie sind umso genauer, je eindeutiger Ihr Suchbegriff wird.

1 Klicken Sie auf das Lupensymbol in der rechten oberen Ecke Ihres Bildschirms.

2 Nun erscheint das leicht transparente Suchfenster auf dem Bildschirm. Geben Sie jetzt Ihren Suchbegriff ein, zum Beispiel *iPhone 6s*.

3 Spotlight durchpflügt nun Ihre gesamte Festplatte und zeigt Ihnen die ersten Treffer an.

4 Das Suchergebnis ist nach verschiedenen Kategorien gegliedert. Ganz oben finden Sie die Toptreffer.

5 Möchten Sie alle Ergebnisse in einem Finder-Fenster anzeigen, dann klicken Sie ganz unten in dieser Liste auf den Eintrag Alle im Finder.

→ Spotlight nutzen

Spotlight kann noch viel mehr: Es durchsucht auch das Lexikon von OS X, den iBook Store, den iTunes Store und führt auf Wunsch auch eine Recherche in der Wikipedia durch. Wählen Sie dazu einfach die entsprechenden Einträge in der übersichtlich strukturierten Ergebnisliste aus.

Suchen in natürlicher Sprache

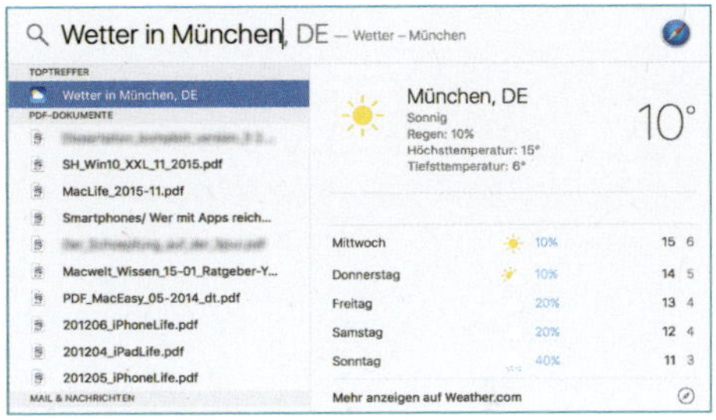

Bisweilen versteht Spotlight auch Suchanfragen in natürlicher Sprache, zum Beispiel zum aktuellen Wetter in Ihrer Stadt oder den Fotos von letzter Woche. Probieren Sie es einfach mal aus. Allerdings funktioniert diese praktische Form der Suche noch nicht immer.

1 Klicken Sie auf das Lupensymbol in der rechten oberen Ecke Ihres Bildschirms.

2 Nun erscheint das Suchfenster auf dem Bildschirm. Geben Sie Ihre Suchanfrage ein, zum Beispiel *Wetter in München* oder *Fotos von letzter Woche*.

3 Findet Spotlight ein Ergebnis, dann wird es umgehend angezeigt. Hierbei erscheint rechts im Suchfenster eine Vorschau, in diesem Fall die Wettervorhersage von München oder eine Miniaturansicht Ihrer Fotos.

Dateien drucken

Manchmal ist es notwendig, wichtige Textdokumente, Fotos oder andere Dateien auch in Papierform zu besitzen. Schließlich können sie schnell einmal im Datennirwana verschwinden – sprich aus Versehen gelöscht werden. In diesem Fall ist auch Apples Suchfunktion Spotlight machtlos. Wie Sie sicherlich bereits ahnen, benötigen Sie dazu einen Drucker. Im Folgenden wird vorausgesetzt, dass Sie einen solchen besitzen, er funktionsfähig ist und an den Mac angeschlossen wurde. Außerdem sollte natürlich passendes Papier im Papierfach liegen.

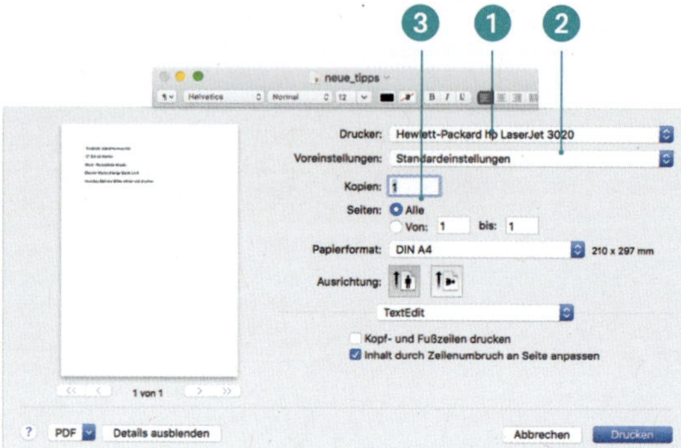

Dokumente können aus jedem Programm heraus zu Papier gebracht werden, das über eine Druckfunktion verfügt. In der Regel wird es sich um ein Textverarbeitungsprogramm wie TextEdit oder Microsoft Word handeln. Die möglichen Einstellungen unterscheiden sich von Drucker zu Drucker. Daher finden Sie hier nur die grundlegende Vorgehensweise. Schlagen Sie bei Bedarf im Handbuch Ihres Druckers nach.

1 Öffnen Sie die Textdatei, die Sie zu Papier bringen möchten.

2 Wählen Sie nun im Menüpunkt Ablage den Befehl Drucken aus.

3 Im Druckfenster wählen Sie als Erstes den gewünschten Drucker aus, und zwar über das entsprechende Aufklappmenü ganz oben (1).

4 Anschließend geben Sie beispielsweise an, ob der Druck in Farbe oder Schwarz-Weiß erfolgen soll, und nehmen bei Bedarf weitere Druckeinstellungen vor (2).

5 Im vorletzten Schritt geben Sie an, welche Seiten Ihres Dokuments gedruckt werden sollen und wie oft (3).

6 Den Druck starten Sie mit einem Mausklick auf Drucken.

Ein PDF erstellen

Ein bekanntes Dateiformat ist das PDF (Portable Document Format). Es ist mittlerweile zum Standard avanciert und begegnet einem als Mac- und Windows-Anwender überall – zum Beispiel liegen die meisten Handbücher von Programmen und technischen Geräten wie Handys und Digitalkameras im PDF-Format vor. Das PDF hat den Vorteil, dass die ursprüngliche Formatierung des Textes immer erhalten bleibt, egal auf welchem Computer und unter welchem Betriebssystem die PDF-Datei geöffnet oder ausgedruckt wird.

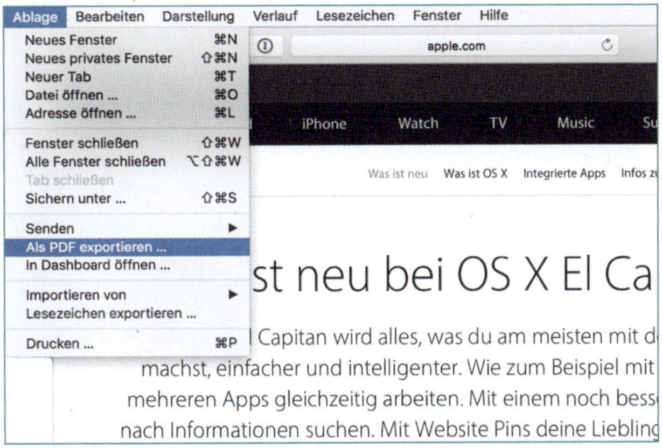

Der Mac beherrscht den Umgang mit PDF-Dateien sogar von Haus aus. Sie benötigen kein Zusatzprogramm. Die Bordmittel von OS X reichen für Privatanwender vollkommen aus. Mit einer App wie Vorschau lassen sich PDF-Dateien betrachten und alle Programme, die über die Druckfunktion verfügen, können PDF-Dateien erstellen. Im Folgenden zeigen wir Ihnen, wie das geht.

So erstellen Sie ein PDF-Dokument

Sie besuchen eine Webseite und möchten einen dort entdeckten Artikel gerne archivieren. In diesem Fall erstellen Sie einfach ein PDF-Dokument.

1 Öffnen Sie den gewünschten Artikel, den Sie als PDF-Datei speichern möchten.

2 Wählen Sie nun im Menü Ablage den Befehl Als PDF exportieren aus. Geben Sie der Datei einen Namen. In diesem Fall sind Sie schon fertig.

3 Steht dieser Befehl in dem von Ihnen verwendeten Programm nicht zur Verfügung, wählen Sie im Menü Ablage stattdessen den Befehl Drucken aus.

4 Klicken Sie nun aber nicht auf Drucken, sondern links auf PDF.

5 Wählen Sie hier den Eintrag Als PDF sichern.

6 Geben Sie der PDF-Datei einen Namen und wählen Sie aus, wo die Datei gespeichert werden soll.

7 Wenn Sie anschließend auf Sichern klicken, wird die PDF-Datei im ausgewählten Ordner auf Ihrem Computer gespeichert.

Praktische Bedienungshilfen für iMac und MacBook

Wenn Sie körperlich eingeschränkt sind oder aus anderen Gründen gerne etwas Unterstützung bei der Bedienung des Macs bekämen, wird Sie freuen, dass OS X einige praktische Funktionen enthält, die es Ihnen einfacher machen. Von der Sprachausgabe bis hin zu einer verbesserten Benutzeroberfläche.

Schrift- und Symbolgröße ändern

1 Öffnen Sie oben in der Menüleiste des Finders das Menü Darstellung. Dort wählen Sie den Eintrag Darstellungsoptionen einblenden. Alternativ können Sie auch die Tastenkombination [cmd]+[J] betätigen.

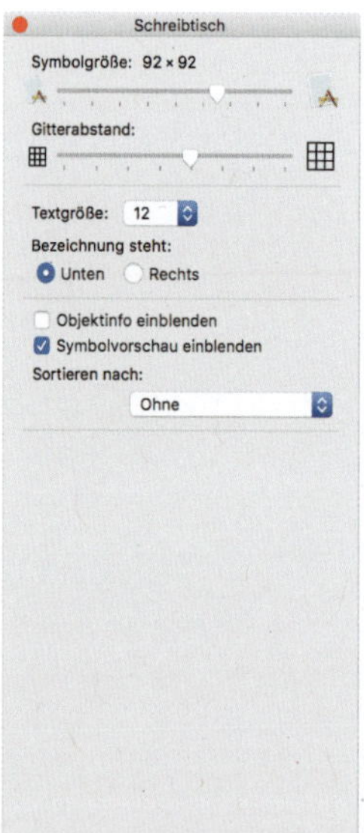

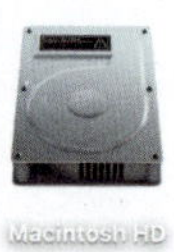

2 Im folgenden Fenster passen Sie mit einem Schieberegler die Symbolgröße an.
3 Über Gitterabstand stellen Sie ein, welchen Abstand die unterschiedlichen Symbole voneinander erhalten.
4 Mit Textgröße verändern Sie die Schriftgröße des jeweiligen Symbolnamens.

Die Größe der Symbole im Dock anpassen

Falls Ihnen das Dock zu klein oder zu groß erscheint, können Sie es einfach Ihren Vorstellungen entsprechend anpassen. Rechts im Dock befindet sich ein kleiner Trennstrich, der die Programmsymbole von den anderen wie dem Papierkorb und den Ordnern trennt. Bewegen Sie den Mauszeiger direkt an diese Stelle des Docks. Öffnen Sie nun über die sekundäre oder rechte Maustaste das Kontextmenü des Docks. Dort wählen Sie den Befehl Systemeinstellung „Dock". Anschließend verstellen Sie über die Schieberegler die Größe des Docks und über Vergrößerung die Vergrößerung der Symbole im Dock, wenn Sie den Mauszeiger darauf bewegen.

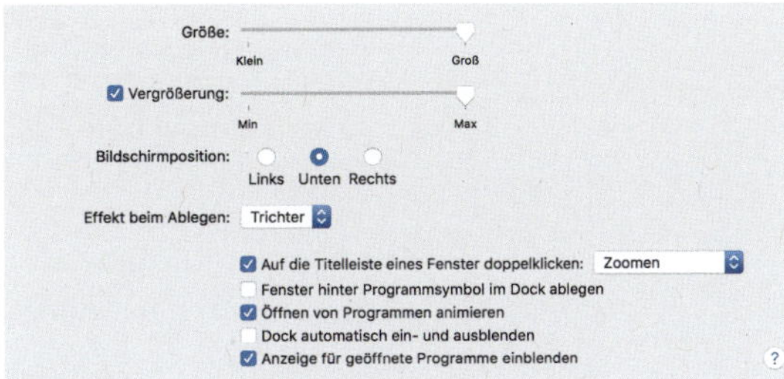

Den Mauszeiger vergrößern

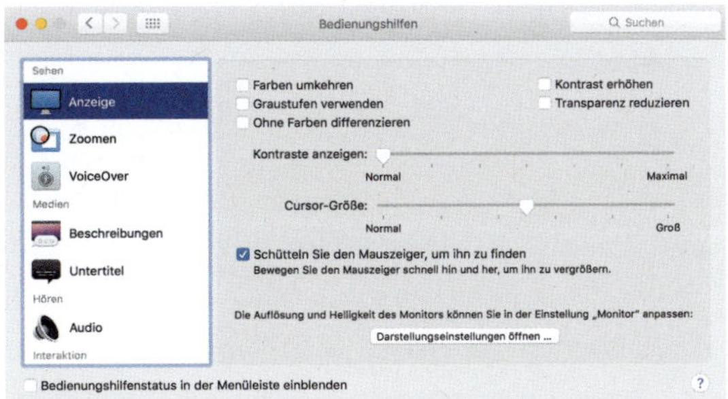

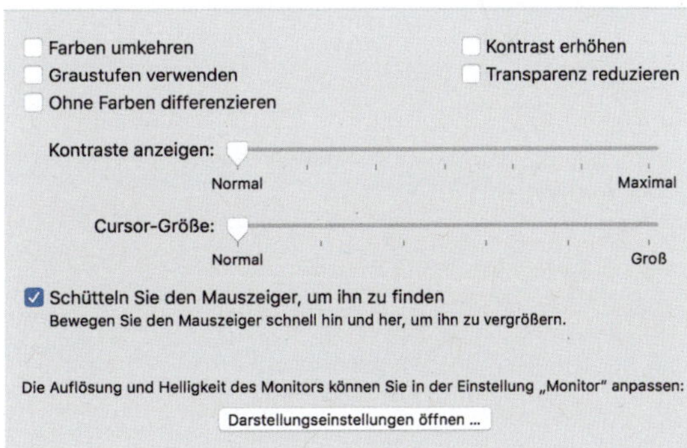

Wie Sie bereits wissen, gehört die Magic Mouse neben der Tastatur zu den wichtigsten Eingabegeräten am Mac. Aber gerade bei modernen, hochauflösenden Bildschirmen, die viele Bildpunkte besitzen und dadurch ein sehr scharfes Bild produzieren, ist der oft viel zu kleine Mauszeiger bisweilen nur noch schwer auszumachen. Auch für dieses Problem gibt es eine Lösung: Falls Ihnen der Mauszeiger zu klein sein sollte, verändern Sie seine Größe mit nur wenigen Mausklicks.

1 Wählen Sie im Apple-Menü den Eintrag Systemeinstellungen aus.

2 Öffnen Sie mit einem Mausklick die Bedienungshilfen.

3 Wählen Sie in der linken Spalte den Eintrag Anzeige.

4 Rechts finden Sie einen Regler mit der Bezeichnung Cursor-Größe, mit dem Sie die Größe des Mauszeigers anpassen.

Den Mauszeiger schneller finden

Wenn Ihnen die Größe des Mauszeigers an sich ausreicht, Sie aber ab und zu Probleme haben, ihn auf der Schreibtischoberfläche zu lokalisieren, dann sollten Sie die folgende Funktion aktivieren und nutzen.

1 Wählen Sie im Apple-Menü den Eintrag Systemeinstellungen aus.

2 Öffnen Sie mit einem Mausklick die Bedienungshilfen.

3 Wählen Sie in der linken Spalte den Eintrag Anzeige.

4 Rechts finden Sie eine Einstellung mit der Bezeichnung Schütteln Sie den Mauszeiger, um ihn zu finden. Aktivieren Sie diese.

5 Um nun den Mauszeiger zu finden, bewegen Sie ihn einfach schnell hin und her. Ob es sich dabei um das Trackpad oder die Magic Mouse handelt, spielt keine Rolle.

Den Mac vorlesen lassen, was Sie gerade tun

Am Mac gibt es eine praktische Vorlesefunktion mit der Bezeichnung VoiceOver. Sie beschreibt Objekte auf dem Bildschirm, wie Symbole und Fenster, sodass Sie den Mac alleine mit der Tastatur steuern können. Sie haben die Wahl zwischen unterschiedlichen Sprecherinnen und Sprechern. Wählen Sie daher zuerst die Stimme aus, die Ihnen am meisten zusagt.

1 Wählen Sie im Apple-Menü den Eintrag Systemeinstellungen aus.

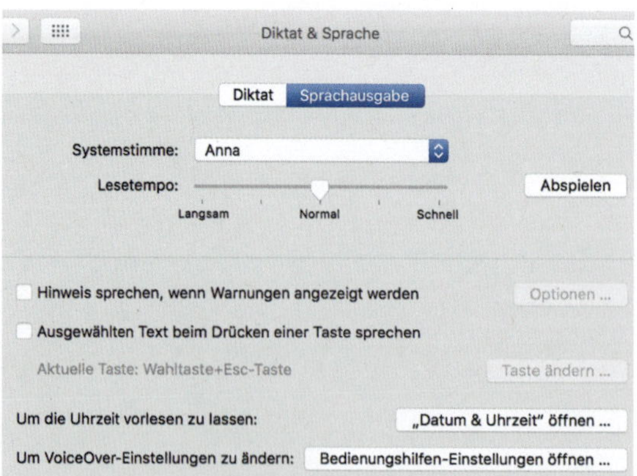

2 Klicken Sie auf das Symbol Diktat & Sprache.

3 Wählen Sie das Register Sprachausgabe.

4 Wählen Sie im Aufklappmenü eine deutsche Systemstimme wie Anna aus. Über Abspielen hören Sie sich die Stimme an.

5 Wenn Sie sich für eine Systemstimme entschieden haben, bestätigen Sie die Auswahl mit einem Mausklick.

6 Fehlende Systemstimmen werden bei Bedarf vom Apple-Server heruntergeladen und installiert.

7 Anschließend wählen Sie erneut unter Systemstimme die gewünschte Stimme für die Sprachausgabe aus.

8 Unter Lesetempo stellen Sie eine Geschwindigkeit ein, die Ihnen angenehm erscheint.

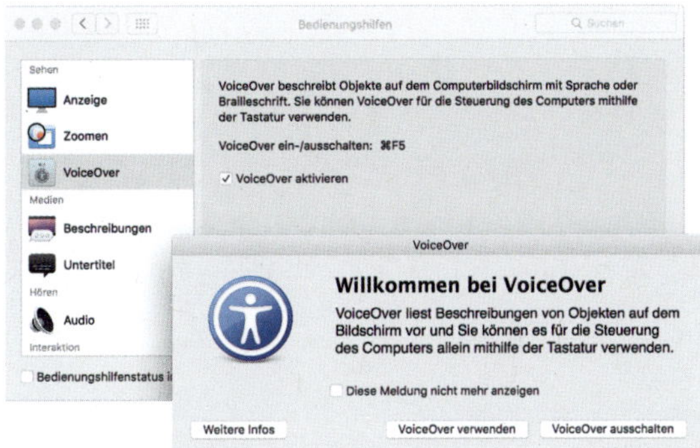

VoiceOver nutzen

Sie können Ihrem Mac auch Texte diktieren. Schalten Sie dazu einfach die Diktierfunktion in den Systemeinstellungen und den Einstellungen für Diktat & Sprache ein. Das Diktat starten Sie in Programmen, bei denen die Eingabe von Text möglich ist, über das Menü Bearbeiten und den Befehl Diktat starten.

1 Wählen Sie im Apple-Menü den Eintrag Systemeinstellungen aus.

2 Klicken Sie auf Bedienungshilfen.

3 Wählen Sie in der linken Spalte den Eintrag VoiceOver aus.

4 Schalten Sie rechts VoiceOver ein und bestätigen Sie anschließend die Auswahl.

VoiceOver richtig einstellen

Über einen Mausklick auf VoiceOver-Dienstprogramm öffnen in den Bedienungshilfen konfigurieren Sie VoiceOver. Hier finden Sie unter anderem folgende Einstellungen:

- **Die Ausführlichkeit** der Sprachausgabe.
- **Die Tonhöhe,** Lautstärke und die Sprachmelodie.
- **Visuelle** Effekte.
- **Den Anschluss** eines Braille-Geräts.

Tipp: Um eine Einführung in VoiceOver zu erhalten, rufen Sie mit einem Mausklick das VoiceOver-Trainingsprogramm auf.

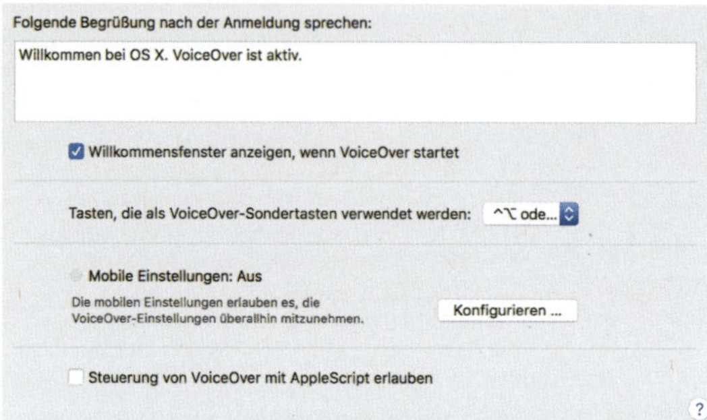

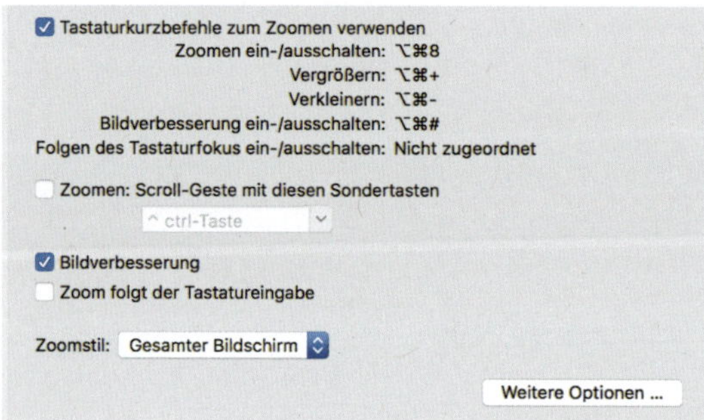

Die Ansicht zoomen

Mithilfe des Zooms lässt sich die Bildschirmansicht vergrößern. So können Sie den Mac trotz einer etwaigen Sehschwäche einfach bedienen.

1 Wählen Sie im Apple-Menü den Eintrag Systemeinstellungen aus.

2 Klicken Sie zunächst auf Bedienungshilfen aus und anschließend in der linken Spalte auf den Eintrag Zoomen.

3 Aktivieren Sie Tastaturbefehle zum Zoomen verwenden.

4 Schalten Sie nun mit der Tastenkombination [alt]+[cmd]+[8] die Zoomfunktion ein.

5 Zum Vergrößern der Ansicht drücken Sie die Tastenkombination [alt]+[cmd]+[+] und zum Verkleinern [alt]+[cmd]+[-]. Merken Sie sich diese Tastenkombinationen gut.

Farbdarstellung und Kontrast verändern

Weitere Funktionen der Bedienungshilfen dienen zur Anpassung der Bildschirmanzeige:

1 Wählen Sie im Apple-Menü den Eintrag Systemeinstellungen .

2 Klicken Sie zunächst auf Bedienungshilfen aus und anschließend in der linken Spalte auf den Eintrag Anzeigen.

3 Hier finden Sie die folgenden Einstellungen:

▶ **Farben umkehren:** Damit wird die Farbdarstellung umgekehrt. Was also schwarz ist, wird weiß, und so weiter. Diese Anpassung erhöht den Kontrast und kann beispielsweise bei starker Sonneneinstrahlung sinnvoll sein.

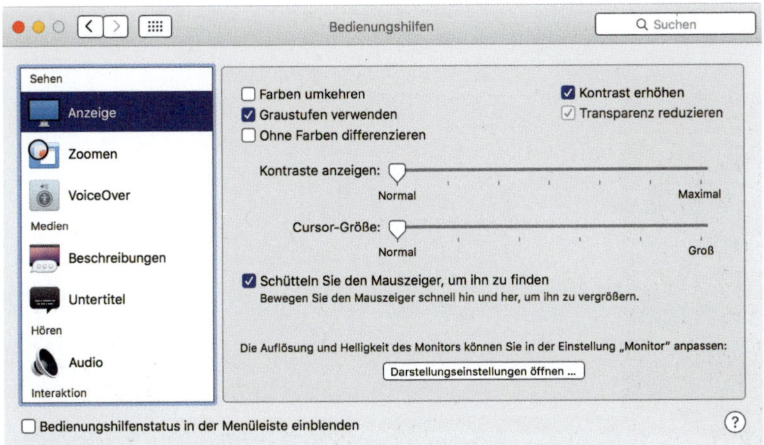

- **Graustufen verwenden:** Der Bildschirminhalt wird nur noch in Graustufen dargestellt.
- **Kontrast erhöhen:** Mit dieser Option verändern Sie den Kontrast. Probieren Sie es aus und finden Sie heraus, welche Darstellung Ihnen am besten hilft.
- **Transparenz reduzieren:** Hier schalten Sie die Transparenzeffekte ab. Das Ergebnis sehen Sie beispielsweise sofort am Dock, dessen Hintergrund nun nicht mehr durchsichtig ist.

Aber keine Sorge: Sie verändern nichts endgültig. Schalten Sie die jeweiligen Optionen bei Bedarf ein und an derselben Stelle auch wieder aus.

Dunkle Menüleiste und Dock einstellen

Wenn Sie häufiger in einem etwas abgedunkelten Raum oder bei schummrigem Licht arbeiten, könnte der Dark Mode oder auch Nachtmodus von OS X etwas für Sie sein. Damit können die Menüleiste und die Menüs des Finders sowie der Hintergrund des Docks abgedunkelt werden. Ähnliches kennen Sie vielleicht von Ihrem Auto, wenn bei einsetzender Dunkelheit die Anzeigen auf dem Armaturenbrett leuchten oder das Navi in den Nachtmodus wechselt.

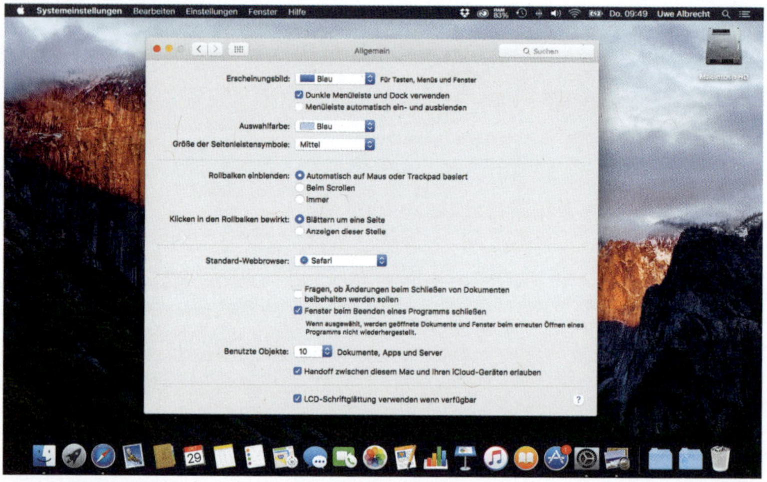

1 Wählen Sie zunächst im Apple-Menü den Eintrag Systemeinstellungen aus.

2 Klicken Sie nun auf Allgemein.

3 Aktivieren Sie die Einstellung Dunkle Menüleiste und Dock verwenden.

Toneinstellungen anpassen

Des Weiteren lassen sich in den Bedienungshilfen die Toneinstellungen anpassen. Sie finden sie über den Eintrag Audio in der linken Spalte.

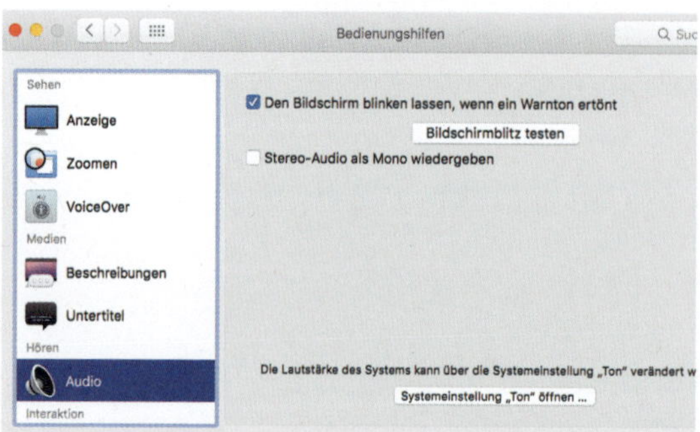

► **Der Bildschirm** kann bei Warntönen zusätzlich blinken.

► **Statt Stereo** können Sie hier Mono wählen.

► **Über die Systemeinstellung Ton** können Sie die Lautstärke einstellen sowie die Balance zwischen den beiden Lautsprechern Ihres Macs regeln.

Einfachere Eingabe

Bedienungshilfen für Eingabegeräte finden Sie nach einem Mausklick auf das gleichnamige Symbol in den Systemeinstellungen über den Eintrag Tastatur. Hier lässt sich beispielsweise die Einfingerbedienung aktivieren, damit Sie Tastenkombinationen aus zwei Tasten nicht gleichzeitig, sondern nacheinander eingeben können. Darüber hinaus können Sie Tastengeräusche einschalten, sodass sich die Tastatur wie eine Schreibmaschine anhört. Hierzu müssen Sie zuvor die Tastenverzögerung einschalten, mit der Sie bestimmen, wie schnell oder langsam die Zeit zwischen dem Tastendruck und der dazugehörigen Funktion vergeht.

Auch bei Maus und Trackpad können beispielsweise die Geschwindigkeit des Mauszeigers oder auch das Doppelklickintervall geändert werden. Sehen Sie sich dazu die Einstellung Maus & Trackpad in den Bedienungshilfen sowie die allgemeinen Einstellungen für Maus sowie Trackpad in den Systemeinstellungen an.

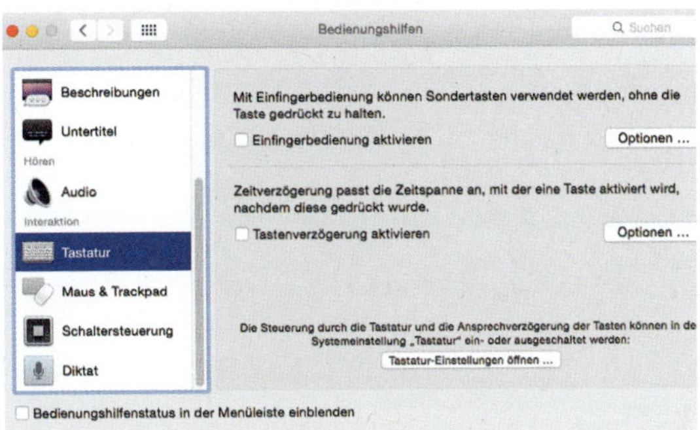

Internetzugang zu Hause und unterwegs

Um schnell und komfortabel ins Internet zu gelangen, ist ein Internetzugang über DSL die beste Wahl. DSL-Anschlüsse sind von vielen unterschiedlichen Anbietern erhältlich, etwa von der Telekom, O2, Vodafone und anderen. In der Regel wird der DSL-Anschluss zusammen mit einem Telefonanschluss angeboten. Wenn es dann aber Probleme mit dem Internetanschluss gibt, funktioniert auch Ihr Telefon nicht mehr. Sie benötigen also zusätzlich ein Mobiltelefon, um immer erreichbar zu sein – oder auch, um dem Anbieter die Störung mitzuteilen.
Meist gibt es Flatrates, über die Sie zum Pauschalpreis rund um die Uhr surfen und bisweilen auch telefonieren können. Diese sind auf jeden Fall empfehlenswert, um böse Überraschungen bei der nächsten Telefonrechnung zu vermeiden.

Internet zu Hause per Kabel oder kabellos?

Die Kabelvariante LAN (Local Area Network) beherrschen alle Router. Viele Router können zudem gleichzeitig ein WLAN (Wireless Local Area Network) aufbauen. Mit einem Mac kommen Sie sowohl über LAN als auch über WLAN ins Internet, wobei für einige MacBooks bei einer Verbindung über LAN ein Adapter benötigt wird, der natürlich wieder Geld kostet.
Ob Sie die WLAN-Varianten brauchen, hängt von Ihnen ab: Ein iMac wird wohl immer an einem festen Platz stehen, etwa im Arbeitszimmer. Dort reicht ein LAN. Ein MacBook hingegen wollen Sie sicher mal am Schreibtisch und mal auf dem Sofa nutzen. Falls Sie zusätzlich auch noch ein Smartphone oder Tablet haben, ist WLAN die bessere Alternative.

Unterwegs in ein fremdes WLAN einwählen

Fall Sie unterwegs mit Ihrem MacBook ins Internet möchten, benötigen Sie ein öffentliches WLAN-Netzwerk. Sie finden sie oftmals in Hotels, Cafés, Einkaufscentern, Bahnhöfen oder Flughäfen. Um sich einzuwählen, benötigen Sie nur den Namen des Netzwerks und dessen Kennwort.

Denken Sie aber daran, dass WLAN-Hotspots oft schlecht abgesichert sind. Tätigen Sie dort also besser keine Bankgeschäfte und nutzen Sie sie nicht für vertrauliche E-Mail-Korrespondenz.

1 Klicken Sie rechts oben in der Menüleiste auf das WLAN-Symbol (vier Viertelkreise).

2 Wählen Sie aus der Liste das gewünschte WLAN-Netzwerk aus.

3 Geben Sie das Kennwort ein. Ist es in Ordnung, können Sie gleich ins Internet.

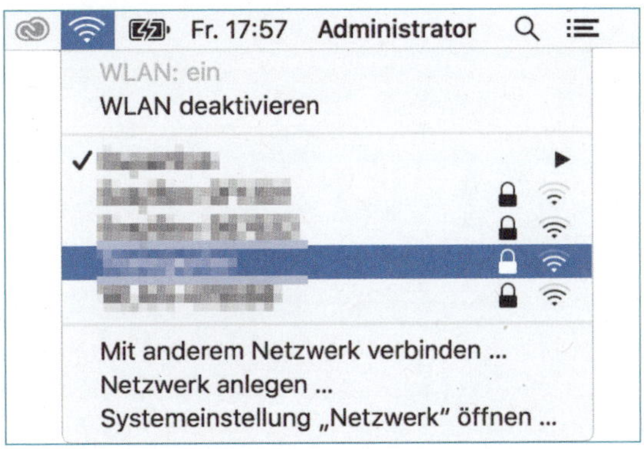

4 Bei manchen WLAN-Netzwerken müssen Sie unter Umständen zuerst im Web-Browser eine Anmeldeprozedur durchlaufen oder gegebenenfalls die Bezahlmethode angeben.

Übrigens: Im Ausland ist WLAN unter dem Begriff „WiFi“ bekannt.

Der Mac im Alltag

Einer der Gründe, weshalb Sie sich einen Mac gekauft haben, ist mit Sicherheit, dass Sie mit ihm nicht nur surfen und chatten oder spielen, sondern auch arbeiten möchten – sei es für die Schule, die Universität oder auch im Heimbüro. Nach dem Einschalten können Sie gleich loslegen, denn auf Ihrem Mac sind bereits eine Menge praktischer Programme installiert, die für die meisten Alltagsaufgaben mehr als ausreichend sind. In diesem Kapitel stellen wir die wichtigsten Apps und ihre Funktionen vor und erläutern, wie sie zusammenarbeiten.

Adressen verwalten mit der Kontakte-App

Falls Sie Ihre Adressen immer noch im Adressbuch aus Papier notieren, ist es nun Zeit umzusteigen. Nicht nur, dass es leicht verloren geht, auch Änderungen sind darin kaum möglich, beispielsweise wenn einer Ihrer Bekannten umgezogen ist oder eine neue Telefonnummer hat. Mit der Kontakte-App gehört dieses Dilemma der Vergangenheit an. Falls Sie der Technik noch nicht so ganz trauen, können Sie Ihr papiernes Adressbuch natürlich noch als „analoges" Back-up aufbewahren.
Vor dem Vergnügen, ein flexibles und aktuelles elektronisches Adressbuch nutzen zu können, kommt allerdings etwas Arbeit: Sie müssen alle Ihre Adressen eingeben.

Vom geschriebenen Adressbuch zur Kontakte-App

Hierbei können Sie auch Schritt für Schritt vorgehen.

▶ **Sie benutzen weiterhin** Ihr altes Adressbuch und nutzen die Kontakte-App nur, um E-Mail-Adressen einzutragen.

▶ **Oder Sie tragen alle neuen Kontakte** in die Kontakte-App ein und drucken sie zur Ergänzung Ihres alten Adressbuchs aus.

▶ **Oder Sie geben gleich alle Kontakte** in die Kontakte-App ein, weil Sie nur noch dieses Adressbuch nutzen möchten und zudem in naher Zukunft die Anschaffung eines iPhones oder iPads planen, mit dem Sie Ihre Adressen auch unterwegs bei sich haben.

Was die Kontakte-App alles kann

Nachdem Sie die Mühe auf sich genommen und alle Ihre Adressen von Hand in die Kontakte-App eingetragen haben, ernten Sie den Lohn der Arbeit, denn die Kontakte-App ist einfach zu bedienen und macht Spaß.

- **Alle Einträge** sind problemlos zu ergänzen, zu korrigieren und zu löschen.
- **Adressen** lassen sich aus anderen Quellen wie E-Mails einfach übernehmen (siehe „Neue Adresse hinzufügen“, S. 89).
- **Dank iCloud** (siehe „Apples iCloud“, S. 202) werden Ihre Adressen auch auf Ihrem iPhone oder iPad auf dem neuesten Stand gehalten und umgekehrt. Das heißt, alle Änderungen, die Sie auf dem iPhone oder iPad vornehmen, werden automatisch auch von der Kontakte-App auf den Mac übernommen.
- **Adressen können Sie** mit Fotos aufhübschen.
- **Apple Mail** übernimmt E-Mail-Adressen per Mausklick aus der Kontakte-App.
- **Über die Gruppen-Funktion** der Kontakte-App lassen sich identische E-Mails an mehrere Adressaten senden (siehe „Kopien und Blindkopien versenden“, S. 139).
- **Eine Übersichtskarte** zeigt Ihnen, wo die entsprechende Person oder Firma zu Hause ist und wie lang die Anfahrt von Ihrem gegenwärtigen Aufenthaltsort ist.

Die Kontakte-App im Überblick

1. **Liste nach dem Alphabet:** Das Adressbuch listet alle Adressen nach dem Alphabet auf. Mit der Magic Mouse oder dem Trackpad wird darin geblättert.
2. **Gruppenansicht:** Auf Wunsch lässt sich eine Gruppenansicht einblenden.
3. **Suche:** Über das Suchfeld finden Sie die gewünschte Adresse.
4. **Adresse:** Mit einem Doppelklick zeigen Sie die Adresse in einem Fenster an.

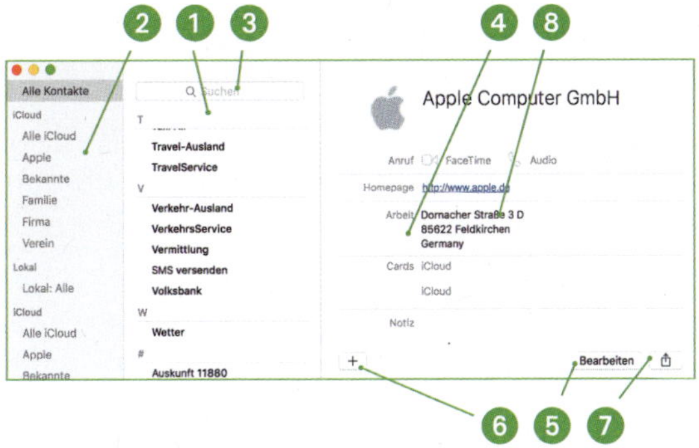

5 **Bearbeiten:** Mit einem Klick auf Bearbeiten nehmen Sie Änderungen an der Adresse vor.

6 **Plussymbol:** Durch einen Mausklick auf das Plussymbol erstellen Sie einen neuen Kontakt oder eine neue Gruppe.

7 **Teilen:** Über das Teilen-Feld können Sie Adressen per E-Mail oder als Nachricht versenden, in die Erinnerungen- oder Notizen-App übernehmen und vieles mehr.

8 **Ort anzeigen:** Mit einem Mausklick auf das kleine Ortssymbol, das rechts neben der Adresse erscheint, wenn Sie den Mauszeiger dorthin bewegen, zeigen Sie auf der Karten-App an, wo die Adresse zu finden ist. Zudem erscheint auf einer kleinen Fahne die Angabe, wie lange die Fahrt von Ihrem gegenwärtigen Aufenthaltsort dorthin dauert.

Neue Adressen hinzufügen

Wie bereits erwähnt, lassen sich neue Adressen aus einer E-Mail übernehmen. Eine weitere Möglichkeit ist, dass Sie digitale Visitenkarten im VCF-Format importieren. Die meisten Adressen werden Sie allerdings per Hand eintippen müssen. Wie das geht, erfahren Sie auf den folgenden Seiten.

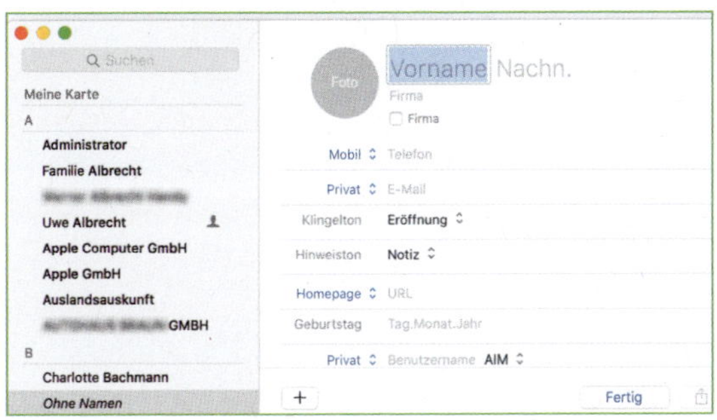

1 Starten Sie die Kontakte-App über das Dock oder über den Ordner Programme.

2 Klicken Sie unten in der Mitte des Programmfensters auf das Plussymbol oder betätigen Sie die Tastenkombination [cmd]+[N], um eine neue, leere Visitenkarte anzulegen.

3 Wählen Sie nacheinander die blau unterlegten Texteingabefelder aus und geben Sie die passenden Informationen wie Firma, Vorname, Nachname, Telefonnummern, Adresse und so weiter ein.
4 Im Feld Notizen können Sie zusätzliche Informationen zu einem Kontakt festhalten.
5 Klicken Sie auf Fertig, wenn Sie alles eingegeben haben.

Sie sollten sich angewöhnen, den Telefonnummern jeweils die Landesvorwahl (für Deutschland: +49) voranzustellen. Verwenden Sie nur die Ortvorwahl, kann es sein, dass sich aus dem Ausland keine Verbindung herstellen lässt. Die Telefonnummer sollte wie folgt aussehen: +49 711 123456.

Bestehende Kontakte ändern

Egal ob Privatperson oder Firma – ab und zu ändert sich eine Adresse oder Telefonnummer. Dann heißt es, die Daten in der Kontakte-App anzupassen. Wählen Sie dazu die Adresse aus und klicken Sie auf Bearbeiten. Dann ändern Sie die entsprechenden Felder, indem Sie die neuen Daten eingeben.

Private Einträge: Geburtstage

In der Kontakte-App können Sie nicht nur Name, Telefonnummer und E-Mail-Adresse eingeben, sondern auch das Geburtsdatum.

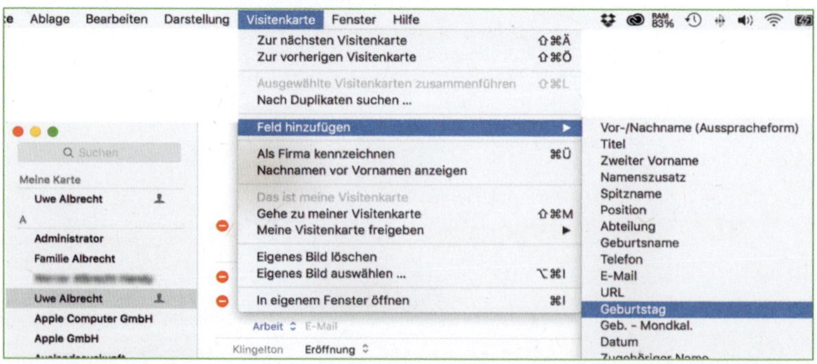

Falls es dort enthalten ist, finden Sie es auch in Ihrem Kalender wieder. So vergessen Sie nie wieder einen Geburtstag.

1 Wählen Sie in der Kontakte-App die Adresse aus, zu der Sie ein Feld hinzufügen möchten.

2 Öffnen Sie das Menü Visitenkarte in der Menüleiste des Programms.

3 Wählen Sie das Untermenü Feld hinzufügen sowie den Eintrag Geburtstag aus.

4 Dieser erscheint nun in der Visitenkarte, wo Sie das Geburtsdatum nun nur noch eintippen müssen.

Eigene Zusatzfelder hinzufügen

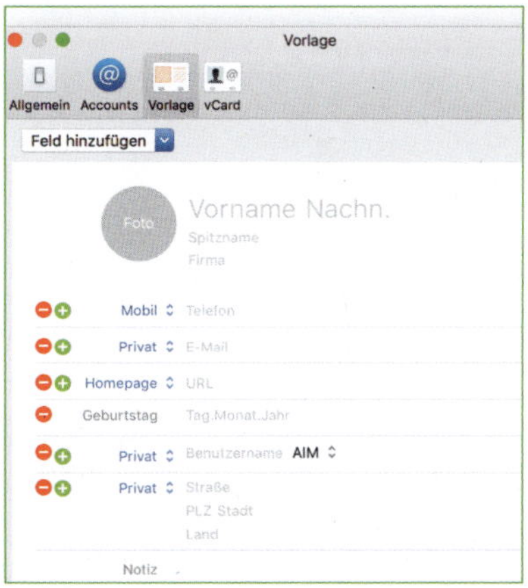

Visitenkarten lassen sich auch anderweitig an Ihre Wünsche und Anforderungen anpassen.

1 Wählen Sie im Menü Kontakte den Eintrag Einstellungen aus.

2 Wählen Sie das Register Vorlage.

3 Nehmen Sie nun über das Aufklappmenü Feld hinzufügen die entsprechenden Ergänzungen vor.

4 Mit dem Minuszeichen entfernen Sie unnötige Felder wieder.

5 Schließen Sie das Fenster.

Kontakte mit Foto aufhübschen

Damit Ihre Adressen ein bisschen „bunter" werden, können Sie ihnen ein Foto oder bei Firmen auch ein Firmenlogo zuweisen. Wenn Sie ein iPhone besitzen, dann sehen Sie das Bild jedes Mal, wenn die Person anruft, groß auf dem Display.

1 Öffnen Sie die Kontakte-App und wählen Sie die entsprechende Adresse aus.

2 Am einfachsten ist es, wenn Sie das Foto mit gedrückter Maustaste vom Schreibtisch auf den Platzhalter ziehen. Alternativ füh-

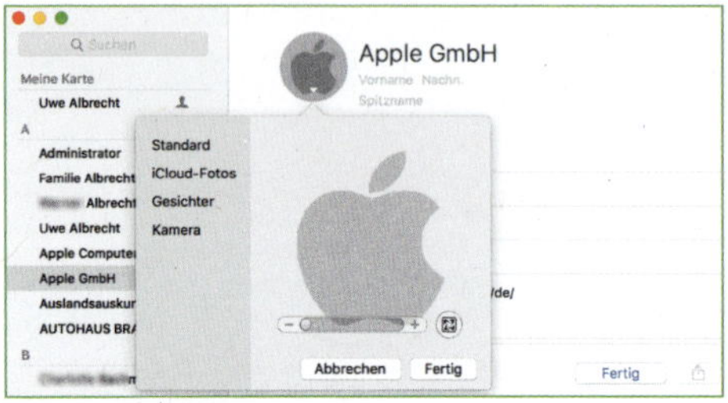

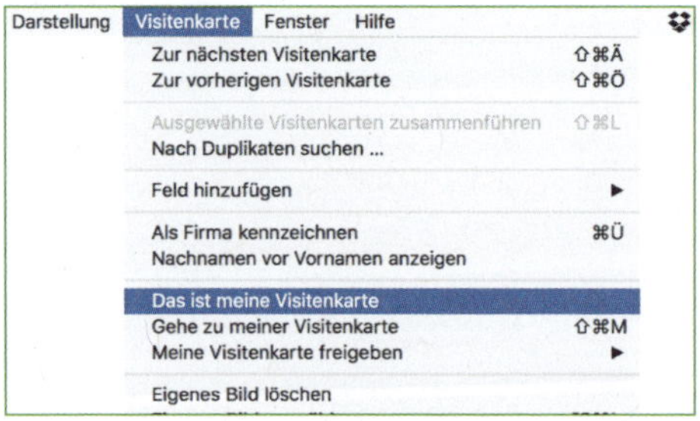

ren Sie einen Doppelklick auf den Platzhalter aus und übernehmen das Foto aus einem Ordner.

3 Mit einem Schieberegler legen Sie nun noch den Ausschnitt des Fotos fest.

4 Verschieben Sie das Foto mit gedrückter Maustaste, bis es passt.

5 Mit einem Mausklick auf Ok beenden Sie die Eingabe.

Eine eigene Visitenkarte anlegen

Natürlich können Sie auch Ihre eigene elektronische Visitenkarte anlegen. Diese lässt sich dann per E-Mail versenden oder an Ihre E-Mails anhängen. Auf diese Weise kann sie der Empfänger mit ein paar Mausklicks in seine eigene Adressdatenbank übernehmen.

1 Erstellen Sie in der Kontakte-App über das Menü Ablage und den Befehl Neue Visitenkarte eine Visitenkarte mit Ihren eigenen Daten.

2 Markieren Sie anschließend Ihren Namen in der linken Spalte.

3 Öffnen Sie dann das Menü Visitenkarte und wählen Sie den Befehl Das ist meine Visitenkarte.

Adressen aus der Kontakte-App weiterleiten und verschicken

Unter Umständen möchten Sie einmal eine Adresse aus Ihrer Kontakte-App an jemanden schicken, beispielsweise von einem gemeinsamen Bekannten oder Ihrem Zahnarzt, den Sie jemandem empfehlen möchten. Gehen Sie dazu wie folgt vor:

1 Wählen Sie die Adresse heraus, die Sie versenden möchten.

2 Klicken Sie unten rechts auf das Teilen-Feld und wählen Sie aus dem Menü den Befehl Per E-Mail senden aus.

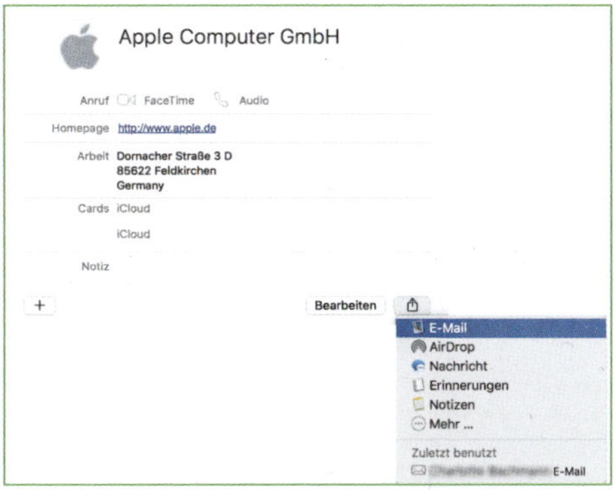

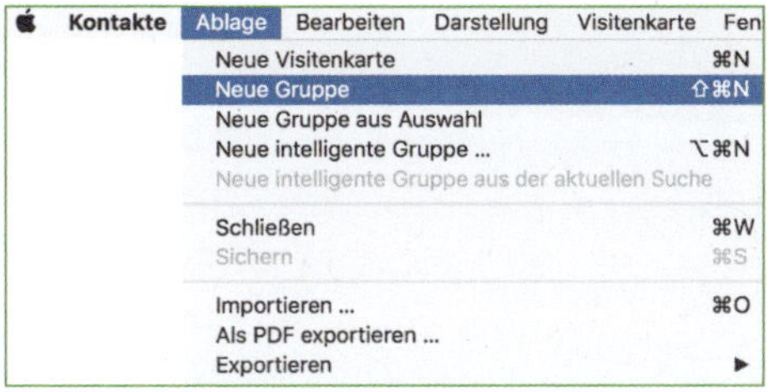

3 Apple Mail startet und es wird eine neue E-Mail angelegt.

4 Sie müssen nur noch die Empfänger-Adresse und den E-Mail-Text eingeben. Die gewünschte digitale Visitenkarte befindet sich bereits im Anhang.

Gruppen einrichten

Die Gruppen-Funktion der Kontakte-App kann Ihnen viel Zeit sparen. Unter Umständen möchten Sie Ihre Verwandten zu einem Familienfest einladen oder Ähnliches. Dann ist es möglich, allen Verwandten eine E-Mail gleichen Inhalts zukommen zu lassen. Dazu müssen Sie allerdings zunächst eine neue Gruppe für Familienmitglieder erstellen und darin die gewünschten Adressen aufnehmen.

1 Öffnen Sie das Menü Ablage der Kontakte-App und wählen Sie den Befehl Neue Gruppe aus.

2 Es wird eine neue Gruppe hinzugefügt und mit einem blauen Rand hinterlegt.

3 Geben Sie den Namen der Gruppe ein, also *Familie*.

4 Bestätigen Sie den Vorgang mit der Eingabetaste.

Kontakte zu Gruppenmitgliedern machen

Jetzt haben Sie zwar eine neue Gruppe angelegt, die Gruppenmitglieder fehlen allerdings noch.

1 Öffnen Sie das Menü Darstellung.

2 Blenden Sie darin über den entsprechenden Befehl die Gruppen ein.

3 Auf der linken Seite sehen Sie nun alle Gruppen – und auf der rechten Seite alle Adressen.

4 Ziehen Sie die gewünschten Adressen mit gedrückter Maustaste auf den Namen der Gruppe.

Wie Sie die E-Mails versenden, erfahren Sie im Zusammenhang mit Apple Mail ab Seite 130.

Intelligente Gruppen einrichten

Um neue Gruppen einzurichten und die passenden Gruppenmitglieder zu finden, können Sie in manchen Fällen die Arbeit auch der Kontakte-App beziehungsweise dem Mac überlassen. Angenommen Sie möchten die Adressen aller Personen, die in Ihrer Heimatstadt leben, in einer Gruppe zusammenfassen. In diesem Fall nutzen Sie einfach die Funktion der Intelligenten Gruppe.

1 Öffnen Sie das Menü Ablage und wählen Sie den Befehl Neue Intelligente Gruppe.

2 Im ersten Aufklappmenü wählen Sie die Eigenschaft Stadt aus (1). Im zweiten Aufklappmenü folgt die Eigenschaft ist (2).

3 Im dritten Texteingabefeld geben Sie den Namen der Stadt ein, beispielsweise *Berlin* (3).

4 Über einen Mausklick auf Ok wird die neue Intelligente Gruppe erstellt(4).

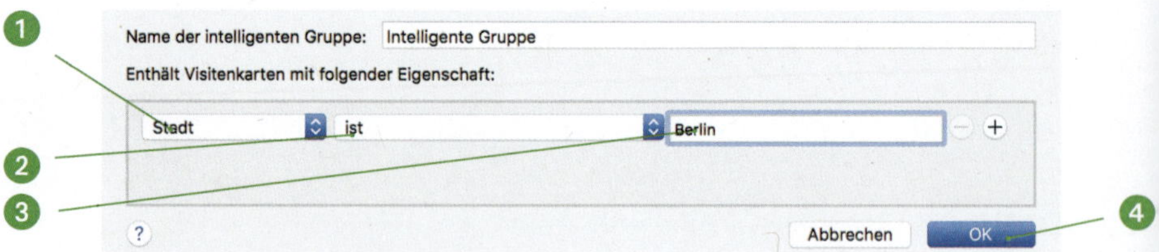

Kontakte über iCloud sichern und abgleichen

Ab Seite 202 finden Sie die wichtigsten Informationen zur kostenlosen Online-Festplatte iCloud von Apple. Wenn Sie wollen, können Sie Ihre Adressen über iCloud mit Ihrem iPhone und iPad abgleichen. Damit bleiben Ihre Angaben auf jedem Gerät immer auf dem aktuellen Stand.

Termine verwalten mit der Kalender-App

Mit dem herkömmlichen Terminkalender ist es immer so eine Sache: Man notiert zwar fein säuberlich alle Termine, aber in den Kalender muss man schon selber schauen. Setzen Sie stattdessen auf die Kalender-App von OS X, denn dann nimmt Ihnen Ihr Mac diese Aufgabe ab. Sofern Sie die Termine korrekt eingetragen und die Erinnerungsfunktion aktiviert haben, versäumen Sie weder einen Geburtstag noch einen Arzttermin oder ein wichtiges Meeting.

Übersicht über die Kalender-App

1. **Ansichten:** Die Kalender-App besitzt verschiedene Darstellungsweisen.
2. **Kalender:** Hier legen Sie die unterschiedlichen Kalender fest, die angezeigt werden.
3. **Termin hinzufügen:** Mit einem Mausklick legen Sie ganz einfach einen neuen Termin – Ereignis genannt – an.
4. **Suchfeld:** Suchen Sie hier nach Ihren Terminen.
5. **Blättern:** Blättern Sie im Kalender entsprechend der ausgewählten Ansicht vor und zurück.

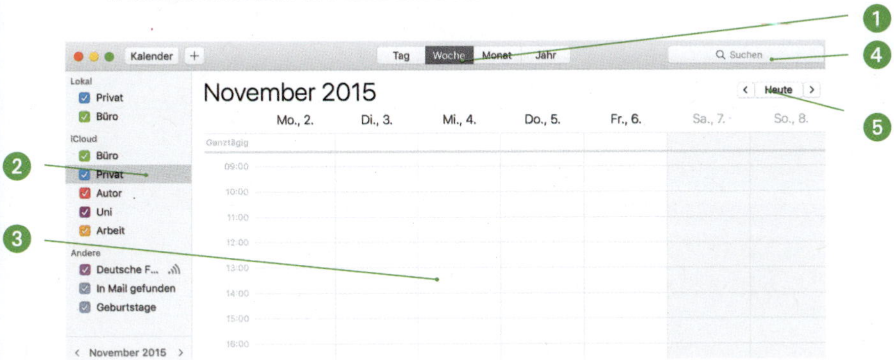

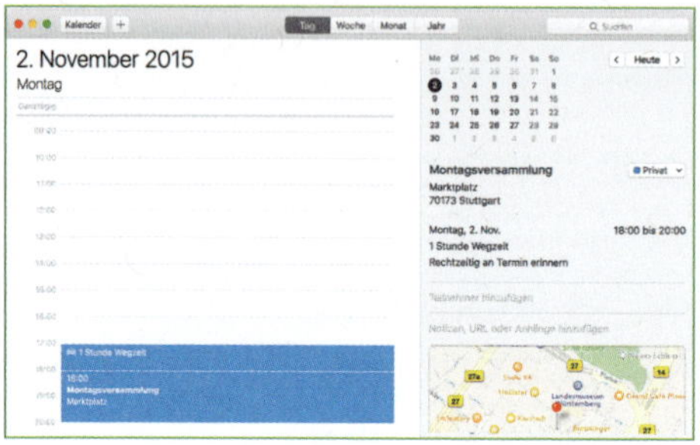

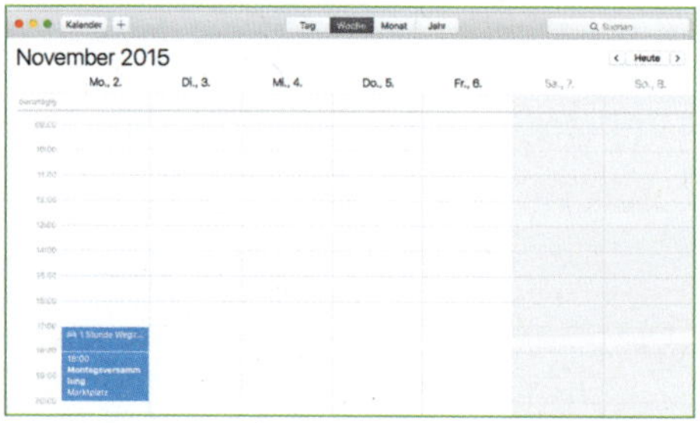

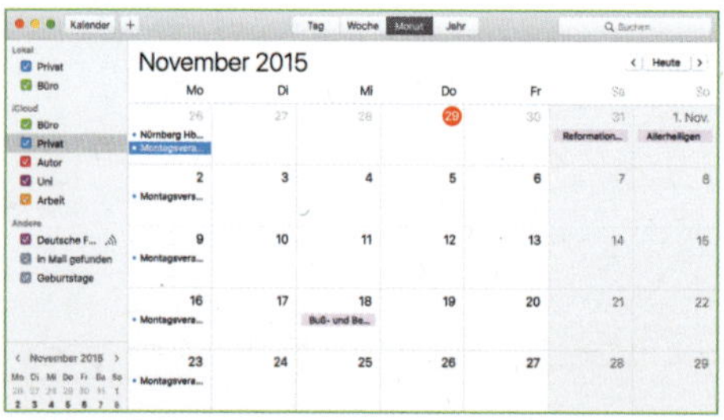

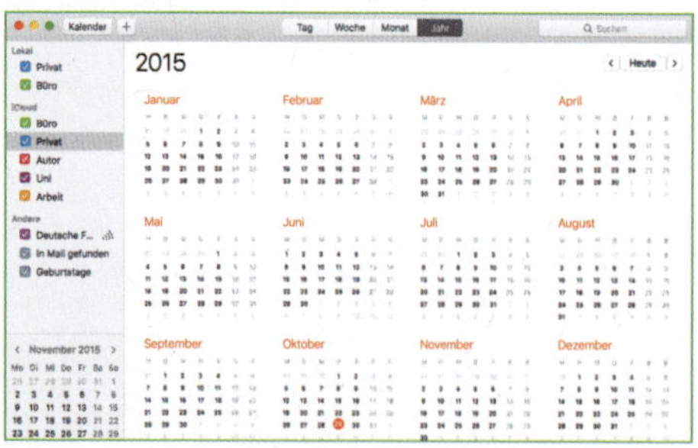

Kalenderansicht wählen

Je nachdem, ob Sie einen Überblick über den laufenden Tag, die Woche, den Monat oder das ganze Jahr bekommen möchten, wählen Sie die entsprechende Ansicht.

- **Tag:** Die Tagesansicht ist die richtige für alle Zeitgenossen mit einem sehr vollen Terminkalender. Hier erfahren Sie auf die Minute genau, was alles ansteht.
- **Woche:** Möchten Sie beispielsweise am Montag wissen, welche Termine diese Woche auf Sie zukommen, wählen Sie die Wochenansicht.
- **Monat:** Um alle Termine im laufenden Monat zu sehen, wählen Sie die Monatsansicht.
- **Jahr:** Für den vollständigen Überblick oder wenn Sie Ihren Urlaub planen möchten, ist die Jahresansicht die richtige.

Termine planen und verwalten

In der Kalender-App gibt es zwei unterschiedliche Termin- oder Ereignisarten: Feiertage, Ferientage, Geburtstage oder Ähnliches zählen zu den ganztägigen Ereignissen. Zu den einzelnen Ereignissen zählen Arzttermine, Meetings, Konzertbesuche oder Ähnliches, die zu einer festen Uhrzeit stattfinden. So planen Sie Ihre Termine und Ereignisse:

1 Starten Sie die Kalender-App im Dock oder im Ordner Programme.

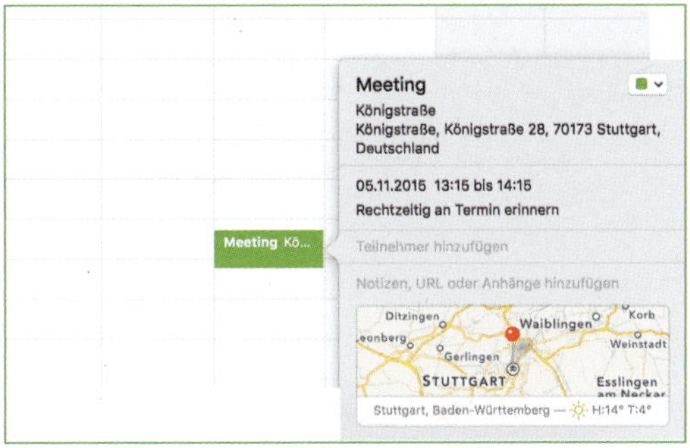

2 Wählen Sie die gewünschte Ansicht aus, zum Beispiel die Wochenansicht.

3 Klicken Sie auf den Tag und die entsprechende Uhrzeit.

4 Tragen Sie im neuen Fenster den Namen des Ereignisses sowie den Beginn des Termins und das voraussichtliche Ende ein. Dazu klicken Sie zuerst auf den Eintrag Neues Ereignis und tippen dann die Bezeichnung Ihres Termins ein.

5 Bestätigen Sie die Eingabe mit der Eingabetaste.

6 Nun klicken Sie auf die Zeitangabe und ändern die Uhrzeit, ebenfalls mit einem Mausklick und der Eingabe der neuen Zeiten.

7 Wenn Sie fertig sind, schließen Sie das Fenster mit einem Mausklick auf eine leere Stelle der Kalenderansicht.

8 Der Termin ist nun im Kalender vermerkt.

Darüber hinaus können Sie im Zusammenhang mit dem Eintragen eines Termins noch Folgendes angeben:

- **Geben Sie den Ort ein.**
- **Legen Sie die Zeit fest.** Markieren Sie die Option Ganztägig, falls es sich um ein ganztägiges Ereignis handelt.
- **Mittels Wiederholen** können Sie angeben, ob der Termin einmal die Woche, jeden Monat oder jährlich stattfindet.
- **Zudem wird angegeben,** wie lange die Anfahrt zu dem Termin voraussichtlich dauern wird. Immer gemessen vom jeweiligen Aufenthaltsort.
- **Wenn Sie auf Teilnehmer hinzufügen klicken,** können Sie andere per E-Mail zu einem Termin einladen. Ziehen Sie dazu einfach die Visitenkarte von der Kontakte-App auf dieses Feld und öffnen Sie das Kontextmenü des Teilnehmers über einen sekundären Mausklick.

▶ **Über Hinweis** geben Sie ein, ob und wie Sie die Kalender-App an einen Termin erinnern soll.

▶ **Unter Notiz** notieren Sie, was für den jeweiligen Termin sonst noch von Belang ist. Es ist möglich, hier Internetadressen oder Dateien anzuhängen.

▶ **Auf der Umgebungskarte** sehen Sie, wo der Termin genau stattfindet. Außerdem können Sie der Karte die Wettervorhersage entnehmen.

Termine verschieben

Um einen Termin zu verschieben, wählen Sie ihn mit der Maus aus und bewegen ihn an eine andere Stelle auf der geöffneten Kalenderansicht. Am besten klappt das in der Wochenansicht. Natürlich können Sie den Termineintrag auch mit einem Doppelklick öffnen und die Daten dort ändern. Gehen Sie dazu vor, wie auf Seite 96 beschrieben.

Verschiedene Kalender nutzen

Besonders praktisch an der Kalender-App ist die Möglichkeit, unterschiedliche Kalender zu verwenden, zum Beispiel für private oder geschäftliche Ereignisse, Ferientermine, Feiertage und so weiter. Hierbei erhält jeder Kalender automatisch eine andere Farbe, sodass Sie auf den ersten Blick erkennen, um was für einen Kalender es sich handelt. Sie können auswählen, welche Kalender angezeigt werden. Außerdem können Sie Kalender aus dem Internet abonnieren, beispielsweise Ferientermine Ihres Bundeslandes oder landesspezifische Feiertage.

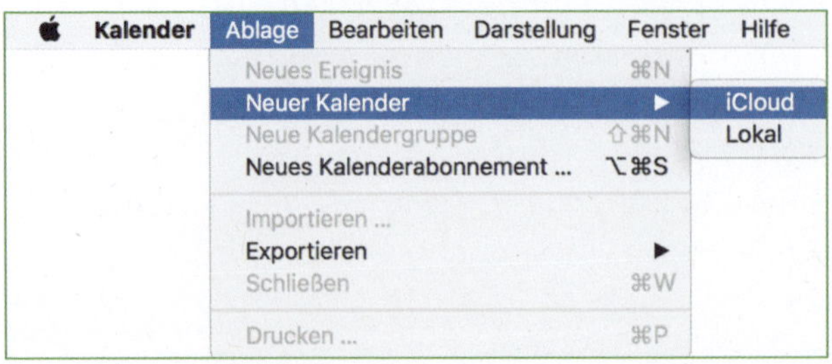

1 Öffnen Sie zunächst das Menü Ablage und wählen Sie dann den Befehl *Neuer Kalender_iCloud* aus.

2 Als Nächstes geben Sie dem neuen Kalender einen Namen, zum Beispiel *Privat*.

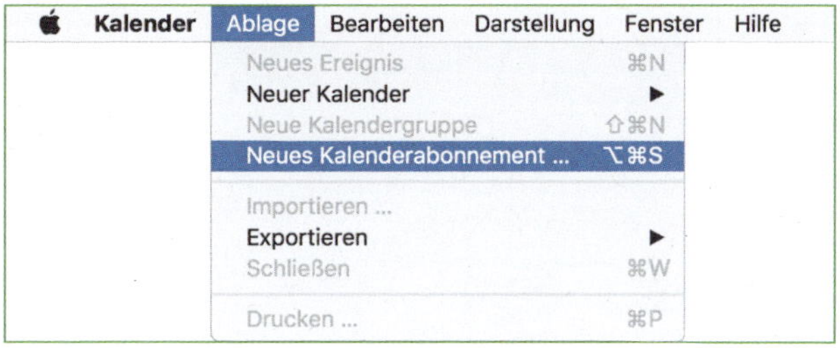

3 Bestätigen Sie den neuen Kalender mit der Eingabetaste.

Der neue Kalender erscheint übrigens auch auf Ihrem iPhone oder iPad, falls Sie ein solches besitzen und dort über die gleiche Apple-ID angemeldet sind wie auf dem Mac (siehe „Apples iCloud", S. 202).

So abonnieren Sie einen Kalender aus dem Internet:

1 Öffnen Sie das Menü Ablage und wählen Sie den Unterpunkt Neues Kalenderabonnement aus.

2 Im folgenden Fenster geben Sie die Internetadresse des Kalenders nach dem vorgeschriebenen Muster ein.

3 Bestätigen Sie mit der Eingabetaste.

Erinnerungen anlegen

Die Kalender-App merkt sich nicht nur Termine, sondern – das ist ja das Besondere – erinnert Sie auch rechtzeitig daran, sofern Sie einen entsprechenden Hinweis hinterlassen haben.

1 Klicken Sie doppelt auf den Termin, an den Sie erinnert werden möchten.

Info

Schulferien: Auf der Internetseite www.schulferien.org/iCal können Sie Kalender mit Ferienterminen und Feiertagen für Ihr Bundesland mit nur einem Mausklick abonnieren. Wählen Sie dazu den Kalender aus und klicken Sie auf den Eintrag. In der Regel wird der Kalender sofort in die Kalender-App übernommen.

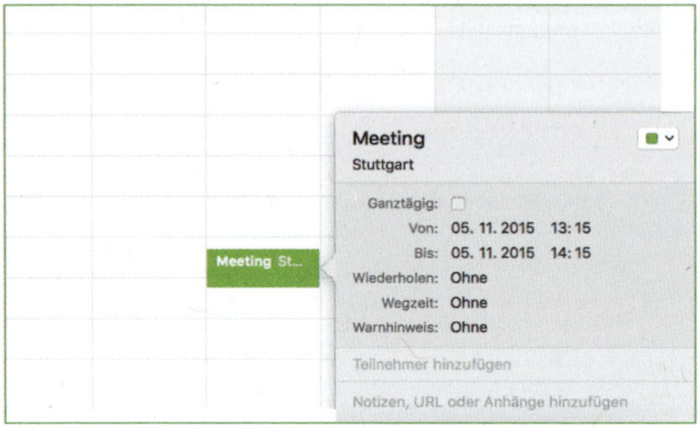

2 Klicken Sie im folgenden Fenster auf das Feld mit der Terminangabe.

3 Wählen Sie neben dem Eintrag Warnhinweis die Zeitspanne, in der Sie Ihr Mac an den Termin erinnern soll.

4 Schließen Sie den Termin wieder mit einem Mausklick auf eine freie Stelle des Kalenders.

Termine über iCloud sichern und abgleichen

Alle Ihre Kalender werden über iCloud auch mit Ihrem iPhone oder iPad abgeglichen. Sie müssen gar nichts machen und bloß die entsprechende Einstellung vornehmen. Auf Seite 202 finden Sie ausführliche Informationen zur kostenlosen Online-Festplatte iCloud von Apple.

Überblick: Verschiedene Textbearbeitungsprogramme

Mit TextEdit enthält OS X El Capitan bereits ein einfaches, aber praktisches Textprogramm, das zudem Dateien im Microsoft-Word-Format („.doc“ oder „.docx“) öffnen und speichern kann. Microsoft Word 2016 und ähnlich umfangreiche Programme wie Pages oder LibreOffice bieten natürlich noch weit mehr Möglichkeiten, Texte zu bearbeiten. Im Folgenden bieten wir Ihnen einen kleinen Überblick mit ein paar Erläuterungen und Empfehlungen. So können Sie selbst einschätzen, was Sie benötigen.

TextEdit

Dieses schnörkellose und praktische Basisprogramm zur Textverarbeitung liegt jedem Mac bei. Es besitzt die wichtigsten Funktionen zum Verfassen einfacher Texte und hat sogar eine integrierte Rechtschreibprüfung, die in der Lage ist, die schlimmsten Fehler zu erkennen. Andere Programme leisten natürlich deutlich mehr als TextEdit und sind viel ansprechender gestaltet, dafür aber zum Teil auch behäbiger und weniger übersichtlich und schwerer zu erlernen.

- **Text als Word-Dokument speicherbar:** Ja
- **Preis:** Kostenlos

Microsoft Word

Word 2016 besitzt eine enorme Fülle von Funktionen, die wohl die wenigsten Anwender in vollem Umfang benötigen oder gar beherrschen. Sie können damit alles von Serienbriefen über Werbebroschüren bis Bücher und Doktorarbeiten verfassen.
Word erwerben Sie als Bestandteil von Microsoft Office 2016 für den Mac. Darin sind auch das Tabellenkalkulationsprogramm Excel, die Präsentationssoftware PowerPoint sowie Outlook enthalten – ein Programm, das die Funktionen der Kontakte-App, der Kalender-App und von Apple Mail in sich vereint. Doch so leistungsfähig es auch ist, die Übersichtlichkeit und einfache Bedienbarkeit der genannten Apple-Programme können Sie hier nicht erwarten.
Hinweis: Bei Office gibt es unterschiedliche Vertriebswege. Sie können die Software entweder in Form eines Jahresabonnements mit der Bezeichnung Office 365 erwerben oder aber als herkömmliche Kaufversion. Vor allem, wenn Sie mehrere Macs und noch einen Windows-PC oder ein iPad besitzen, lohnt sich der Erwerb des Jahresabonnements für knapp 100 Euro. Dann können Sie Office auf bis zu fünf Computern und einem Tablet installieren. Außerdem erhalten Sie während des Abonnements ein Upgrade auf die neueste Version kostenlos.

- **Text als Word-Dokument speicherbar:** Ja
- **Preis:** Circa 100 Euro

Pages

Mit Pages hat Apple eine mit Microsoft Word 2016 vergleichbare Textverarbeitung im Programm. Sie kann deutlich mehr als TextEdit, ist aber dennoch übersichtlicher und nicht so mit Funktionen vollgestopft wie Microsoft Word. Falls Sie keine allzu komplexen Texte verfassen und diese auch nicht so oft mit Anwendern von Microsoft Word tauschen, wird Ihnen Pages genügen.

- **Text als Word-Dokument speicherbar:** Ja
- **Preis:** Sie können die Textverarbeitung Pages für knapp 20 Euro über den App Store (siehe „App Store", S. 49) herunterladen. Seit Herbst 2013 liegt sie wie die anderen Büroprogramme von Apple – Keynote (Präsentation) und Numbers (Tabellenkalkulation) – kostenlos jedem neuen Mac bei.

LibreOffice

Sie möchten, dass Ihr Textverarbeitungsprogramm Ähnlichkeit mit Microsoft Office besitzt, weil Sie dessen Bedienung gewohnt sind? Sie benötigen einen vergleichbaren Funktionsumfang, möchten aber auf keinen Fall Geld dafür ausgeben? Dann laden Sie sich einfach das kostenlose LibreOffice herunter. Dabei handelt es sich um ein Office-Paket, das mit Microsoft Office vergleichbar ist. Neben einer Textverarbeitung sind ein Tabellenkalkulations- und Zeichenprogramm und eine Präsentationssoftware enthalten.

- **Text als Word-Dokument speicherbar:** Ja
- **Preis:** Kostenlos.

Die Qual der Wahl: Welches Textverarbeitungsprogramm ist das richtige?

Wenn Sie, beispielsweise als ehemaliger Windows-Anwender, Microsoft Word schon gut kennen, dann ist es vermutlich am besten, wenn Sie dabei bleiben. Auch wenn Sie regelmäßig komplexe Texte verfassen oder sie mit anderen Word-Anwendern tauschen, sollten Sie weiter auf Word setzen. Wenn Sie noch gar keine Erfahrung haben, dann schauen Sie sich erst einmal TextEdit an. Es lohnt sich. Suchen Sie die App im Ordner Programme und ziehen Sie das Symbol ins Dock, damit Sie es nicht jedes Mal erneut suchen müssen (siehe „Das Dock personalisieren", S. 65).

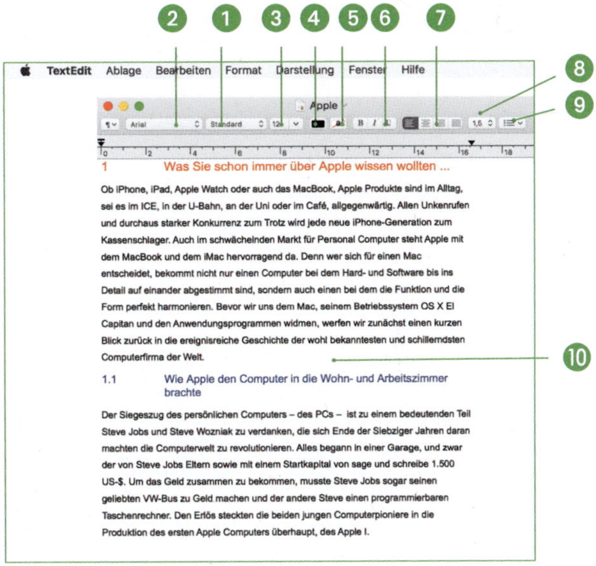
2
1
3
4
5
6
7
8
9
10
TextEdit
Ablage
Bearbeiten
Format
Darstellung
Fenster
Hilfe
Apple
Arial
Standard
1
Was Sie schon immer über Apple wissen wollten ...
Ob iPhone, iPad, Apple Watch oder auch das MacBook, Apple Produkte sind im Alltag, sei es im ICE, in der U-Bahn, an der Uni oder im Café, allgegenwärtig. Allen Unkenrufen und durchaus starker Konkurrenz zum Trotz wird jede neue iPhone-Generation zum Kassenschlager. Auch im schwächelnden Markt für Personal Computer steht Apple mit dem MacBook und dem iMac hervorragend da. Denn wer sich für einen Mac entscheidet, bekommt nicht nur einen Computer bei dem Hard- und Software bis ins Detail auf einander abgestimmt sind, sondern auch einen bei dem die Funktion und die Form perfekt harmonieren. Bevor wir uns dem Mac, seinem Betriebssystem OS X El Capitan und den Anwendungsprogrammen widmen, werfen wir zunächst einen kurzen Blick zurück in die ereignisreiche Geschichte der wohl bekanntesten und schillerndsten Computerfirma der Welt.
1.1
Wie Apple den Computer in die Wohn- und Arbeitszimmer brachte
Der Siegeszug des persönlichen Computers – des PCs – ist zu einem bedeutenden Teil Steve Jobs und Steve Wozniak zu verdanken, die sich Ende der Siebziger Jahren daran machten die Computerwelt zu revolutionieren. Alles begann in einer Garage, und zwar der von Steve Jobs Eltern sowie mit einem Startkapital von sage und schreibe 1.500 US-$. Um das Geld zusammen zu bekommen, musste Steve Jobs sogar seinen geliebten VW-Bus zu Geld machen und der andere Steve einen programmierbaren Taschenrechner. Den Erlös steckten die beiden jungen Computerpioniere in die Produktion des ersten Apple Computers überhaupt, des Apple I.

Übersicht über TextEdit

1. **Stile einblenden:** Blenden Sie hier unterschiedliche vorgefertigte Schriftstile ein.
2. **Schriften:** Verschiedene Schriftarten finden Sie an dieser Stelle.
3. **Schriftgröße:** Schriftgröße verändern.
4. **Schriftfarbe:** Textfarbe anpassen.
5. **Hintergrund:** Der Hintergrund lässt sich an dieser Stelle anpassen.
6. **Schriftformat:** Hier können Sie den Text fett, kursiv oder unterstrichen formatieren.
7. **Textform:** Legen Sie hier fest, ob der Text zentriert, links- oder rechtsbündig ausgerichtet wird.

⑧ **Abstand:** Der Abstand zwischen den Zeilen lässt sich an dieser Stelle anpassen.

⑨ **Aufzählung:** Fügen Sie gegebenenfalls Aufzählungszeichen oder -ziffern hinzu.

⑩ **Textfeld:** Hier schreiben Sie Ihren Text.

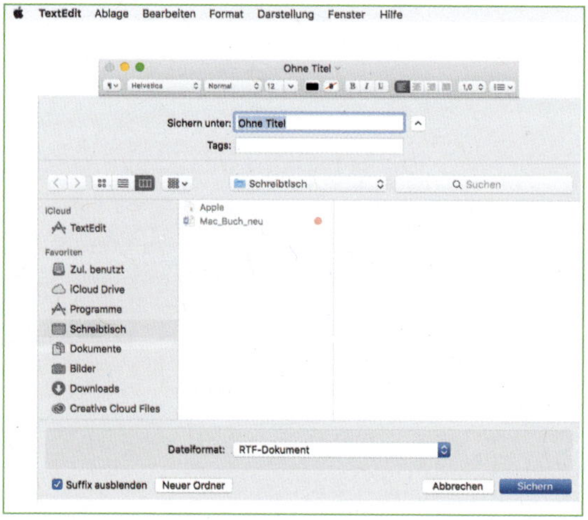

Den ersten Text schreiben

TextEdit bringt alle Funktionen mit, um einen Brief oder einen einfacheren Text zu verfassen. Dazu müssen Sie beim ersten Mal Folgendes wissen:

- **Neues Dokument:** Legen Sie zunächst ein neues, leeres Dokument an.
- **Benennen:** Geben Sie dem Dokument einen aussagekräftigen und eindeutigen Namen.
- **Speichern:** Speichern Sie Ihren Text regelmäßig und vertrauen Sie nicht nur auf die automatische Speicherung.
- **Wiederfinden:** Möchten Sie an einem Text weiterarbeiten, dann genügt ein Doppelklick auf das gespeicherte Dokument.

1 Starten Sie TextEdit.

2 Klicken Sie im nächsten Fenster auf Neues Dokument, um ein Textdokument zu erstellen.

3 Das neue Dokumentfenster öffnet sich und Sie können beginnen, Ihren Text einzugeben.

4 Sind Sie damit fertig, öffnen Sie das Menü Ablage.

5 Klicken Sie auf den Eintrag Sichern.

6 Ersetzen Sie im folgenden Fenster Ohne Titel durch den Namen, den Sie dem Dokument geben wollen. Legen Sie zudem fest,

wo das Dokument abgespeichert werden soll.

7 Bestätigen Sie zum Abschluss den Namen mit einem Mausklick auf Sichern.

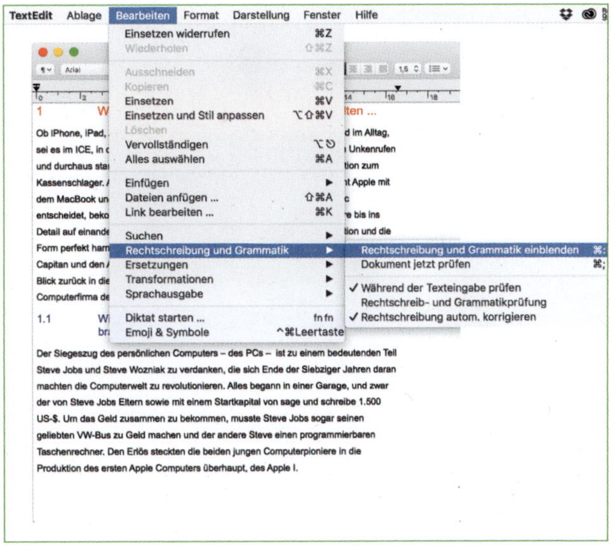

Rechtschreibung mit TextEdit prüfen

TextEdit überprüft Ihren Text auf Wunsch auf Rechtschreibfehler. Dabei markiert die App jedes Wort, das sie nicht kennt oder für falsch geschrieben erachtet, mit einer gewellten roten Linie. Um die Rechtschreibprüfung zu starten, gehen Sie so vor:

1 Markieren Sie in Ihrem Text mit der Maus ein Wort, das von TextEdit mit einer roten Linie unterstrichen wurde.

2 Öffnen Sie das Menü Bearbeiten.

3 Wählen Sie den Eintrag Rechtschreibung und Grammatik.

4 Klicken Sie nun auf Rechtschreibung und Grammatik einblenden.

5 Im folgenden Fenster schlägt Ihnen TextEdit die korrekte Schreibweise vor.

6 Bestätigen Sie den Vorschlag, indem Sie auf Ändern klicken.

Nützliche Funktionen von TextEdit

Auch mit TextEdit lassen sich an Ihren Texten umfangreiche Formatierungen vornehmen. Sie können die Schriftart, das Schriftbild, die Größe und vieles mehr anpassen. Probieren Sie einfach aus, was Ihnen am besten gefällt. Bedenken Sie aber: Oftmals ist weniger mehr. Also verwenden Sie durchgehend nur eine oder zwei Schriftarten, hüten Sie sich vor einem unruhigen Schriftbild mit zu vielen unterschiedlichen Formatierungen. Die Leser Ihrer Dokumente werden es Ihnen danken. Haben Sie den Text bereits eingegeben, können Sie im Nachhinein immer noch Änderungen der Formatierung vornehmen, indem Sie die entsprechenden Stellen markieren und die Formatierung zuweisen.

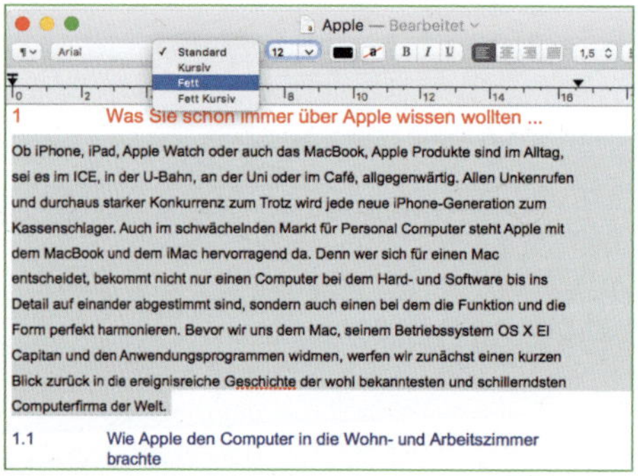

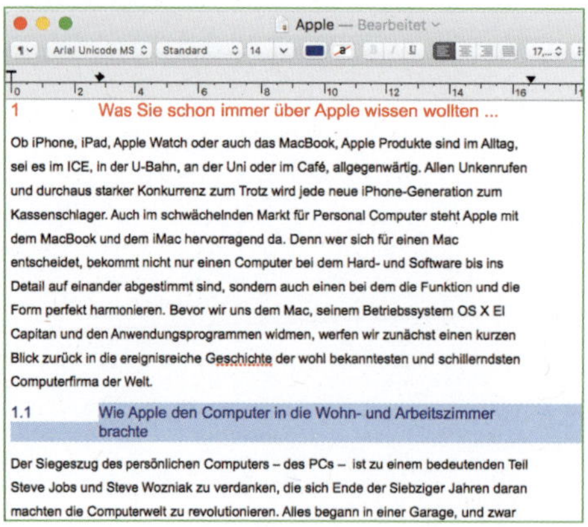

▶ **Um eine Textstelle zu markieren,** bewegen Sie den Mauszeiger mit gedrückter Maus- oder Trackpad-Taste über den Abschnitt.

▶ **Um den gesamten Text zu markieren,** wählen Sie [cmd]+[A].

▶ **Um markierten Text auszuschneiden,** betätigen Sie [cmd]+[X].

▶ **Um markierten Text in die Zwischenablage zu kopieren,** verwenden Sie die Tastenkombination [cmd]+[C].

▶ **Um markierten Text aus der Zwischenablage einzufügen,** nutzen Sie [cmd]+[V].

Worte oder Absätze in TextEdit formatieren

1 Schreiben Sie Ihren Text.

2 Markieren Sie den Text – bei einem einzelnen Wort mit einem Doppelklick, bei einem ganzen Textblock, indem Sie den Mauszeiger bei gedrückter Maustaste über den Abschnitt bewegen.

3 Wählen Sie die gewünschte Schrift, den Schriftstil und die Schriftgröße aus.

4 Anschließend legen Sie die Ausrichtung des Textes und den Zeilenabstand fest.

Worte oder Absätze in TextEdit verschieben

1 Markieren Sie den betreffenden Textabschnitt – bei einem einzelnen Wort mit einem Doppelklick, bei einem ganzen Textblock, indem Sie den Mauszeiger bei gedrückter Maustaste über den Abschnitt bewegen.
2 Mit gedrückter Maus- oder Trackpad-Taste ziehen Sie das Wort oder den Absatz an eine beliebige Stelle des Dokuments.
3 Lassen Sie die Taste wieder los, wird der Text am neuen Ort platziert.

Text ausdrucken

Um den Text auszudrucken, benötigen Sie einen Drucker, der an Ihren Mac angeschlossen und konfiguriert ist (siehe „Dateien drucken“, S. 73). Dann gehen Sie wie folgt vor:
1 Öffnen Sie das Menü Ablage.
2 Wählen Sie dort den Befehl Drucken. Das Druckfenster erscheint.
3 Legen Sie fest, welche Seiten Sie drucken möchten und wie viele Kopien es jeweils sein sollen.
4 Falls noch nicht geschehen, wählen Sie zuvor den passenden Drucker aus – ganz oben im Aufklappmenü.
5 Mit einem Mausklick auf Drucken bringen Sie den Text zu Papier.

Weitere praktische Helfer

Auf Ihrem Mac ist eine Vielzahl von Apps und Programmen installiert. Alle Funktionen im Detail zu behandeln, würde den Rahmen dieses Einsteiger-Buches sprengen. Ziehen Sie gegebenenfalls die Hilfefunktion des jeweiligen Programms zurate. Im Folgenden stellen wir Ihnen eine Auswahl der interessantesten Apps vor.

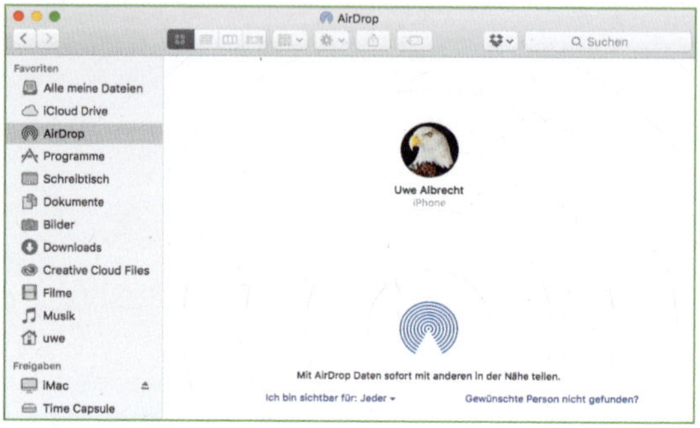

AirDrop

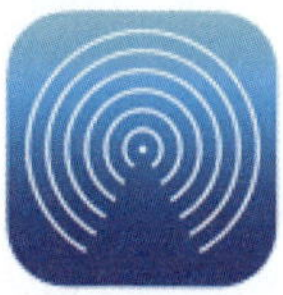

Über AirDrop ist es möglich, kabellos auf die Schnelle Dateien zwischen zwei Macs oder zwischen einem Mac und einem iPhone oder iPad auszutauschen. AirDrop funktioniert allerdings nur auf aktuelleren Macs und iPhones oder iPads. Zudem müssen beide Geräte im gleichen WLAN-Netzwerk angemeldet sein. Bluetooth – der Funkstandard, mit dem auch die Magic Mouse und das Magic Trackpad angeschlossen sind – muss ebenfalls aktiviert sein.
Ist dies der Fall, dann klicken Sie in der Seitenleiste des Finders auf den Eintrag AirDrop. Dort müsste dann das Symbol des anderen Macs auftauchen. Um diesem eine Datei zu senden, legen Sie sie einfach auf das entsprechende Symbol.

Launchpad

Falls Sie ein iPhone oder ein iPad besitzen, dann kommt Ihnen das Launchpad sicherlich vertraut vor. Wie dort können Sie über das Launchpad Programme einfach und schnell starten, ohne sie erst im Programme-Ordner suchen zu müssen. Allerdings bietet das Launchpad noch etwas mehr. Sie finden dort alle auf dem Mac installierten Programme und Apps und nicht nur eine Auswahl davon. Sind es sehr viele, dann können Sie über das Suchfeld oben gezielt nach dem gewünschten Programm suchen und es direkt mit der Eingabetaste oder einem Mausklick starten. Gerade wenn Sie viele Pro-

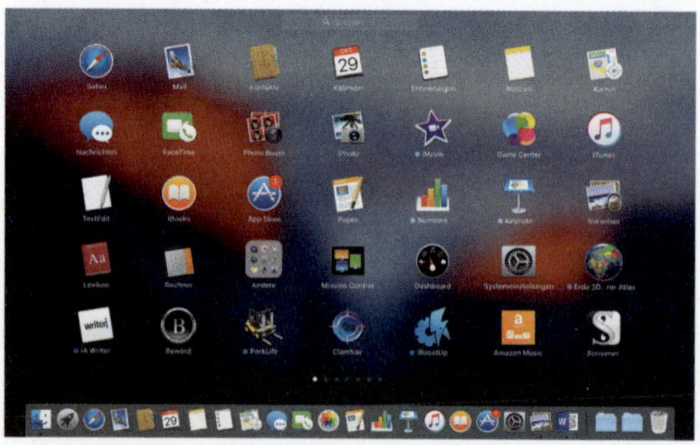

gramme installiert haben, ist das ungemein praktisch.

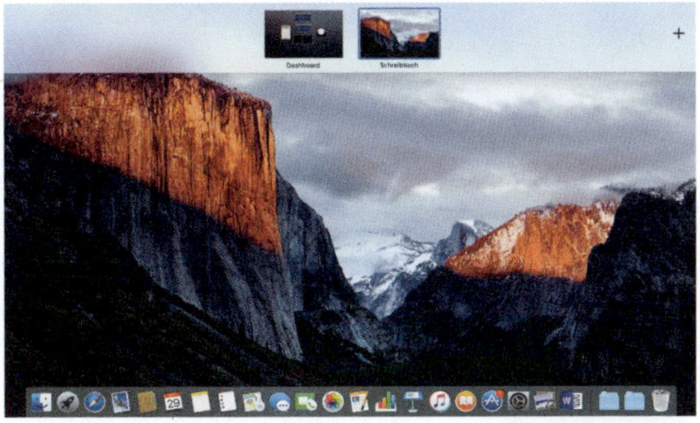

Mission Control

Wenn Sie viele Programme und Fenster auf Ihrem Mac geöffnet haben, wird es schnell unübersichtlich. Damit Sie jederzeit den Überblick behalten, hat Apple Mission Control in sein Betriebssystem integriert. Es ist nicht nur dazu da, alle geöffneten Fenster und Programme in einer verkleinerten Ansicht anzuzeigen, sodass Sie das Gewünschte schnell finden, es ermöglicht auch die Verwendung mehrerer Schreibtischoberflächen – von Apple Spaces genannt. Das bedeutet, Sie können ein Space für Safari und Apple Mail anlegen, eines nur für das Textverarbeitungsprogramm im Vollbild und so weiter. Zwischen den Spaces wechseln Sie mit einer Drei-Finger-Wischgeste auf dem Trackpad.

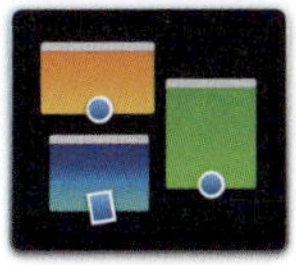

Mission Control wird über die Funktionstaste [F3] aufgerufen und kann über das entsprechende Symbol in den Systemeinstellungen konfiguriert werden .

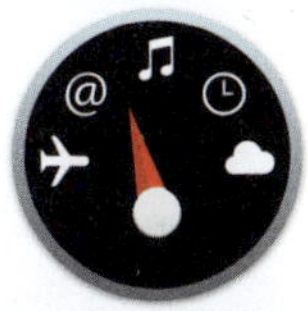

Dashboard

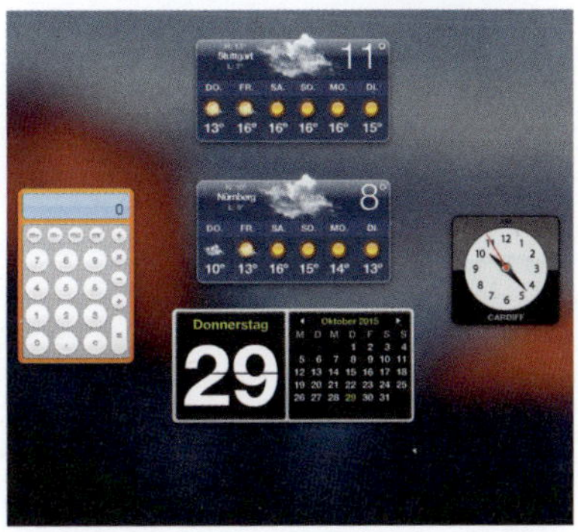

Dashboard – auf Deutsch „Armaturenbrett" – bietet Ihnen einen Überblick über die in OS X enthaltenen kleinen Hilfsprogramme, die sogenannten Widgets. Diese Widgets zeigen Ihnen zum Beispiel die Wettervorhersage, die Uhrzeit oder die aktuellen Börsenkurse an. Es gibt aber auch Spiele, Übersetzungshilfen oder Taschenrechner. Weitere Widgets lassen sich kostenlos bei Apple herunterladen, siehe www.apple.com/downloads/dashboard. Die Tage des Dashboards sind allerdings gezählt, auch wenn es in OS X El Capitan noch enthalten ist. Seine Funktionen soll in Zukunft die Mitteilungszentrale übernehmen (siehe „Mitteilungszentrale“, S. 112).

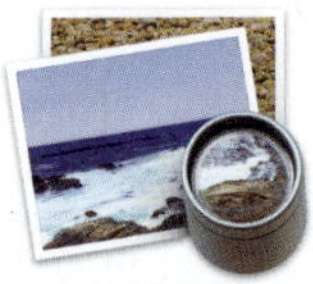

Vorschau

Vorschau ist ein sehr praktisches und funktionsreiches Programm. Es zeigt nicht nur PDF-Dateien schnell und problemlos an, sondern

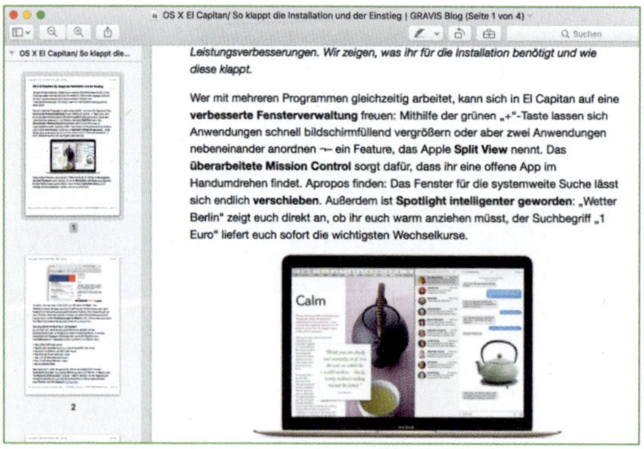

auch Fotos und andere Abbildungen. Zudem besitzt es einige Funktionen, um diese Dateien zu bearbeiten und zu markieren. So können Sie beispielsweise Textstellen in PDF-Dateien farbig markieren oder Fotos rudimentär bearbeiten. **Tipp:** Um eine PDF-Datei anzuzeigen, genügt ein Doppelklick auf deren Symbol. Vorschau startet dann automatisch.

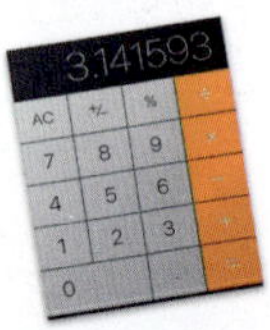

Taschenrechner

Beim Taschenrechner handelt es sich um die für den Mac als App umgesetzte Version eines normalen Tischtaschenrechners mit seinen unterschiedlichen Funktionen. Seine Bedienung ist der eines echten Taschenrechners sehr ähnlich.

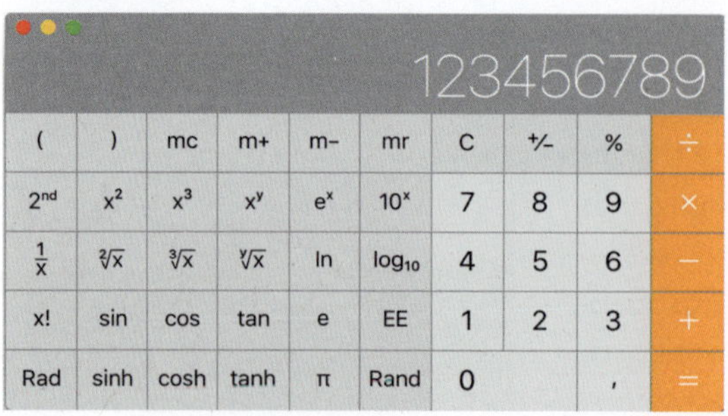

Tipp: Über das Menü Fenster lässt sich ein virtueller Beleg einblenden, mit dem Sie die bisherigen Berechnungen und Ergebnisse einsehen können. Über das Menü Ablage kann der Beleg auch ausgedruckt und gespeichert werden.

Karten

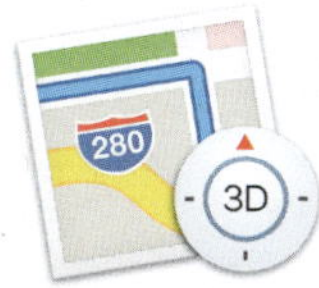

Die Karten-App ist Apples Antwort auf die Google Maps. Ihr Vorteil ist vor allem deren Integration in diverse andere Apps, wie die Kontakte- und die Kalender-App. Mit der Karten-App können Sie Ihre gegenwärtige Position bestimmen und Routenplanung betreiben. Mittlerweile werden in einigen größeren Städten auch ÖPNV (Öffentlicher Personennahverkehr)-Verbindungen angezeigt, beispielsweise in Berlin. Auch eine Flyover-Tour in 3-D lässt sich bei immer mehr europäischen Städten aufrufen.

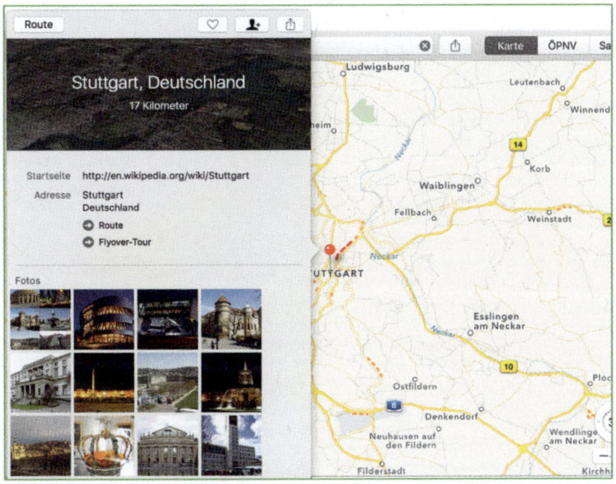

Tipp: Die Routen, die Sie mit der Karten-App planen, werden über iCloud mit Ihrem iPhone oder iPad abgeglichen, wo Sie sie dann weiterverfolgen können.

Notizen

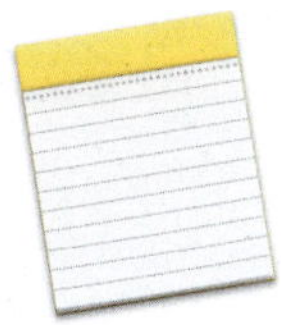

Mit der Notizen-App können Sie ein Tagebuch führen oder eine Einkaufs- oder To-do-Liste erstellen. Der Text kann formatiert werden. Darüber hinaus können Sie Fotos, Videos, Audiodateien, Karten, Webseiten und Zeichnungen aufnehmen. All Ihre Notizen finden Sie umgehend auf einem iPad oder iPhone wieder – sofern Sie eines besitzen. So vergessen Sie nie mehr Ihre Einkaufsliste zu Hause.

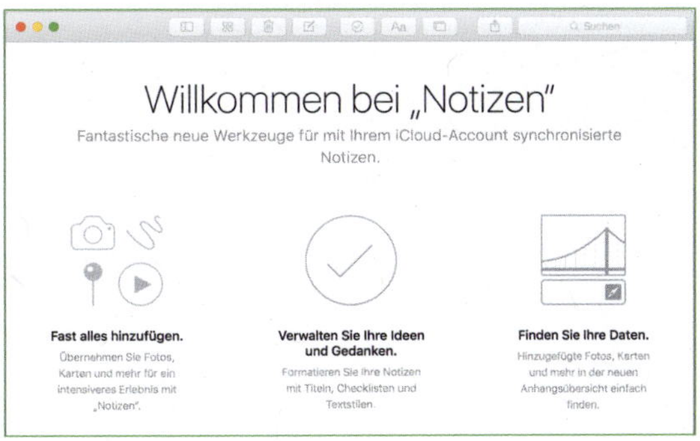
Willkommen bei „Notizen"
Fantastische neue Werkzeuge für mit Ihrem iCloud-Account synchronisierte Notizen.
Fast alles hinzufügen.
Übernehmen Sie Fotos, Karten und mehr für ein intensiveres Erlebnis mit „Notizen".
Verwalten Sie Ihre Ideen und Gedanken.
Formatieren Sie Ihre Notizen mit Titeln, Checklisten und Textstilen.
Finden Sie Ihre Daten.
Hinzugefügte Fotos, Karten und mehr in der neuen Anhangsübersicht einfach finden.

Erinnerungen

Bei der Erinnerungen-App handelt es sich um eine digitale To-do-Liste oder Aufgabenliste, in die Sie alles eintragen, was in nächster Zeit erledigt werden sollte. Wie am Mac üblich, arbeitet die Erinnerungen-App auch mit anderen Anwendungen wie der Kalender-App zusammen. Ihre To-do-Listen werden auch mit dem iPad und dem iPhone abgeglichen.

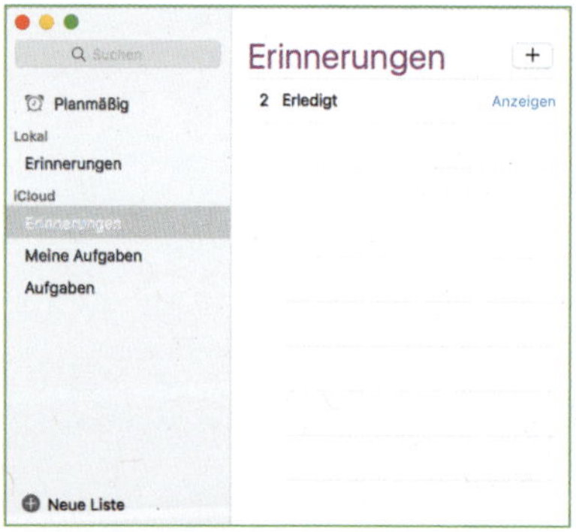

Mitteilungszentrale

Die Mitteilungszentrale hat die Aufgabe, Sie jederzeit über wichtige Ereignisse wie Termine, eintreffende E-Mails und Nachrichten auf dem Laufenden zu halten. Sie blenden diese ein, indem Sie ganz rechts in der Menüleiste auf das kleine Listensymbol klicken. Unter anderem finden Sie in der Mitteilungszentrale eine Wettervorhersage sowie die Aktienkurse. Mittels Widgets – Kleinstprogrammen – lässt sich ihre Funktionalität erheblich erweitern. Welche Widgets auf Ihrem Mac zur Verfügung stehen, erfahren Sie über einen Mausklick auf Bearbeiten ganz unten.

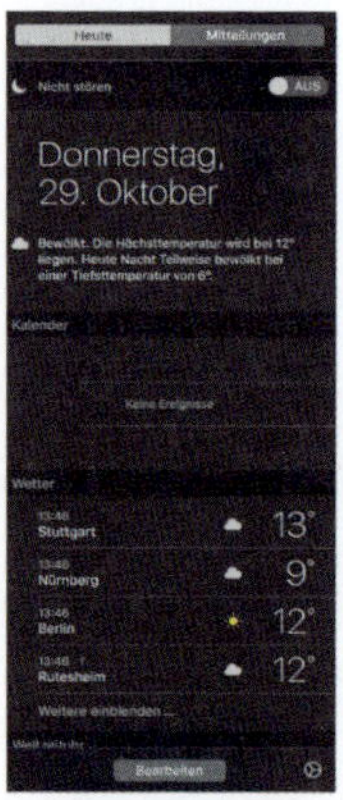

Tipp: Möchten Sie ungestört sein und nicht mit Nachrichten und Mitteilungen zugeschüttet werden, dann können Sie die Mitteilungszentrale auch abschalten. Blättern Sie dazu ganz nach oben, bis Sie den Eintrag Nicht stören sehen. Diesen schalten Sie ein. Er bleibt allerdings immer nur einen Tag lang aktiv.

Nachrichten

Die Nachrichten-App dient zum Chatten – auf Deutsch „Schwatzen" – über bestimmte Chatdienste wie den Yahoo Messenger, Jabber von Google oder iMessage von Apple. Dabei werden über das Internet Kurznachrichten zwischen zwei Gesprächspartnern weitgehend in Echtzeit ausgetauscht. Besitzen Sie ein iPhone und ist es mit dem Mac gekoppelt, lassen sich auch SMS schreiben, die dann über das iPhone versandt werden.

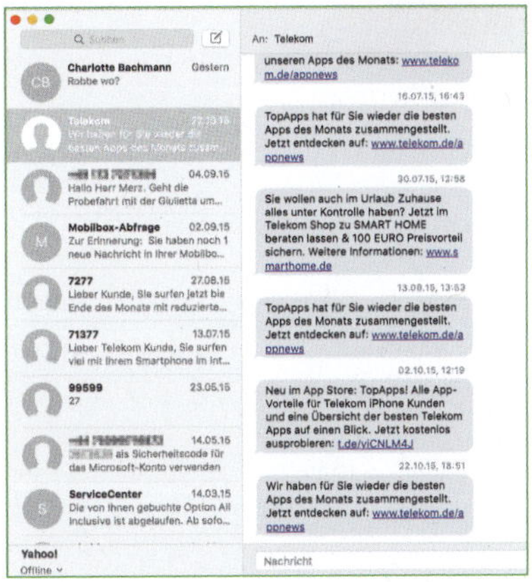

Lexikon

Die praktische Lexikon-App führt vollkommen zu Unrecht weitgehend ein Schattendasein auf Ihrem Mac. Um sie aufzurufen, öffnen Sie den Ordner Programme, suchen die Anwendung und starten sie wie gewohnt. Die Lexikon-App ermöglicht es Ihnen, einige bereits vorinstallierte Nachschlagewerke zu befragen, wie Wörterbücher, ein Apple-Lexikon und sogar die Wikipedia.

Tipp: Finden Sie auf einer Webseite oder in einem Text einen Begriff, den Sie nicht kennen, dann wählen Sie ihn mit der Maus aus und betätigen Sie dabei die [ctrl]-Taste. Über den Befehl Suche nach ... wird eine Suche im Lexikon oder ergänzend auch im Internet gestartet.

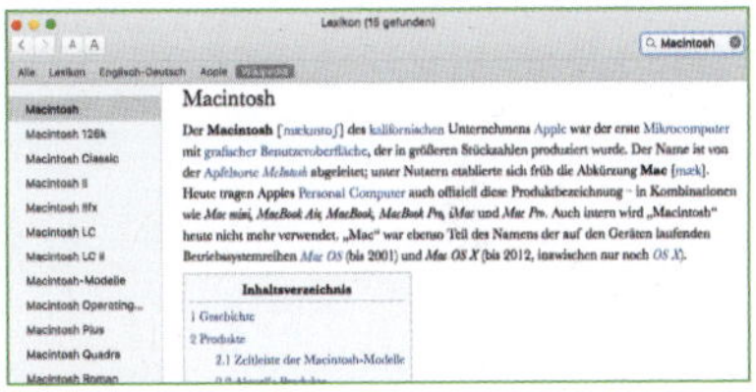

Im Internet surfen mit Safari

Viele Menschen kaufen sich in erster Linie einen Computer, um die unendlichen Weiten des Internets erkunden zu können. Doch ein Computer alleine reicht natürlich nicht. Damit Sie ins World Wide Web gelangen, benötigen Sie neben einem Betriebssystem für den Computer, wie OS X El Capitan, auch noch einen sogenannten Web-Browser wie Google Chrome, Mozilla Firefox oder eben Apple Safari. Warum Apples Web-Browser ausgerechnet Safari genannt wurde, darüber kann man nur Vermutungen anstellen. Vielleicht ist ja dem einen oder anderen Leser noch das erste Album der Beach Boys ein Begriff, das den Titel „Surfin' Safari" trug. Gut möglich, dass der Web-Browser, mit dem Sie ja auch durchs World Wide Web „surfen", deshalb diesen Namen erhielt. Auf den folgenden Seiten erfahren Sie, wie eine Safari durchs World Wide Web in Angriff genommen wird und was Sie dabei beachten sollten.

Aufbau einer Internetadresse

Eine typische Internetadresse, zum Beispiel www.test.de, besteht aus drei Bestandteilen, die jeweils mit einem Punkt voneinander getrennt sind:

▶ **www:** Die Abkürzung steht dafür, dass es sich um eine Adresse aus dem World Wide Web handelt.

▶ **test:** Der eigentliche Name der Seite.

▶ **de:** Abkürzung für Deutschland. Der letzte Bestandteil hinter dem Punkt gibt an, in welchem Land sich der Server, auf dem die Internetseite bereitgestellt wird, befindet. Neben Länderkürzeln gibt es auch Abkürzungen wie „.com", „.info", „.org", „.eu" und so weiter. „.com" steht beispielsweise für eine Firma und „.org" für eine Organisation.

▶ **Link:** Der Begriff stammt von „Hyperlink". Ein Hyperlink stellt einen Querverweis im Internet dar, der Sie von einer Webseite auf eine andere weiterleitet. Er ist meist daran zu erkennen, dass sich am Mac der Mauszeiger in eine weiße Hand verwandelt, sobald er sich über einem Hyperlink befindet. Ein Link kann in eine Überschrift, ein Bild, ein Wort oder eine Textzeile eingebettet sein.

Safari im Überblick

❶ **Adress- und Suchfeld:** An dieser Stelle tragen Sie die gewünschte Internetadresse ein. Wenn Sie eine Internetrecherche durchführen wollen, tippen Sie hier Ihre Suchbegriffe ein.

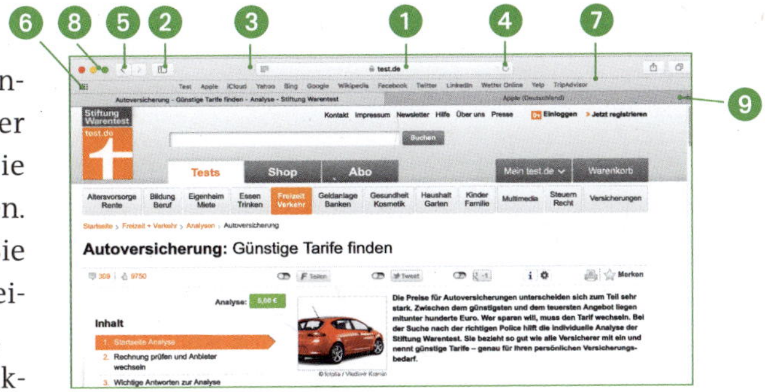

2 **Lesezeichen:** Interessante Internetadressen legen Sie hier als Lesezeichen ab, damit Sie sie später schnell wiederfinden. Über dieses Symbol können Sie auch die Leseliste und die freigegebenen Links einblenden.

3 **Reader:** Durch die Lesefunktion (Reader) von Safari können Sie Artikel auf Webseiten, beispielsweise einen Zeitungsartikel, als Fließtext darstellen, was die Lektüre angenehmer macht.

4 **Runder Pfeil:** Hier aktualisieren Sie die Ansicht der Webseite im Hauptfenster von Safari.

5 **Pfeil zurück / nach vorne:** Damit blättern Sie vor oder zurück.

6 **Topsites:** Die Topsites bieten Ihnen eine verkleinerte Voransicht Ihrer bevorzugten Webseiten.

7 **Favoritenleiste:** In der Favoritenleiste bringen Sie alle Lesezeichen unter, die Sie besonders oft benötigen.

8 **Vollbildmodus:** Das Hauptfenster von Safari und damit die geöffnete Webseite wird durch einen Mausklick auf das grüne Ampelsymbol in der Vollbildansicht angezeigt.

9 **Tableiste:** In der Tableiste finden Sie alle gegenwärtig als Tabs geöffneten Webseiten.

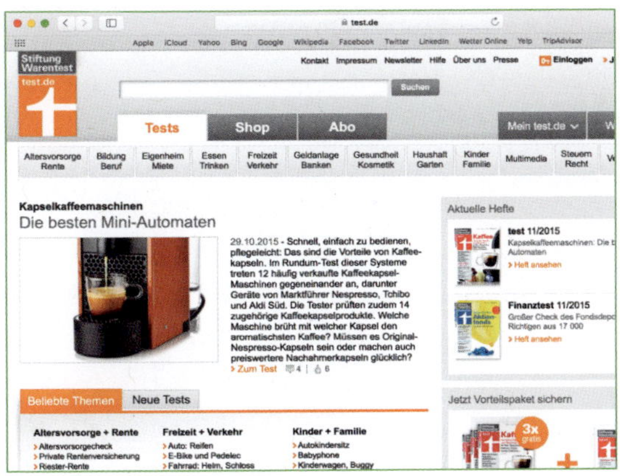

Surfen für Anfänger: Meine erste Internetseite

Wie Sie sicherlich wissen, gibt es im Internet keine Öffnungszeiten. Daher können Sie zu jeder Zeit, ob tief in der Nacht oder auch an einem Feiertag, die gewünschte Webseite aufrufen. Sie müssen nur die entsprechende Internetadresse in das Adressfeld von Safari eingeben und die Eingabetaste betätigen.

1 Starten Sie Safari über das Symbol im Dock.

2 Klicken Sie einmal in das Adressfeld.

3 Geben Sie die Internetadresse ein, beispielsweise test.de oder www.test.de.

4 Betätigen Sie die Eingabetaste und warten Sie, bis die Webseite vollständig geladen ist.

Sie können sich wie folgt auf einer Webseite bewegen:

- **Blättern:** Hinauf- und herunterblättern („scrollen"), indem Sie einen Finger auf der Oberfläche der Magic Mouse langsam nach oben oder unten bewegen. Auf dem Trackpad benötigen Sie dazu zwei Finger. Zudem können Sie den Mauszeiger auf den Scrollbalken rechts am Fenster bewegen, die Maustaste betätigen und gleichzeitig die Maus nach oben oder unten bewegen.
- **Klicken:** Bewegen Sie den Mauszeiger über Bilder, Überschriften oder Links und führen Sie einen Mausklick aus.

Vorsicht beim Drucken von Webseiten

Bevor Sie einen Artikel oder eine Webseite zu Papier bringen, sollten Sie immer zuerst überlegen, ob der Ausdruck wirklich notwendig ist. Denn wenn Sie eine Webseite ausdrucken, dann finden Sie auf den Blättern auch die dort geschaltete Werbung wieder. Schauen Sie daher zuvor nach, ob es auch eine Druckversion der Webseite gibt – oft zu erkennen an einem kleinen Druckersymbol. Diese Version konzentriert sich dann auf den Text und lässt die störende Werbung weg.

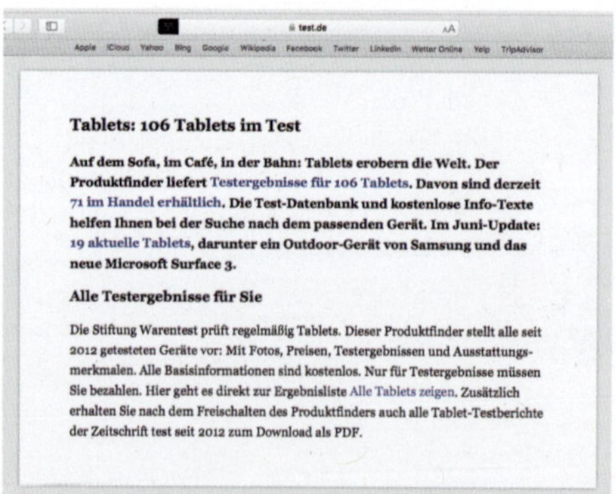

Dasselbe passiert, wenn Sie links oben im Adressfeld auf Reader klicken. Auch dann

wird – sofern die Webseite diese Funktion unterstützt – eine besser druckbare Version angezeigt.
Alternativ zum Drucken können Sie ein PDF-Dokument der Webseite erstellen (siehe „Ein PDF erstellen“, S. 74).

Herunterladen von Dateien

Aus dem Internet lassen sich eine Vielzahl von Dateien auf den eigenen Computer herunterladen, beispielsweise Handbücher, Fotos, E-Books, Filme, Musik, Software und vieles mehr. Hüten Sie sich aber davor, urheberrechtlich geschütztes Material herunterzuladen, denn das kann böse Folgen haben und ziemlich teuer werden.

Info

Woran erkenne ich illegale Downloads?

Prinzipiell sind Downloads – sofern sie von einer seriösen Quelle stammen – etwas Feines und Praktisches. Für den Anwender ist nur leider nicht immer ersichtlich, welche Webseite legale Inhalte anbietet und welche nicht. Hier ein paar Warnsignale:

- Neue Filme und Musik „kostenlos“: Werden auf einer Webseite aktuelle Musiktitel und Filme massenhaft gratis zum Herunterladen angeboten, müssen Sie davon ausgehen, dass es sich um ein illegales Angebot handelt. Also: Finger weg!
- Tauschbörsen: Auch in Tauschbörsen finden sich meist illegale Kopien. Hier ist besondere Vorsicht geboten, denn als Teilnehmer einer Tauschbörse laden Sie nicht nur Dateien herunter, sondern werden auch selbst zum Anbieter, weil andere auf die von Ihnen bereits heruntergeladenen Daten Zugriff erhalten. Das wird besonders streng verfolgt und kann hohe Strafen nach sich ziehen.

- Scheinbar günstige Angebote: Auch wenn teure Software besonders günstig zum Herunterladen angeboten wird, sollten Sie stutzig werden. Keine Firma verschleudert hochpreisige Programme wie Adobe Photoshop oder Microsoft Office. Auch hier steckt in der Regel ein illegales Angebot dahinter.

Herunterladen mit Safari

Dennoch sind Downloads natürlich kein Teufelszeug. Bei seriösen Anbietern, beispielsweise im App Store von Apple oder im Downloadbereich von Microsoft, können Sie so viele kostenlos erhältliche Programme herunterladen, wie Sie wollen – bis die Leitung glüht. Starten Sie mit Safari einen Download, dann erkennen Sie zunächst an einem Verlaufsbalken in der Download-Liste, wie weit er bereits fortgeschritten ist. Nach Abschluss des Downloads landen die Dateien in Ihrem Download-Ordner im Finder. Möchten Sie nun eine der heruntergeladenen Dateien mit einem Doppelklick öffnen und handelt es sich dabei um ein Programm, bittet Sie der Mac vor dem Öffnen um eine Bestätigung. Und das aus gutem Grund. Stammt die Datei nämlich aus einer nicht sicheren oder unseriösen Quelle, kann es passieren, dass Sie sich unbeabsichtigt Schadsoftware auf den Mac holen.

Tipp: Vergessen Sie nicht, regelmäßig die Download-Liste zu löschen und den Download-Ordner aufzuräumen.

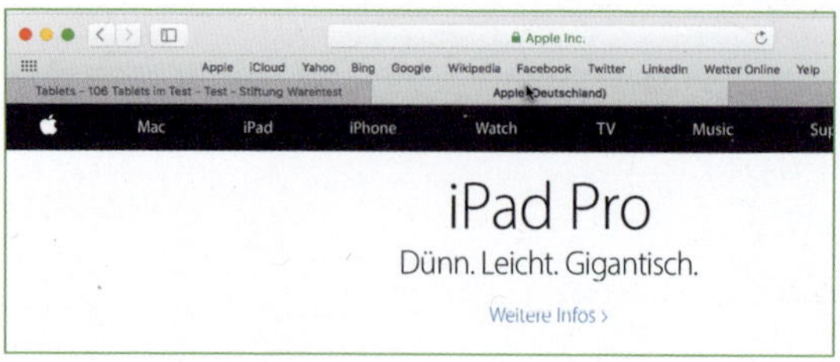

Mehrere Webseiten parallel öffnen

Es gibt zwei Möglichkeiten, sich mehrere Webseiten auf einen Streich anzusehen. Bei der einen öffnen Sie mit jedem Mausklick

auf einen neuen Link ein weiteres Fenster mit der aufgerufenen Seite. Dieses Vorgehen führt früher oder später zu einem ziemlichen Durcheinander. Aus diesem Grund gibt es in Safari die Tabs: Dank der Tabs öffnen Sie mehrere Webseiten nur noch in einem einzigen Fenster. Das ist weitaus übersichtlicher.
Zwischen den einzelnen Seiten wechseln Sie dann über die Tabs – auf Deutsch „Register". Möchten Sie einen Tab schließen, klicken Sie auf das kleine Kreuz-Symbol links oben am Tab.

Tabs fest einrichten

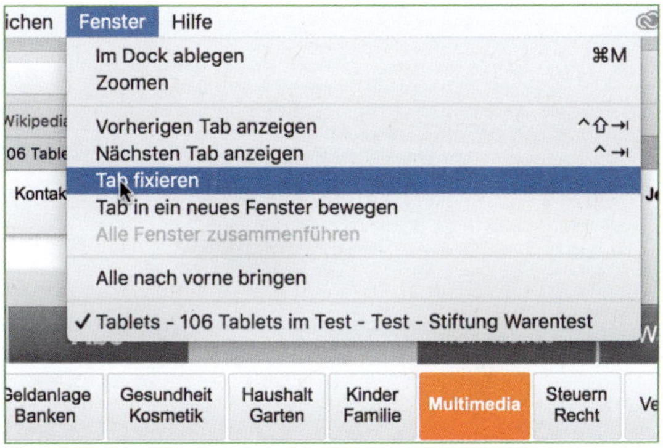

Auf Wunsch lassen sich Websites, die Sie oft benötigen, auch als feste Tabs einrichten. In diesem Fall werden die Websites automatisch geöffnet, wenn Sie Safari starten. Anschließend können Sie, wie gewohnt, per Mausklick auf den dazugehörigen Tab zwischen den einzelnen Websites wechseln.
Um einen Tab fest einzurichten, öffnen Sie das Menü Fenster und wählen dann den Befehl Tab fixieren. Zum Entfernen des fixierten Tabs klicken Sie auf den Befehl Tab loslösen.

Eine bevorzugte Startseite angeben

Bei Safari gibt es die Möglichkeit, eine persönliche Startseite anzugeben, die immer aufgerufen wird, wenn Sie das Programm starten. Wählen Sie diese Seite mit Bedacht aus. Eine passende Startseite wäre zum Beispiel Google oder Yahoo. Alternativ lässt sich auch eine leere Startseite einstellen.

1 Öffnen Sie links oben das Menü von Safari.

2 Wählen Sie nun die Einstellungen und öffnen Sie dort das Register Allgemein.

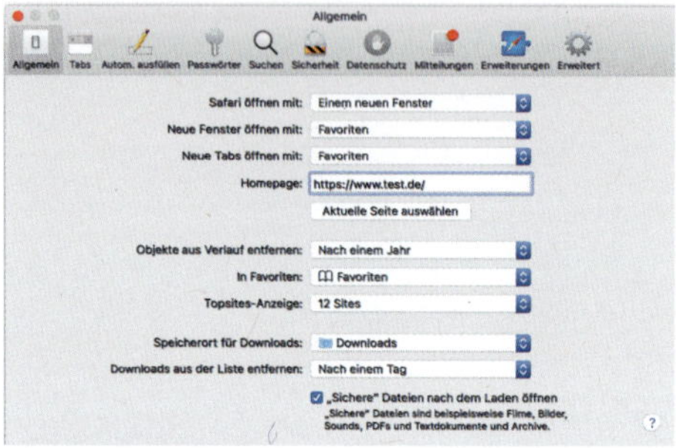

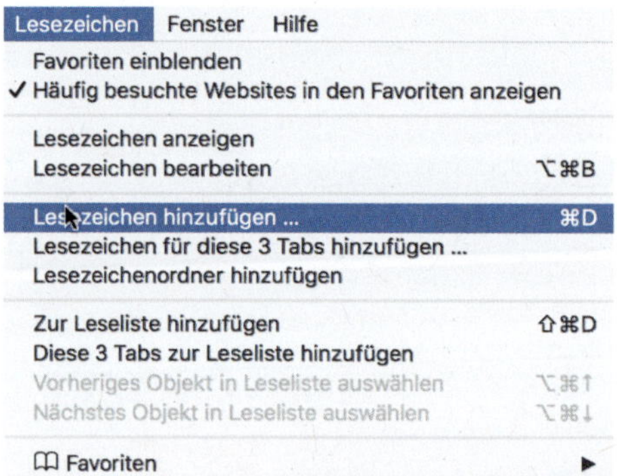

3 Tragen Sie unter Homepage die favorisierte Seite ein, zum Beispiel www.test.de. Wenn Sie hier eine leere Startseite haben möchten, löschen Sie einfach die vorhandene Web-Adresse.

4 Schließen Sie das Fenster wieder, und zwar durch einen Mausklick auf das rote Ampelsymbol.

5 Wenn Sie später Safari neu starten, erscheint fortan die voreingestellte Startseite oder eben eine leere Seite.

Lesezeichen anlegen und verwalten

Lesezeichen, auch Bookmarks genannt, sind nicht nur bei gedruckten Büchern oder E-Books eine feine Sache. Dadurch vergessen Sie auch nach langer Zeit nicht, an welcher Stelle Sie die Lektüre Ihres Buches das letzte Mal beendet hatten. Ganz ähnlich verhält es sich mit den Lesezeichen im Internet. Sie dienen dazu, für Sie interessante und wichtige Seiten schnell wiederzufinden. Wie Sie bei Apple Safari vorgehen, um eine Webseite als Lesezeichen aufzunehmen, lesen Sie im Folgenden.

1 Rufen Sie eine Webseite auf, deren Lesezeichen Sie in Ihre Lesezeichenliste aufnehmen wollen.

2 Öffnen Sie nun das Menü Lesezeichen und wählen Sie dort den Befehl Lesezeichen hinzufügen.

3 Safari schlägt Ihnen nun in einem Aufklappmenü verschiedene Lesezeichen-Ordner vor, von denen Sie den passendsten auswählen. Die Internetadresse von Spiegel Online gehört beispielsweise in den Ordner Nachrichten.

4 Klicken Sie nun auf Hinzufügen.

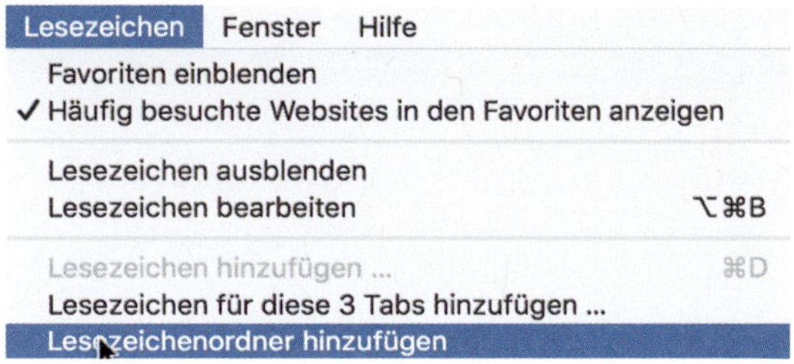

Je mehr Lesezeichen Sie anlegen, desto unübersichtlicher wird Ihre Sammlung. Machen Sie es wie mit Dateien: Strukturieren Sie Ihre Lesezeichen durch Ordner.

1 Öffnen Sie das Menü Lesezeichen.

2 Wählen Sie den Befehl Lesezeichenordner hinzufügen.

3 Ein Lesezeichenordner mit dem Namen Neuer Ordner wird angelegt.

4 Geben Sie ihm einen aussagekräftigen Namen.

5 Beenden Sie die Eingabe mit der Eingabetaste.

Favoritenleiste für die wichtigsten Lesezeichen verwenden

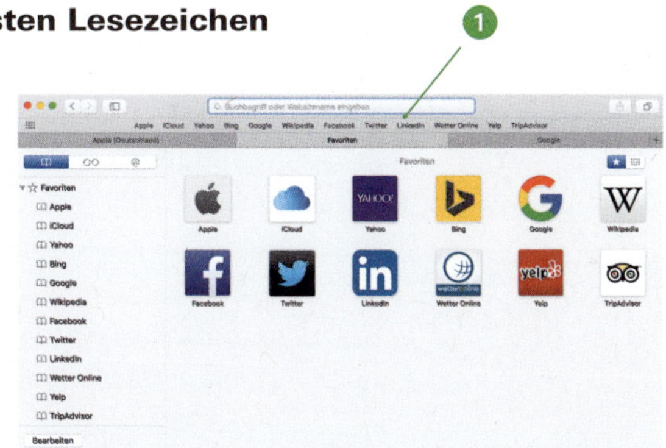

Mit der Favoritenleiste (1) besitzt Safari eine weitere Funktion, die es Ihnen leichter macht, Ihre Lieblingswebseiten schnell wiederzufinden und aufzurufen. Sie befindet sich genau unterhalb der Symbol- und Adressleiste. In die Favoritenleiste können Sie beispielsweise alle Webseiten aufnehmen, die Sie regelmäßig oder täglich benötigen, wie Ihre Lieblingssuchmaschinen, Nachrichtenseiten, die Sie gerne besuchen, Onlineshops und so weiter. Lassen Sie uns im Folgenden die Webseite der Stiftung Warentest in die Favoritenleiste aufnehmen.

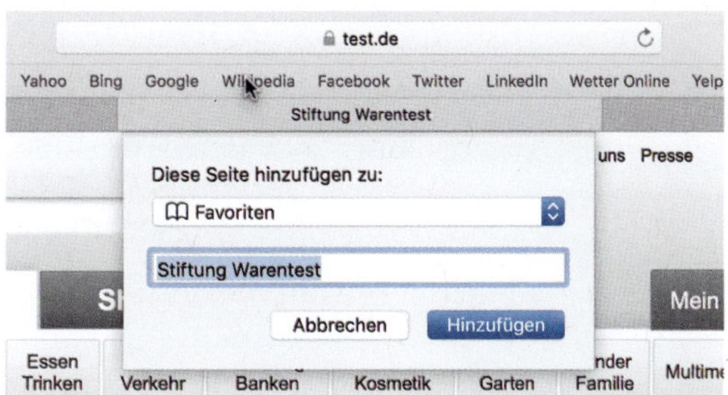

1 Geben Sie ins Adressfeld www.test.de ein.
2 Warten Sie so lange, bis die Seite geöffnet wurde.
3 Öffnen Sie das Menü Lesezeichen und wählen Sie dort erneut den Befehl Lesezeichen hinzufügen.
4 Im nächsten Fenster benennen Sie zuerst Stiftung Warentest in *Test* um. Sonst benötigt der Eintrag in der Favoritenleiste zu viel Platz.
5 Safari schlägt Ihnen unterschiedliche Lesezeichen-Ordner vor, die Sie mit der Maus auswählen können.
6 Wählen Sie hier Favoriten aus und klicken Sie auf Hinzufügen.
7 In der Favoritenleiste von Safari erscheint anschließend der Eintrag Test.

Die Favoritenleiste bearbeiten

Nach einiger Zeit sammeln sich in der Favoritenleiste immer mehr Lesezeichen unterschiedlich wichtiger Webseiten an. Um Ordnung hineinzubringen, können Sie die eine oder andere löschen und deren Reihenfolge ändern.
1 Klicken Sie dazu auf den Namen der Webseite, halten Sie die Maustaste gedrückt und verschieben Sie das Lesezeichen nach rechts oder links.
2 Zum Löschen klicken Sie ebenfalls auf den Namen und ziehen es nach unten aus der Favoritenleiste heraus.

Zu guter Letzt können Sie auch in der Favoritenleiste Lesezeichenordner erstellen.
1 Bewegen Sie dazu den Mauszeiger auf eine freie Stelle der Favoritenleiste und betätigen Sie die sekundäre (rechte) Maustaste.
2 Dann erscheint der Befehl Neuer Ordner, den Sie auswählen.
3 Anschließend geben Sie dem Ordner einen Namen und legen die gewünschten Lesezeichen hinein. Um den Lesezeichenordner später zu öffnen, klicken Sie einfach auf das kleine Dreieck rechts am Namen.

Lesezeichen umbenennen, löschen und verschieben

Lesezeichen lassen sich nachträglich ändern und bearbeiten. So gehen Sie vor:

1 Klicken Sie auf das Symbol Seitenleiste einblenden in der Symbolleiste. Dann wählen Sie das Register (aufgeschlagenes Buch).

2 In der Seitenleiste von Safari werden nun alle Ihre Lesezeichen und Lesezeichen-Ordner aufgelistet.

3 Um einen Lesezeichen-Ordner umzubenennen, wählen Sie ihn aus und öffnen über die sekundäre (rechte) Maustaste dessen Kontextmenü.

4 Nun ändern Sie im Texteingabefeld den Namen des Ordners.

5 Bei einem Lesezeichen gehen Sie ebenso vor. Die Änderung bestätigen Sie jeweils mit der Eingabetaste [Enter].

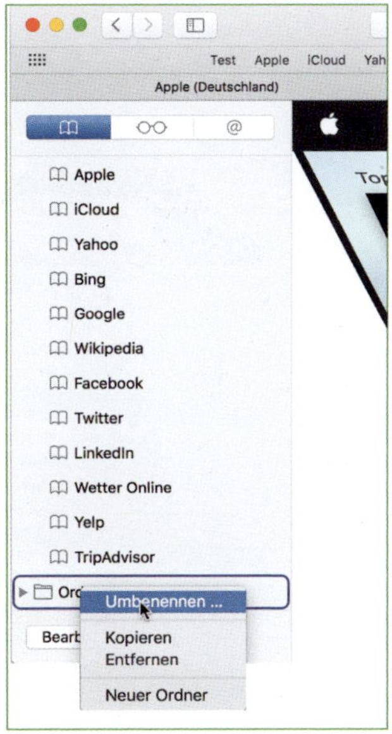

So löschen oder verschieben Sie ein zuvor angelegtes Lesezeichen:

1 Klicken Sie auf das Symbol Seitenleiste einblenden in der Symbolleiste. Dann wählen Sie das Register (aufgeschlagenes Buch).

2 Wählen Sie in der Seitenleiste den gewünschten Lesezeichen-Ordner oder das Lesezeichen aus.

3 Öffnen Sie mit der sekundären (rechten) Maustaste das Kontextmenü des Ordners oder des Lesezeichens. Zum Löschen wählen Sie den Befehl Entfernen.

4 Möchten Sie das Lesezeichen oder den Ordner hingegen verschieben, wählen Sie ihn aus und verschieben ihn mit gedrückter Maustaste an die gewünschte Stelle. Dazu benötigen Sie etwas Übung, also geben Sie nach dem ersten Versuch nicht gleich auf.

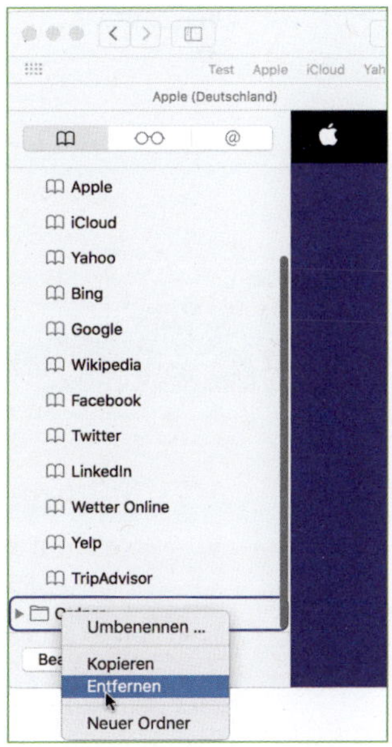

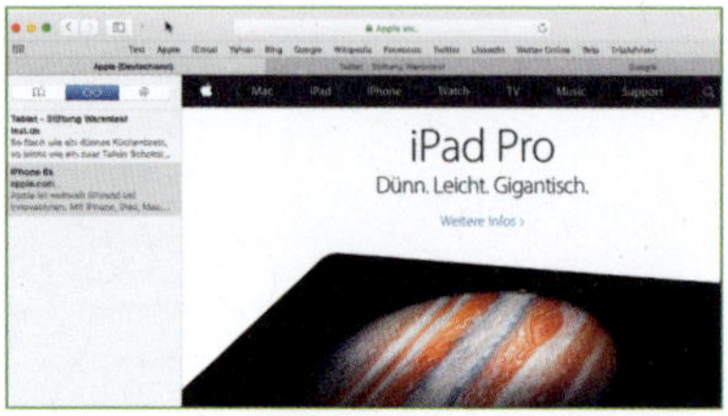

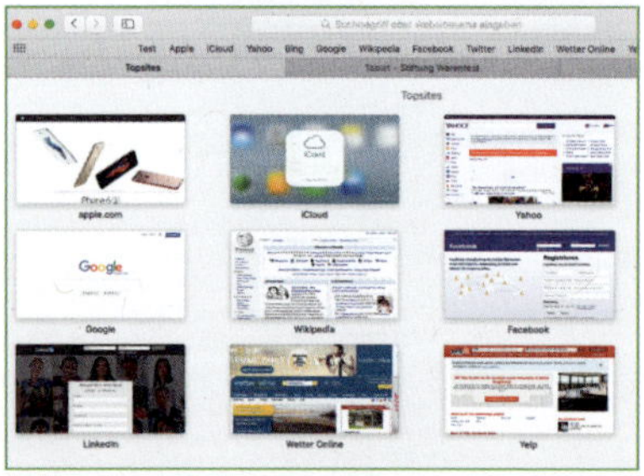

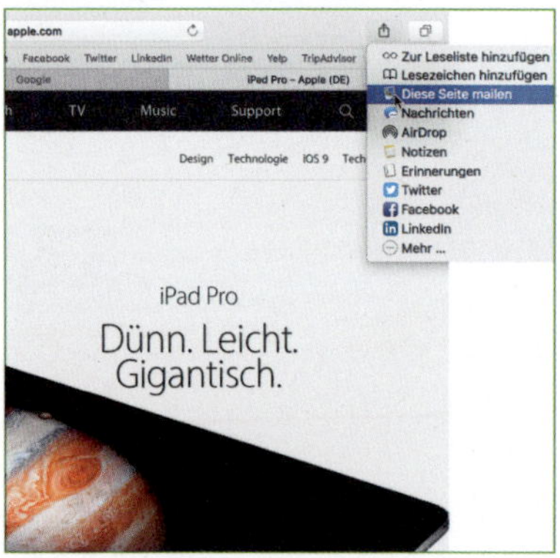

Die Leseliste von Safari nutzen

Angenommen Sie surfen gerade im Internet und entdecken einen interessanten Artikel, der allerdings zu lang ist, um ihn auf die Schnelle zu lesen. Stattdessen würde Sie das gerne später nachholen. Natürlich können Sie ein Lesezeichen erstellen, weit sinnvoller ist es allerdings, den Artikel in die Leseliste von Safari aufzunehmen. Dazu wählen Sie – nachdem Sie die Seite aufgerufen haben – im Menü Lesezeichen den Befehl Zur Leseliste hinzufügen. Anschließend landet die Internetadresse in der Leseliste, die Sie in der Seitenleiste neben den normalen Lesezeichen finden.

Topsites – die Lieblingswebseiten

Wenn Sie in Safari links von der Favoritenleiste auf das Symbol mit den zwölf kleinen Punkten klicken und anschließend erneut auf das gleiches Symbol rechts, erhalten Sie eine verkleinerte Voransicht der von Ihnen häufig besuchten Webseiten. Dadurch finden Sie – besser als über herkömmliche Lesezeichen – die gewünschte Webseite. Außerdem genügt ein Mausklick auf die Voransicht und die Lieblingsseite wird geöffnet.

Internetadressen und Webseiten versenden

Angenommen Sie haben beim Surfen im Internet eine interessante Webseite oder einen spannenden Artikel gefunden, den Sie gerne jemandem zeigen möchten. Nichts einfacher als das. Safari bietet Ihnen dafür eine praktische Funktion.

1 Öffnen Sie das Menü Ablage.

2 Wählen Sie dort zunächst das Untermenü Senden und darin den Befehl Diese Seite mailen. Apple Mail wird gestartet und die Internetadresse in die E-Mail kopiert.
3 Sie müssen jetzt nur noch die E-Mail-Adresse eintragen, einen kurzen Text schreiben und die Mail abschicken.
Tipp: Das funktioniert unter Safari auch mit der Tastenkombination [shift]+[cmd]+[I]. Außerdem können Sie auch wie in der Abbildung auf Seite 124 unten auf das Teilen-Feld klicken.

Vorherige Webseiten erneut aufrufen

Angenommen Sie haben vor einiger Zeit eine spannende Webseite entdeckt, aber vergessen, sie als Lesezeichen aufzunehmen. In diesem Fall hilft Ihnen das „Gedächtnis" von Safari weiter, der sogenannte Verlauf. Darin befinden sich alle Seiten, die Sie bisher besucht haben – und zwar über Tage und Wochen. Schauen Sie also einfach dort nach.

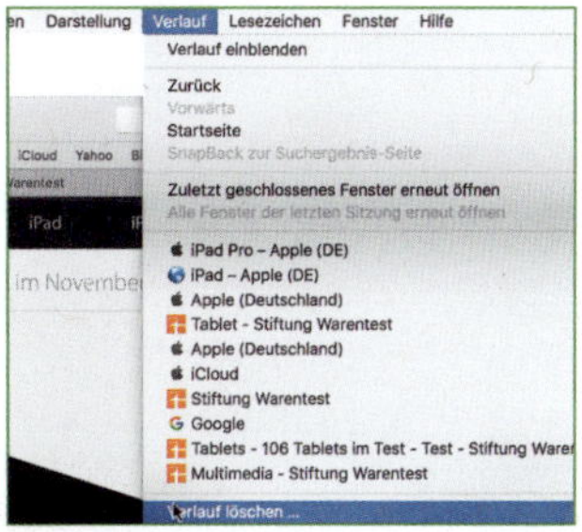

1 Öffnen Sie in Safari das Menü Verlauf.
2 Wählen Sie den Befehl Verlauf einblenden.
3 Nun erscheint eine detaillierte Liste Ihrer bisher besuchten Webseiten, und zwar mit Datum und Uhrzeit versehen.

Der Verlauf ist allerdings eine zweischneidige Sache. Vor allem dann, wenn auch jemand anderer Ihren Mac nutzt oder Zugriff auf Ihr Benutzerkonto hat. Derjenige kann nämlich anhand Ihres Verlaufs nachvollziehen, welche Webseiten Sie besucht haben. Möchten Sie das verhindern, dann können Sie den Verlauf löschen.
1 Öffnen Sie in Safari das Menü Verlauf.
2 Wählen Sie ganz unten den Befehl Verlauf löschen und geben Sie an, ob der gesamte Verlauf gelöscht werden soll, nur der heutige oder der Verlauf der letzten Stunde.
3 Bestätigen Sie den Befehl mit einem Mausklick auf Verlauf löschen. Die Liste wird sofort gelöscht.

Kommunikation per Mac

Können Sie sich noch erinnern, wann Sie das letzte Mal einen handgeschriebenen Brief verfasst haben, oder zumindest eine Postkarte? Was vor kurzer Zeit noch selbstverständlich war, ist heute fast in Vergessenheit geraten. Dafür ist heute die E-Mail – der legitime Nachfolger des Briefes im Internetzeitalter – aus dem Geschäfts- und Privatleben nicht mehr wegzudenken. Und wer den Kontakt am anderen Ende der Welt doch einmal sehen möchte, der führt ein Videotelefonat per FaceTime oder Skype.

Alles über E-Mails

E-Mails erreichen in der Regel schnell ihren Empfänger, ob er direkt im Raum nebenan sitzt, einige Straßen weiter, in der Nachbarstadt oder in New York. Diese atemberaubende Geschwindigkeit – jedenfalls verglichen mit der Zeit, als Briefe innerhalb eines Landes noch Tage und als Luftpost Wochen benötigten – hat aber nicht nur Vorteile. So fördern E-Mails leider die Ungeduld, schließlich erwartet man die Antwort ebenso schnell, und das kann zu einer gewissen Schludrigkeit und Unbedachtheit bei der Korrespondenz führen. Wer E-Mails schreibt, vor allem im geschäftlichen, aber auch im privaten Bereich, sollte deshalb ein paar hilfreiche Regeln beherzigen.

Wichtige E-Mail-Regeln

- **Verwenden Sie** auch in einer E-Mail immer eine freundliche und adäquate Anrede.
- **Lesen Sie** Ihre E-Mail, bevor Sie sie absenden, noch einmal gründlich durch.
- **Achten Sie** auf die richtige Rechtschreibung und Zeichensetzung. Dabei ist Ihnen die Rechtschreibprüfung des E-Mail-Programms behilflich.
- **Schließen Sie** Ihre E-Mail mit einer ebenso freundlichen und passenden Abschiedsformel.

▶ **Lassen Sie** zwischen Anrede und Text sowie zwischen Text und Abschiedsformel eine Zeile Platz.

▶ **Fassen Sie** sich kurz und beschränken Sie sich auf das Nötigste. Nicht alle Menschen mögen es, lange Texte auf dem Computer- oder Smartphone-Bildschirm zu lesen.

▶ **Schicken Sie** niemandem ungefragt große Dateianhänge, zum Beispiel Fotos. Sollte der Empfänger nämlich über einen langsamen Internetzugang verfügen, kann es sehr lange dauern, bis der Anhang heruntergeladen ist. Außerdem könnte es für ihn teuer werden, wenn sein Internetzugang nach Minuten oder Datenmenge abgerechnet wird.

▶ **Wahren Sie** Diskretion. E-Mails können im Grunde von jedem gelesen werden. Scheiben Sie in einer E-Mail nur das, was Sie auch einer Postkarte anvertrauen würden.

▶ **Leiten Sie** E-Mails nie unüberlegt an unbekannte oder unbefugte Personen weiter.

Voraussetzungen für die E-Mail-Korrespondenz

Um E-Mails versenden und empfangen zu können, benötigen Sie, neben einem Internetzugang, eine eigene E-Mail-Adresse und somit ein E-Mail-Konto bei einem der zahlreichen Dienste. Adressen sind in der Regel kostenlos erhältlich. In unserem Test für E-Mail-Dienste schnitten die Anbieter Mailbox.org und Posteo am besten ab, jeweils mit der Note 1,8. Sie waren gut zu bedienen und garantierten die Vertraulichkeit von E-Mails und Nutzerdaten. Beide Anbieter kosten 1 Euro pro Monat. Bester kostenloser Anbieter war Google Gmail (Note 2,3), dicht gefolgt von Yahoo Mail (Note 2,4). Alle Details zum Test finden Sie in test 02/2015.

Wie Sie eine E-Mail-Adresse beantragen, unterscheidet sich von Anbieter zu Anbieter. In der Regel ist es erforderlich, Ihren Vor- und Zunamen und Ihre Postadresse anzugeben, außerdem den Namen für die gewünschte E-Mail-Adresse. Da viele geläufige Adressen schon vergeben sind, heißt es, etwas Fantasie walten zu lassen.

Ein Kennwort für Ihr E-Mail-Konto benötigen Sie natürlich ebenfalls. Zum Abschluss erhalten Sie eine Nachricht, dass Ihr neues E-Mail-Konto eingerichtet wurde. Sie enthält in der Regel einen Link, auf den Sie klicken müssen, um die Einrichtung zu bestätigen. Anschließend kann es losgehen mit der Korrespondenz via elektronischer Post.

So sieht eine E-Mail-Adresse aus

Eine E-Mail-Adresse wie hans.mustermann@gmx.de besteht aus vier Komponenten:

- **hans.mustermann** ist der Name. Ob dieser groß- oder kleingeschrieben ist, spielt bei E-Mail-Adressen keine Rolle.
- **Das @-Zeichen** (sprich: „ät") – auch Klammeraffe genannt – befindet sich zwischen Name und Domain. Es bedeutet so viel wie: Dieser Name ist der folgenden Domain zugeordnet. Um das Zeichen einzugeben, betätigen Sie die Tastenkombination [alt]+[L].
- **gmx** ist die Domain, also der Anbieter, bei dem die E-Mail-Adresse registriert ist. Weitere Anbieter sind beispielsweise die erwähnten Mailbox.org und Posteo.
- **Die Abkürzung „.de"** zeigt an, dass es sich um eine Domain handelt, die in Deutschland beheimatet ist. Andere Domains können zum Beispiel „.com" oder „.org" sein.

E-Mails lassen sich übrigens in der Regel auch über einen Web-Browser aufrufen. Sie brauchen dazu nicht einmal den eigenen Mac, sondern es genügt ein Rechner mit Internetzugang, beispielsweise in einem Internetcafé, in einer Bibliothek oder im Rechenzentrum der Uni. Hier rufen Sie die Website des E-Mail-Anbieters auf und geben dort die Daten Ihres Benutzerkontos ein.

E-Mails schreiben mit Apple Mail

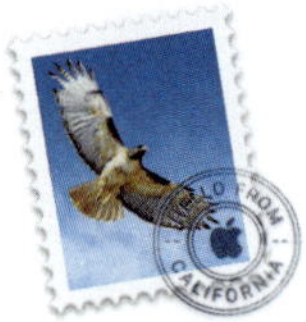

Weit bequemer ist es natürlich, ein E-Mail-Programm zu verwenden, das Sie auch nutzen können, ohne immer online sein zu müssen. Mit Apple Mail befindet sich auf jedem Mac, iPhone oder iPad eine leistungsfähige und einfach zu bedienende Software. Sie erkennen das Programm an seinem Briefmarkensymbol im Dock.

Was Sie mit Apple Mail alles machen können

- **E-Mails schreiben**
- **E-Mails senden und empfangen**
- **Anhänge (Fotos, PDF-Dateien ...) senden und empfangen**
- **E-Mails weiterleiten**
- **E-Mails an mehrere Adressaten senden**
- **E-Mails organisieren**
- **E-Mails suchen und finden**

Apple Mail in der Übersicht

1. **Empfangen:** Hier rufen Sie Ihre E-Mails ab.
2. **Neue Mail:** Hier verfassen Sie eine neue E-Mail.
3. **Archivieren:** Damit lassen sich E-Mails in ein E-Mail-Archiv aufnehmen.
4. **Löschen:** Über dieses Symbol löschen Sie markierte Mails.
5. **Werbung:** Um E-Mails als Werbung zu markieren, klicken Sie auf dieses Symbol.
6. **Antworten:** Hierüber antworten Sie auf E-Mails.
7. **An alle:** Hier antworten Sie allen Empfängern, die die gleiche E-Mail wie Sie erhalten haben.
8. **Weiterleiten:** Leiten Sie eine markierte E-Mail an andere weiter.

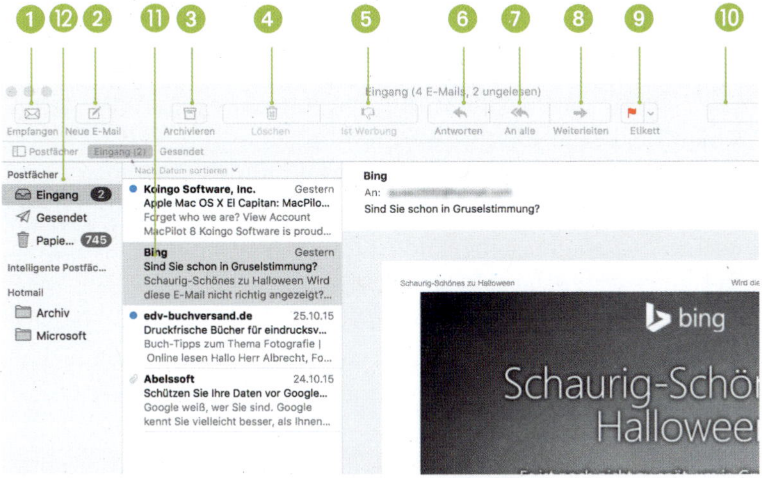

⑨ **Etikett:** Mit dem farbigen Fähnchen können Sie E-Mails markieren, beispielsweise um deren Beantwortung nicht zu vergessen.

⑩ **Suchen:** Hier suchen Sie nach einer E-Mail, zum Beispiel über die E-Mail-Adresse, die Betreffzeile oder den Inhalt.

⑪ **E-Mails:** Hier finden Sie die Liste der eingegangenen E-Mails.

⑫ **Postfächer:** Bei Apple Mail befinden sich an dieser Stelle die verschiedenen E-Mail-Postfächer.

Eine neue E-Mail-Adresse einrichten

Um Apple Mail verwenden zu können, müssen Sie eine E-Mail-Adresse beim gewünschten Anbieter anlegen (siehe „Voraussetzungen für die E-Mail-Korrespondenz“, S. 128). Diese E-Mail-Adresse geben Sie dann mit dem Kennwort beim erstmaligen Start von Apple Mail ein. Den Rest übernimmt das Programm für Sie. Wir zeigen im Folgenden, wie Sie bei Google eine neue E-Mail-Adresse einrichten. Bei anderen Anbietern gehen Sie ähnlich vor.

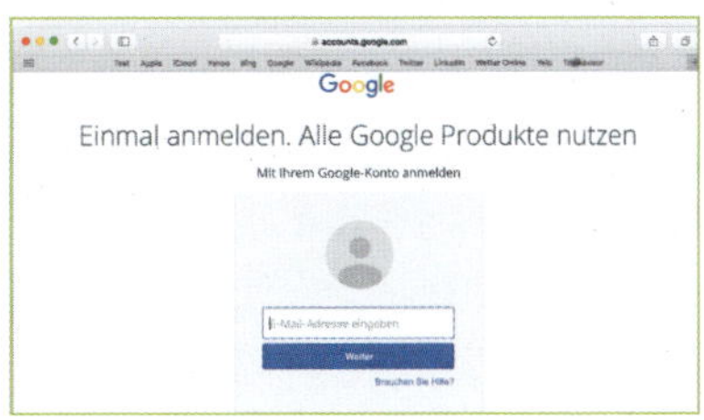

1 Öffnen Sie mit Safari die Website www.google.de, klicken Sie auf Anmelden und dann auf den Eintrag Konto erstellen weiter unten.

2 Füllen Sie das Formular mit den notwendigen Angaben aus. Wählen Sie die gewünschte E-Mail-Adresse.

3 Prüfen Sie, ob die gewünschte E-Mail-Adresse verfügbar ist. Ist dies nicht der Fall, erhalten Sie Alternativvorschläge. Wenn Ihnen diese nicht zusagen, geben Sie zu Ihrem Wunschnamen zum Beispiel eine zusätzliche Zahl ein.

4 Geben Sie nun das Kennwort ein und bestätigen Sie die Eingabe.

5 Zudem können Sie eine alternative E-Mail-Adresse angeben, über die Sie beispielsweise ein vergessenes Kennwort reaktivieren können.

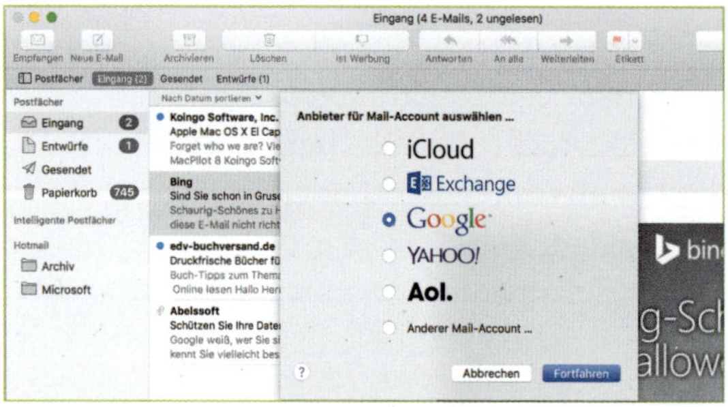

6 Schließlich lesen und akzeptieren Sie noch das Kleingedruckte.

7 Nun tippen Sie den Sicherheitscode ein.

8 Über einen Mausklick auf Akzeptieren und Konto erstellen werden die neue E-Mail-Adresse und das dazugehörige Benutzerkonto angelegt.

So richten Sie anschließend Ihre neue Adresse bei Apple Mail ein:

1 Öffnen Sie das Menü Mail.

2 Wählen Sie den Befehl Account hinzufügen.

3 Wählen Sie nun den Anbieter aus oder klicken Sie auf den Eintrag Anderer Mail-Account ...

Info

POP3 oder IMAP? In den meisten Fällen wird bei E-Mails als Übertragungsprotokoll POP3 (Post Office Protocol) benutzt. Dabei werden die E-Mails beim Abrufen auf Ihren Rechner geladen und nach einer gewissen Zeit automatisch vom Server gelöscht. Es gibt aber auch das modernere IMAP (Internet Message Access Protocol). Dabei verbleiben die E-Mails immer auf dem Server – und zwar so lange, bis Sie sie selbst löschen. Das hat den praktischen Vorteil, dass Sie auf alle Ihre E-Mails jederzeit Zugriff haben, egal wo und mit welchem Gerät Sie sie abrufen. Allerdings stellt nicht jeder E-Mail-Anbieter die IMAP-Technologie zur Verfügung.

4 Geben Sie Ihre neue E-Mail-Adresse und das Kennwort in die entsprechenden Felder ein und folgen Sie den Anweisungen von Apple Mail.

5 Ihre Mail-Adresse ist jetzt eingerichtet.

→ Mehrere E-Mail-Adressen anlegen

Es empfiehlt sich, mehrere E-Mail-Adressen einzurichten, beispielsweise eine für die Arbeit, eine für Bekannte und eine zusätzliche Adresse, die Sie immer dann angeben, wenn Sie Ihre offizielle E-Mail-Adresse nicht offenbaren möchten. Mit dieser „Wegwerfadresse" können Sie verhindern, dass Ihr Hauptpostfach mit Werbebotschaften (Spam) überhäuft wird.

Eine E-Mail-Adresse von Apple beantragen: Die Apple-ID

Im Zusammenhang mit der Anmeldung einer Apple-ID, die für iCloud sowie den Einkauf im iTunes Store und im App Store notwendig ist, erhalten Sie auch eine E-Mail-Adresse. Wie Sie eine Apple-ID erstellen, erfahren Sie hier:

1 Öffnen Sie über das Apple-Menü die Systemeinstellungen und wählen Sie dort iCloud.

2 Wählen Sie den Eintrag Apple-ID erstellen.

3 Geben Sie Ihr Geburtsdatum ein und klicken Sie auf Weiter.

4 Im folgenden Fenster machen Sie die erforderlichen Angaben und wählen E-Mail-Adresse und Kennwort. Auch hier brauchen Sie etwas Fantasie, falls Ihr Name schon vergeben sein sollte.
5 Verwenden Sie ein Kennwort, das aus Groß- und Kleinbuchstaben sowie einer Zahl besteht.
6 Klicken Sie auf Weiter und folgen Sie den weiteren Anweisungen. Hierbei ist es unter Umständen erforderlich, einige private Fragen mit den dazugehörigen Antworten zu wählen. Diese Fragen dienen der Authentifizierung, falls Sie mal Ihr Kennwort vergessen.
7 Lesen und akzeptieren Sie am Ende noch die iCloud-Servicebedingungen. Anschließend wird die Apple-ID erstellt.

Die erste E-Mail

Nachdem Sie nun Ihre E-Mail-Adresse erstellt und in Apple Mail eingerichtet haben, können Sie loslegen. Bestimmt haben Ihre Freunde und Bekannten schon E-Mail-Adressen und würden sich freuen, nun auch von Ihnen eine Mail zu bekommen. Falls Sie deren Adressen bereits in die Kontakte-App (siehe „Adressen verwalten mit der Kontakte-App", S. 87) eingetragen haben, ist es ganz einfach. Sobald Sie im entsprechenden Texteingabefeld (mit der

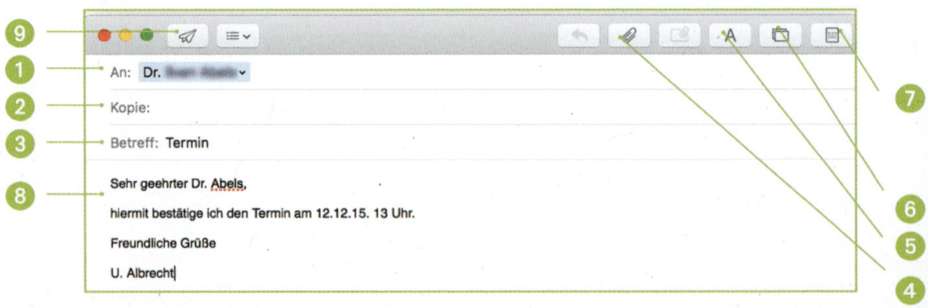

Bezeichnung An:) den Namen des Empfängers eintippen, sucht Apple Mail von ganz alleine die passende E-Mail-Adresse heraus.

Überblick: Eine E-Mail verfassen

1. **An:** Hier tragen Sie die E-Mail-Adressen des Empfängers ein. Es können auch mehrere Empfängeradressen sein.
2. **Kopie:** Geben Sie hier die E-Mail-Adressen von Empfängern ein, die eine Kopie der Mail erhalten sollen.
3. **Betreff:** In der Betreffzeile schreiben Sie, um was es in der E-Mail geht, zum Beispiel *Grüße aus dem Urlaub*.
4. **Klammer:** Mit einem Mausklick auf das Klammersymbol können Sie der E-Mail Dateien hinzufügen, etwa PDF-Dokumente oder Fotos.
5. **A:** Über dieses Symbol nehmen Sie Textformatierungen vor, beispielsweise eine andere Schrift oder ein anderes Schriftbild.
6. **Foto:** Hier lassen sich Fotos aus Ihrer Foto-Mediathek auswählen und in die E-Mail aufnehmen.
7. **Vorlagen:** Ihre E-Mails können auch mit diversen Vorlagen verschönert werden.
8. **Texteingabefeld:** Hier schreiben Sie den Text Ihrer E-Mail.
9. **Papierflieger:** Über dieses Symbol schicken Sie die E-Mail auf die Reise.

Nun sind Sie bereit, Ihre erste E-Mail zu verfassen. Los geht's.

1 Starten Sie zunächst Apple Mail über das Dock.

2 Klicken Sie auf das Symbol Neue E-Mail erstellen. Apple Mail öffnet nun ein neues E-Mail-Fenster. Mit der Tastenkombination [cmd]+[N] lässt sich ebenfalls ein neues Fenster öffnen.

3 Hinter An: geben Sie die E-Mail-Adresse oder den Namen des Empfängers ein.

4 Verfassen Sie nun eine Betreffzeile.

5 In das große Texteingabefeld tippen Sie den Text Ihrer E-Mail. Fassen Sie sich möglichst kurz. Das Lesen langer Texte am Bildschirm kann anstrengen.

6 Wenn Sie fertig sind, klicken Sie auf das Papierfliegersymbol.

7 Auf Wunsch können Sie die versandte E-Mail im Postfach Gesendet noch einmal anschauen.

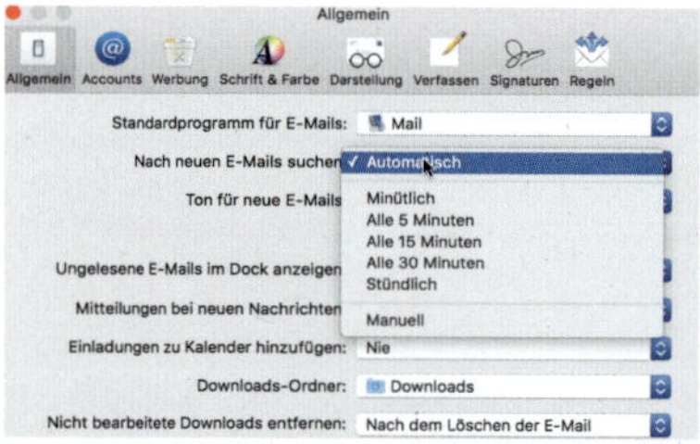

Neue E-Mails abrufen

Das Abrufen von E-Mails ist noch einfacher. Es genügt ein Mausklick auf das Symbol Empfangen. Zudem können Sie Ihre neuen E-Mails automatisch oder in einem bestimmten Intervall abrufen lassen. Dazu nehmen Sie die folgenden Einstellungen vor:

1 Öffnen Sie das Menü von Mail.

2 Wählen Sie den Eintrag Einstellungen.

3 Klicken Sie dort auf das Register Allgemein.

4 Suchen Sie den Eintrag Nach neuen E-Mails suchen.

5 Wählen Sie hier ein Intervall aus, das Ihnen am besten zusagt, oder belassen Sie die Einstellung Automatisch. Schließen Sie das Fenster wieder.

Woran erkenne ich neue E-Mails?

Ob Sie neue E-Mails erhalten haben, meldet Apple Mail auf verschiedene Art, je nachdem, ob das Programm geöffnet ist oder nicht.

▶ **Signalton:** Wenn eine E-Mail eintrifft, hören Sie einen kurzen Signalton. Dazu muss Apple Mail geöffnet sein.

▶ **Dock:** Eine kleine Zahl rechts auf dem Apple-Mail-Symbol zeigt an, wie viele E-Mails Sie erhalten und noch nicht gelesen haben.

▶ **Eingang:** Im jeweiligen Posteingang von Apple Mail befindet sich rechts ebenfalls eine kleine Zahl, die neue und ungelesene E-Mails anzeigt. Zudem sind ungelesene E-Mails mit einem blauen Punkt versehen.

► **Mitteilungszentrale:** Auch in der Mitteilungszentrale (siehe „Mitteilungszentrale“, S. 112) werden die neuen E-Mails angezeigt. Dazu muss Apple Mail nicht einmal geöffnet sein.

Auf eine E-Mail antworten

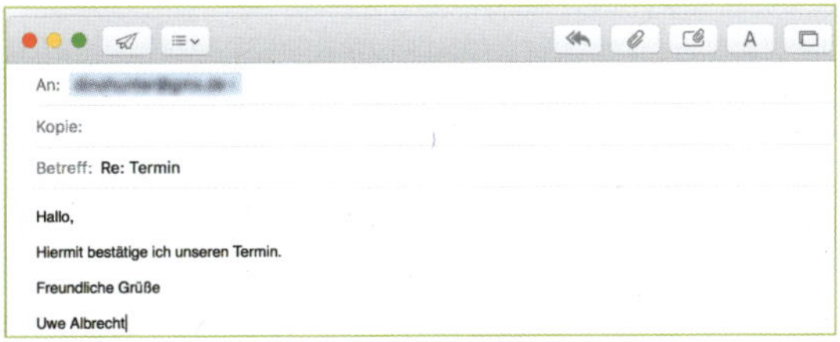

Das Antworten auf eine erhaltene E-Mail ist mit nur wenigen Mausklicks erledigt:

1 Wählen Sie die entsprechende E-Mail aus.

2 Klicken Sie auf das Symbol Antworten.

3 Ein neues E-Mail-Fenster wird geöffnet und Apple Mail macht aus dem Absender der E-Mail automatisch den Empfänger.

4 Der Betreff wird beibehalten, allerdings erscheint davor ein Re: (wie „Response“ oder „Antwort“).

5 Der Text der Original-E-Mail wird in Ihre Antwort übernommen, mit einer blauen Markierung davor. Sie schreiben Ihren E-Mail-Text über das Zitat.

6 Alternativ ist es auch möglich, direkt auf die relevanten Zeilen der E-Mail Bezug zu nehmen, indem Sie Ihre Antwort direkt unter das jeweilige Zitat schreiben. Der Rest der empfangenen E-Mail kann gelöscht werden.

Verschiedene Antwortmöglichkeiten auf eine E-Mail

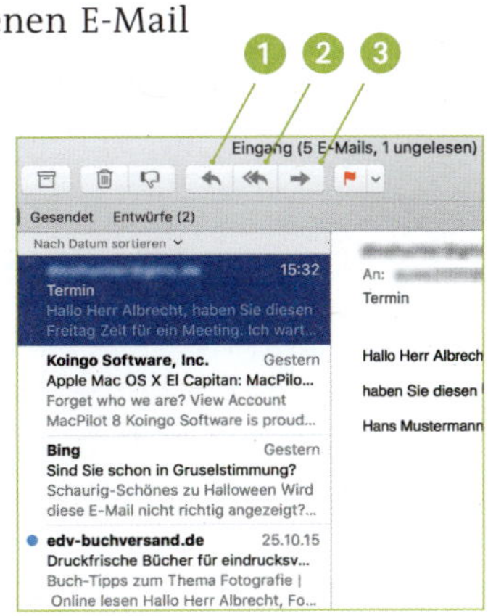

❶ **Antworten:** Die Antwort erhält nur der Absender.

❷ **An alle:** Alle Empfänger der E-Mail bekommen Ihre Antwort.

❸ **Weiterleiten:** Die E-Mail wird – entweder mit einem Kommentar oder ohne – an die angegebenen Empfänger weitergeleitet.

E-Mails löschen

Viele E-Mails können lästig sein, besonders die unerwünschten Werbe-E-Mails. Damit das Postfach nicht überquillt, lassen sich Mails genauso löschen, wie sich herkömmliche Werbebriefe ins Altpapier werfen lassen.

1 Wählen Sie die E-Mail aus, die Sie löschen möchten.
2 Klicken Sie auf das Papierkorb-Symbol Löschen.
3 Die E-Mail wird umgehend in den Papierkorb verschoben.

Aus Versehen gelöschte E-Mails können jederzeit wieder aus dem Papierkorb von Apple Mail herausgeholt werden. Erst wenn er geleert wurde, sind die E-Mails endgültig verloren. Zum Wiederherstellen wählen Sie in der linken Spalte den Papierkorb aus, suchen rechts im Hauptfenster die gewünschte E-Mail und ziehen sie mit gedrückter Maustaste wieder ins Postfach Eingang.

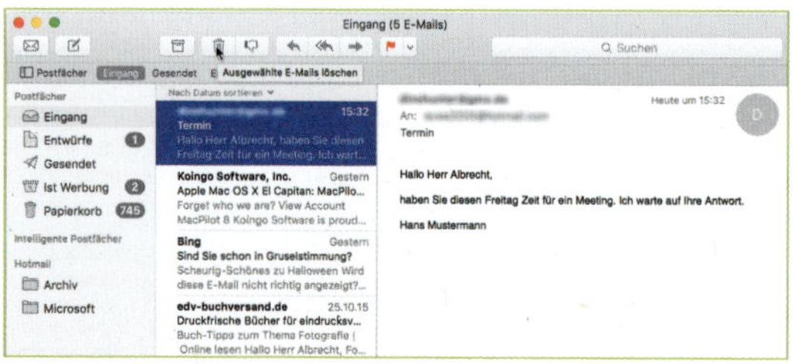

Tipp: Ganz bequem lassen sich E-Mails über das Trackpad löschen. Markieren Sie die E-Mail und bewegen Sie auf dem Trackpad zwei Finger nach links. Anschließend klicken Sie rechts auf den roten Eintrag Papierkorb.

Tipps für Profi-E-Mails

Mit ein paar zusätzlichen Kniffen können Sie Ihre E-Mail-Korrespondenz bequemer und professioneller gestalten. Zum Beispiel, indem Sie den E-Mails Ihre Signatur (persönliche Kontaktinformationen) beifügen, Anhänge versenden oder Vorlagen verwenden.

Eine E-Mail-Signatur erstellen

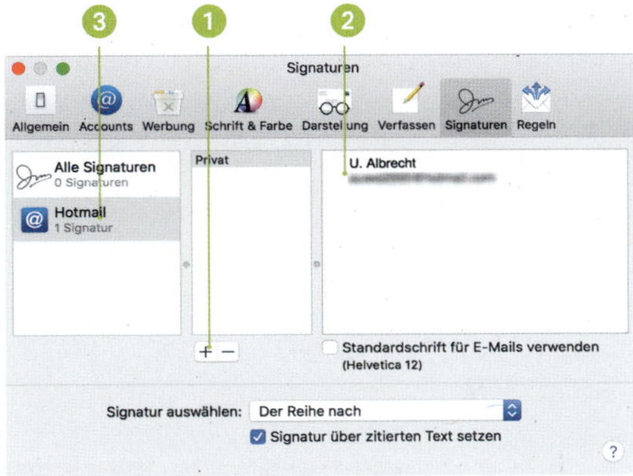

Dank der entsprechenden Funktion von Apple Mail können Sie jeder E-Mail automatisch Ihre persönlichen Kontaktinformationen – Signatur genannt – anfügen. In die Signatur gehören Ihr voller Name, Ihre Postanschrift, Telefonnummer und natürlich Ihre E-Mail-Adresse. Sie können auch eine standardisierte Abschiedsformel eintragen wie *Mit freundlichen Grüßen*.

1 Öffnen Sie die Einstellungen von Apple Mail und wählen Sie das Register Signaturen aus.

2 Klicken Sie nun auf das Pluszeichen (1) unter der mittleren Spalte.

3 In dieser mittleren Spalte erscheint nun umrandet: Signatur.

4 Geben Sie einen aussagekräftigen Namen für die Signatur ein, zum Beispiel *Privat*.

5 Klicken Sie in die rechte Spalte und geben Sie hier Ihre neue Signatur ein (2).

6 Ziehen Sie anschließend den Namen Ihrer Signatur mit der Maus auf Ihren E-Mail-Account (3). Dann wird die Signatur genau auf diese E-Mail-Adresse angewandt.

7 Schließen Sie das Fenster.

8 Möchten Sie Ihre neue Signatur später verwenden, wählen Sie sie nach dem Verfassen der E-Mail einfach über das entsprechende Symbol aus.

Kopien und Blindkopien versenden

Indem Sie eine E-Mail gleichen Inhalts an mehrere Empfänger gleichzeitig versenden, sparen Sie Zeit und Arbeit. Passen Sie dabei aber auf: Wenn Sie dies über das Adressfeld Kopie erledigen, dann sieht jeder Empfänger, an wen Sie die E-Mail noch geschickt haben.

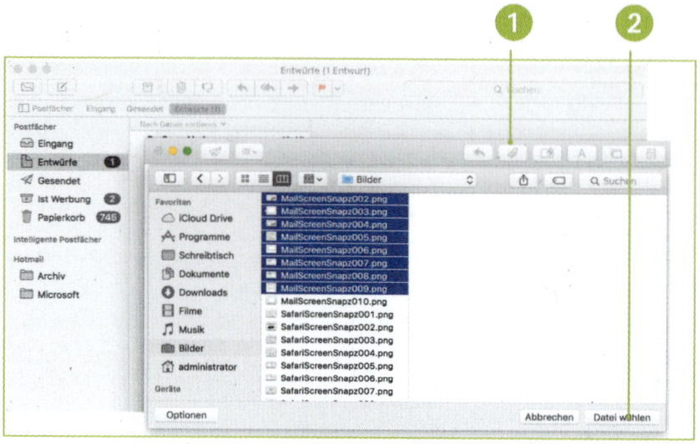

Aus diesem Grund gibt es auch noch das Adressfeld Blindkopie. Geben Sie die zusätzlichen E-Mail-Adressen hier ein, dann bleiben alle anderen Empfänger verborgen.

Dateien verschicken

Angenommen Sie möchten jemandem ein paar Urlaubsfotos oder eine Hausarbeit für die Uni schicken oder Sie möchten eine Rede fürs Vereinsjubiläum zur Korrektur versenden. Mit Apple Mail ist auch das mit nur wenigen Mausklicks erledigt.

1 Verfassen Sie Ihre E-Mail. Vor dem Versand klicken Sie auf das Symbol mit der Büroklammer (1).

2 Wählen Sie die Datei aus.

3 Klicken Sie auf Datei wählen (2).

4 Die Datei wird an die E-Mail angehängt und Sie können sie versenden.

Tipp: Einer E-Mail eine Datei hinzuzufügen geht noch schneller. Suchen Sie die Datei auf der Schreibtischoberfläche oder im entsprechenden Ordner. Wählen Sie die Datei aus und ziehen Sie sie mit gedrückter Maustaste auf das geöffnete E-Mail-Fenster.

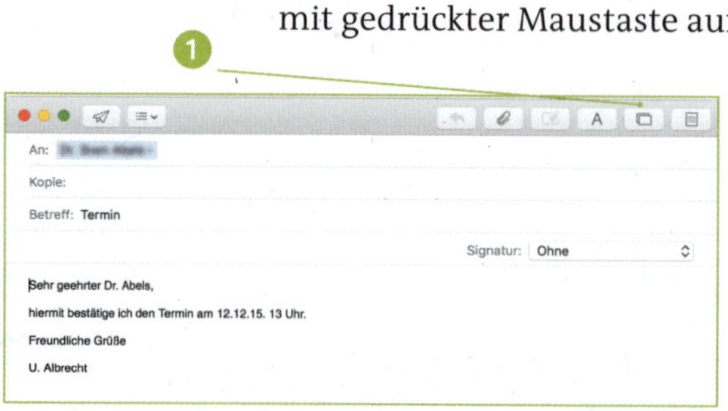
1
An:
Kopie:
Betreff: Termin
Signatur: Ohne
Sehr geehrter Dr. Abels,
hiermit bestätige ich den Termin am 12.12.15. 13 Uhr.
Freundliche Grüße
U. Albrecht

Fotos per E-Mail versenden

Fotos können Sie übrigens noch einfacher einer E-Mail hinzufügen. Dazu müssen Sie nicht einmal wissen, wo Ihre Fotos auf dem Mac gespeichert sind. Klicken Sie einfach auf die Fotoübersicht (1) und suchen Sie die entsprechenden Bilder heraus. Fotos lassen sich auch direkt aus der Fotos-App versenden (siehe „Die Fotos-App", S. 175).

1 Klicken Sie im E-Mail-Fenster auf das Symbol Fotoübersicht (1).
2 Wählen Sie das oder die Fotos aus.
3 Ziehen Sie die Fotos mit gedrückter Maustaste in die E-Mail.
4 In der Statusleiste wird die Größe der Datei angezeigt.
5 Passen Sie nun über das Aufklappmenü rechts unten die Größe des Fotos an. Je größer es ist, desto länger dauert die Übertragung.

Tipp: Auch ein Foto kann von der Schreibtischoberfläche oder einem Ordner aus bei gedrückter Maustaste einfach auf das E-Mail-Fenster gelegt werden – schon ist es angehängt.

Wenn das Foto zu groß ist

Fotos und andere Bilddateien sind oftmals sehr groß. Verschicken Sie daher immer nur verkleinerte Fotos. Der Empfänger wird es Ihnen danken, wenn das Abrufen der E-Mail für ihn nicht zu einer Geduldsprobe wird und Ihre E-Mails nicht sein Postfach verstopfen. Normalerweise sollte eine E-Mail mit Anhang nicht größer als fünf Megabyte sein. Bei sehr umfangreichen Dateianhängen kann es sogar sein, dass Ihre E-Mail nicht ankommt, weil sie die vom Anbieter vorgegebene maximal zulässige E-Mail-Größe überschreitet.

Eine Datei per E-Mail empfangen

Natürlich ist es auch umgekehrt möglich und Ihnen sendet jemand eine E-Mail mit einem Anhang zu. Das erkennen Sie auf den ersten Blick: Entsprechende E-Mails besitzen ein Büroklammersymbol (1), und oberhalb des E-Mail-Textes listet Apple Mail die Zahl der Anhänge (2) auf, wenn Sie den Mauszeiger auf diesen Bereich bewegen. Um die Anhänge anzuzeigen, muss das kleine Dreieck (3) nach unten weisen. Möchten Sie eine

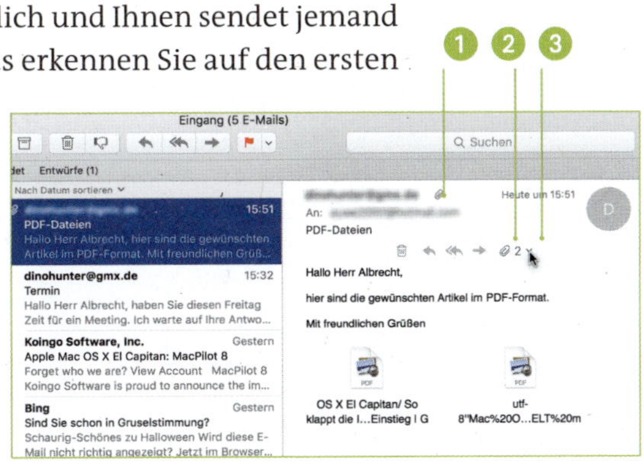

Datei öffnen, dann genügt es, sie in der Liste anzuklicken. Anhänge lassen sich auch außerhalb von Apple Mail auf Ihrem Mac speichern:

1 Wählen Sie die entsprechende E-Mail aus.

2 Klicken Sie auf Sichern.

3 Handelt es sich um mehrere Dateien, fragt Apple Mail, ob Sie alle Dateien speichern wollen.

4 Bejahen Sie dies, finden Sie die heruntergeladenen Anhänge im Ordner Downloads wieder.

„Briefpapier" für E-Mails wählen

Für Apple Mail gibt es eine ganze Reihe von mehr oder minder attraktiven Vorlagen für die unterschiedlichsten Zwecke wie Geburtstage oder Partys. Ein Mausklick genügt, und die Vorlage wird angezeigt und auf Wunsch übernommen.

1 Erstellen Sie zunächst eine neue E-Mail.

2 Klicken Sie nun auf das Vorlagensymbol (1) und wählen Sie eine Vorlage (2) aus.

3 In der neuen E-Mail erscheinen diverse Platzhalter für Text und Bilder.

4 Ändern Sie den Text nach Ihren Vorstellungen, und zwar nachdem Sie auf den Beispieltext geklickt haben und dieser blau oder grau unterlegt wurde.

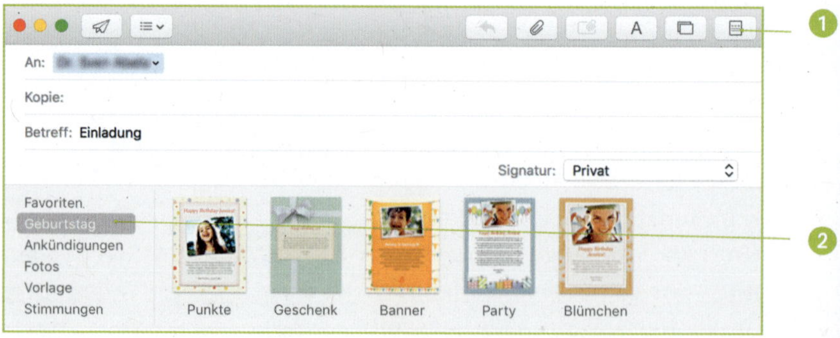

5 Wenn Sie ein Bild hinzufügen möchten, ziehen Sie es einfach auf den Platzhalter in der E-Mail-Vorlage.

6 Stellen Sie Ihre E-Mail fertig und lesen Sie sie vor dem Versand noch einmal durch.

E-Mails organisieren und sortieren

Ob Sie wollen oder nicht, nach einiger Zeit sammeln sich in Ihren Postfächern eine Menge E-Mails an. Daher ist es schon bald nötig, etwas Ordnung in das Chaos zu bringen. Ein erster Schritt ist, neue lokale Postfächer (Ordner) für private, geschäftliche und anderweitige E-Mails anzulegen und die Mails entsprechend zu sortieren. Starten Sie Apple Mail und öffnen Sie das Menü Postfach.

1 Wählen Sie den Befehl Neues Postfach.

2 Wählen Sie dann als Ort Lokal aus. Damit wird der Ordner nur auf Ihrer Festplatte angelegt und nicht auf dem E-Mail-Server im Internet.

3 Geben Sie einen passenden Namen für den Ordner ein.

4 Nun legen Sie mit der Maus die entsprechenden E-Mails in den neu erstellten Ordner.

5 Sie können in lokalen Postfächern weitere Unterordner erstellen. Dazu wählen Sie im Menü Postfach statt Lokal einfach ein bereits bestehendes Postfach aus dem Aufklappmenü aus. Verschieben Sie anschließend Ihre E-Mails mit gedrückter Maustaste in den entsprechenden Unterordner.

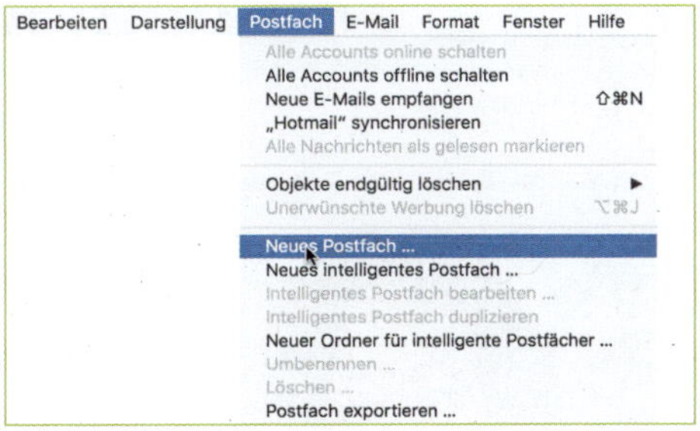

Tipp: Mit den Intelligenten Postfächern besitzt Apple Mail eine weitere Funktion, um E-Mails weitgehend automatisch zu sortieren. Legen Sie ein Intelligentes Postfach mit den entsprechenden Kriterien an – ebenfalls über das Menü Postfach –, dann sortiert Apple Mail alle bestehenden und zukünftigen E-Mails in dieses

Postfach ein, die diese Kriterien besitzen. Es können ein bestimmter Empfänger oder Absender, die Betreffzeile, das Datum oder weitere Kriterien sein.

Wie Apple Mail mit anderen Programmen zusammenarbeitet

Apple Mail hat wie viele weitere Programme von OS X El Capitan den zusätzlichen Vorteil, dass es mit den unterschiedlichsten Apps von Apple zusammenarbeitet. Einige Beispiele:

▶ **Klicken Sie in einer E-Mail auf ein Datum,** können Sie es gleich in Ihren Kalender eintragen.

▶ **Klicken Sie in einer Mail auf eine Adresse** oder E-Mail-Adresse, lässt sich diese in die Kontakte-App übernehmen.

▶ **Geben Sie in Apple Mail einen Namen ins Adressfeld ein,** sucht das Programm automatisch nach der E-Mail-Adresse in der Kontakte-App und übernimmt sie auf Wunsch.

Mit dem Mac telefonieren

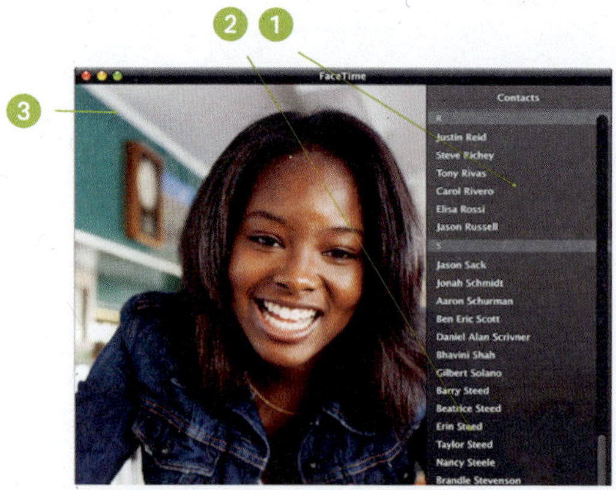

Der Mac lässt sich auch für unmittelbarere Kommunikationsformen verwenden, zum Beispiel zum Telefonieren, für Videotelefonie oder auch, um Kurznachrichten zu schreiben. Eine besonders gute Figur macht er, wenn es gilt, dabei mit einem iPhone zusammenzuarbeiten. Weil aber natürlich nicht alle Mac-Anwender auch ein iPhone besitzen, konzentrieren wir uns im Folgenden vorwiegend auf die

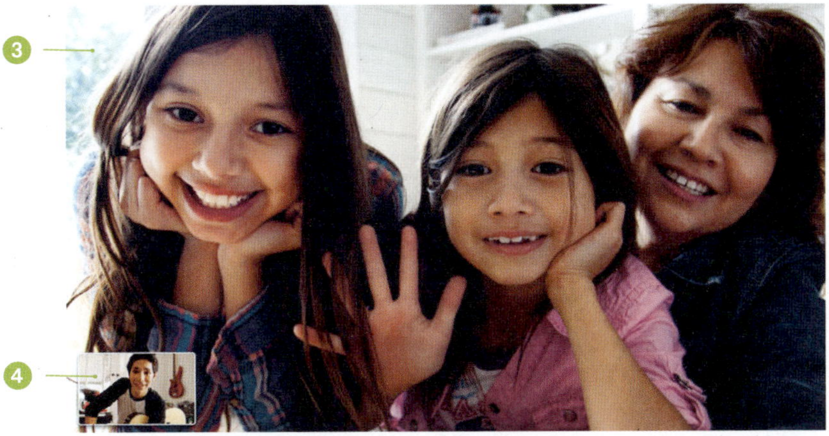

Möglichkeiten, die der Mac alleine bietet. Und das sind schon eine ganze Menge.

Kommunikation über FaceTime

Mit FaceTime finden Sie auf jedem aktuellen Mac ein kostenloses Programm zur Videotelefonie. Kostenlos in dem Sinn, dass für Gespräche über FaceTime – abgesehen von den Kosten für den Internetzugang – keine Gebühren anfallen. Das Ganze funktioniert natürlich nur, wenn der andere Gesprächspartner auch FaceTime nutzt. Er muss sich also im Besitz eines Macs, eines iPhones oder iPads befinden. Die Kommunikation erfolgt über das im Mac eingebaute Mikrofon sowie die iSight-Kamera, deren Linse Sie oben in der Mitte des Bildschirms finden.

FaceTime im Überblick

1. **Kontaktliste** all Ihrer Bekanntschaften bei Skype.
2. **Neuen Kontakt auswählen,** mit dem Sie sprechen möchten.
3. **Das Videobild Ihres Gesprächspartners** erscheint groß.
4. **Ihr eigenes Videobild** erscheint klein unten links.

Info

Besitzen Sie ein iPhone? Dann können Sie mit dem Mac auch richtige Telefongespräche führen. Das geht natürlich nicht kostenlos, da die Kommunikation schließlich über das iPhone und das Mobilfunknetz erfolgt. Zudem wird Folgendes vorausgesetzt:

- Auf dem iPhone und dem Mac müssen Sie mit der gleichen Apple-ID angemeldet sein.
- Auf dem iPhone muss mindestens iOS 8 installiert sein. Auf dem Mac OS X Yosemite oder höher.
- Mac und iPhone müssen sich im gleichen WLAN-Netzwerk befinden.
- Auf dem Mac und dem iPhone müssen Sie mit derselben Apple-ID bei FaceTime angemeldet sein.
- In den Einstellungen von FaceTime muss die Option iPhone-Funknetzanrufe aktiviert werden.

FaceTime einrichten

1 Starten Sie FaceTime über sein Symbol im Dock.

2 Geben Sie Ihre Apple-ID und das dazugehörige Passwort ein (siehe „Die Apple-ID", S. 133).

3 Bestätigen Sie die Eingabe mit einem Mausklick auf Anmelden.

4 FaceTime fragt Sie, ob Anrufe über die Apple-ID erfolgen können. Bestätigen Sie dies mit einem Mausklick auf Weiter.

Einen Gesprächspartner am Mac anrufen

Möchten Sie mit jemandem Kontakt aufnehmen, der ebenfalls einen Mac mit FaceTime besitzt, rufen Sie ihn unter seiner E-Mail-Adresse an. Ob die Person über FaceTime erreichbar ist, wird im FaceTime-Fenster angezeigt. Damit das klappt, muss sich Ihr Gesprächspartner ebenfalls mit seiner E-Mail-Adresse bei FaceTime registrieren, wie oben erläutert.

Einen Gesprächspartner am iPhone anrufen

Besitzt Ihr Gesprächspartner ein iPhone, können Sie ihn auch über seine Mobilfunknummer kontaktieren. Wählen Sie diese mit der Maus aus. Ist der Gesprächsteilnehmer verfügbar, beginnt die Videokonferenz. Dabei sehen Sie den anderen und sich selbst im Fenster.

Das Gespräch ist zu Ende, sobald Sie auf Beenden klicken. Werden Sie angerufen, können Sie das Gespräch annehmen oder ablehnen.

Die Alternative: Skype

Verbreiteter als FaceTime ist Skype, das auch auf Windows-PCs oder Tablets mit Android-Betriebssystem läuft. Die Chance, dass Ihr Gesprächspartner Skype besitzt, ist also im Vergleich zu FaceTime weitaus größer. Skype ist ebenfalls kostenlos erhältlich und Sie können die Version für den Mac unter www.skype.de herunterladen. Die Bedienung ist mindestens genauso einfach wie die von FaceTime. Außerdem lässt sich das Programm auch zum Chatten benutzen. Auf die tiefgehende Integration mit dem iPhone müssen Sie dabei allerdings verzichten.

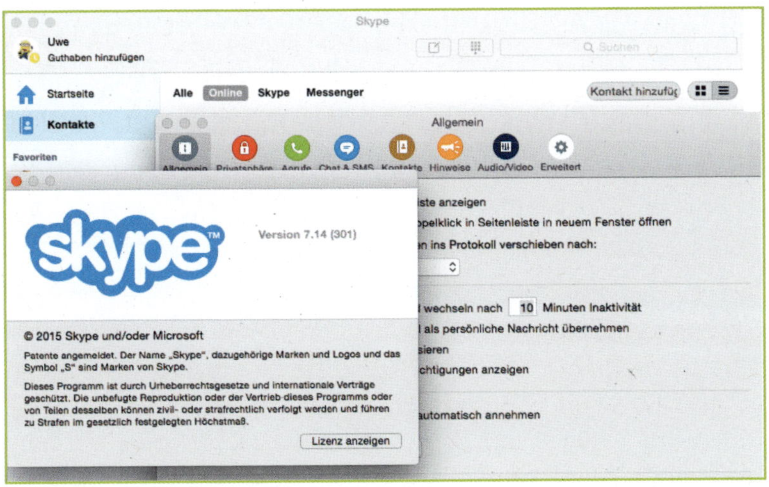

Der Mac als Alleinunterhalter

Macs sind nicht nur brave „Arbeitstiere", sondern auch für das Unterhaltungsprogramm zuständig. Ihr Mac kommt mit Mediendateien der unterschiedlichsten Art hervorragend zurecht – ob es sich um Fotos, E-Books, Musik, Hörbücher, Podcasts oder Filme handelt. Die Hauptrolle spielt hierbei iTunes, das nicht zuletzt den Zugang in eines der mächtigsten Medienkaufhäuser der Welt ermöglicht. An die Seite von iTunes ist mittlerweile – im Zuge des anhaltenden Interesses an elektronischen Büchern – auch iBooks getreten, mit dem Sie E-Books erwerben, verwalten und lesen können.

iTunes – der Alleskönner

Ursprünglich war iTunes ausschließlich zum Abspielen und Verwalten von Musik gedacht, und um diese mit dem iPod – dem beliebten MP3-Player – abzugleichen. Im Laufe der Jahre kamen aber weitere Aufgaben dazu, das Programm wurde stark erweitert und umgebaut. In seiner aktuellsten Version ist es nicht mehr nur für Musik zuständig, sondern für nahezu alle anderen Medien.

Zudem bietet Apple durch den in iTunes integrierten Store auch selbst jede Menge Medien an. Der kalifornische Konzern begnügt sich längst nicht mehr mit der Rolle eines Hard- und Softwareherstellers, sondern hat über iTunes ein eigenes, bislang überaus erfolgreiches Medienkaufhaus gegründet, in dem Sie Musik, Filme, Spiele sowie Apps für iPhone und iPad und nicht zuletzt E-Books erwerben können.

iTunes benötigen Sie, wenn Sie:

- **Medien** am Mac abspielen oder ansehen.
- **Medien** (Musik, Filme, Hörbücher, Podcasts, Apps) verwalten.
- **Medien** mit dem iPhone oder iPad synchronisieren.
- **Audio-CDs** und Hörbuch-CDs digitalisieren.
- **Medien** im iTunes Store erwerben und herunterladen.

Nur mit Apple-ID

Die Apple-ID ist Ihnen in diesem Buch schon des Öfteren über den Weg gelaufen, sei es bei der Einrichtung Ihres Macs, bei Apple Mail oder FaceTime. Ohne Apple-ID geht am Mac nichts, oder jedenfalls nicht viel. Sie benötigen sie auch für iCloud (siehe „Apples iCloud", S. 202) und für iTunes, den iTunes Store und den App Store.
Sobald Sie iTunes das erste Mal starten und den iTunes Store öffnen, werden Sie gebeten, Ihre Apple-ID einzugeben. Um einkaufen zu können, ist es zudem notwendig, eine Bezahlmethode anzugeben. Das kann eine Kreditkarte sein oder eine Bankverbindung. Keine Angst, wenn Sie nichts kaufen, wird auch nichts abgebucht. Alternativ ist es möglich, im Handel erhältliche iTunes-Karten mit einem Guthaben ab 15 Euro einzulösen. Die entsprechende Summe erscheint dann in Ihrem iTunes-Konto. Rechts oben im iTunes Store ist die Höhe des gegenwärtigen Guthabens zu sehen.

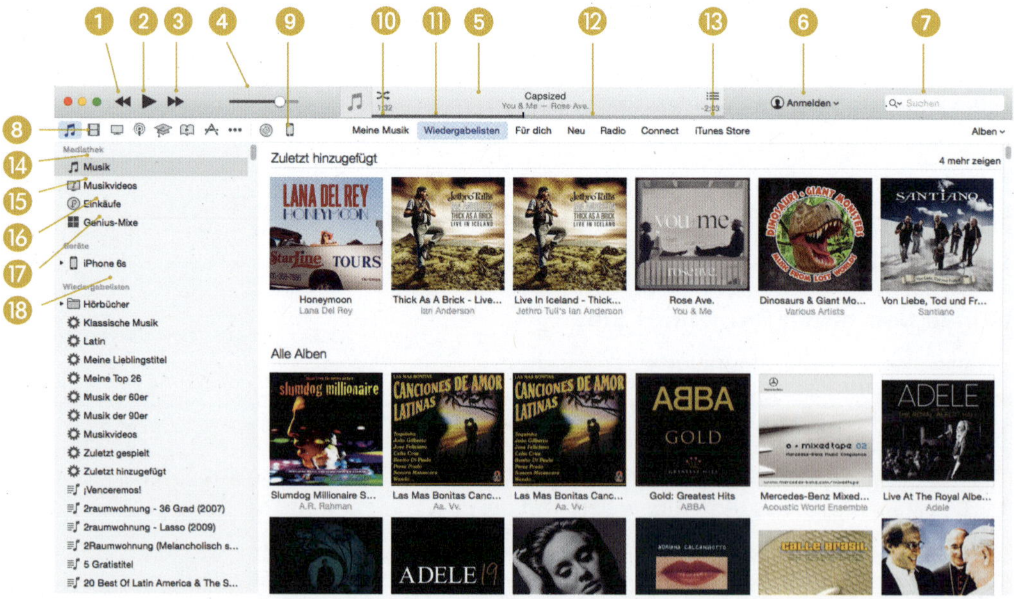

iTunes im Überblick

Verschaffen Sie sich am besten erst einmal einen Überblick über iTunes. Hier die verschiedenen Musikabspielfunktionen:

1. **Zurück:** Hierauf klicken Sie, wenn Sie zum vorigen Titel zurückspringen wollen. Klicken und halten Sie die Maustaste, um zurückzuspulen.
2. **Abspielen/Pause:** Hierüber spielen Sie einen Titel ab oder pausieren ihn.
3. **Vor:** Hierauf klicken Sie, wenn Sie zum nächsten Titel springen möchten. Klicken und halten Sie die Maustaste, um vorzuspulen.
4. **Lautstärkeregler:** Hier stellen Sie die Lautstärke ein. Dies geht auch über die Tastatur und die Funktionstasten [F10] bis [F12].
5. **Anzeige:** Der Anzeige entnehmen Sie, welcher Titel gerade abgespielt wird und wie lange er dauert.
6. **Konto:** Hierüber rufen Sie Ihr iTunes-Konto auf.
7. **Suche:** Hier können Sie nach einem Interpreten, einem Album oder einem sonstigen Medium suchen.
8. **Mediensymbole:** Über einen Mausklick auf das entsprechende Symbol zeigen Sie den Inhalt Ihrer Mediathek oder des iTunes Stores an, gegliedert nach den unterschiedlichen Medien.
9. **Gerätesymbole:** Ist ein iPhone oder iPad mit dem Mac verbunden, finden Sie hier dessen Symbol.
10. **Meine Musik:** Hier können Sie den Inhalt Ihrer Musikmediathek gegliedert nach Alben, Interpreten, Titeln und so weiter anzeigen.
11. **Wiedergabelisten:** Hierüber blenden Sie die Wiedergabelisten Ihrer Mediathek in der Seitenleiste ein.
12. **Für dich, Neu, Radio, Connect:** Hiermit greifen Sie auf den weitgehend kostenpflichtigen Streamingdienst Apple Music zu.
13. **iTunes Store:** Über diesen Eintrag greifen Sie auf den iTunes Store zu.
14. **Musik:** Zeigt Ihnen Ihre Musikmediathek an.
15. **Musikvideos:** Listet die Musikvideos auf.

⑯ **Einkäufe:** In dieser Wiedergabeliste finden Sie alle Ihre Einkäufe im iTunes Store.

⑰ **Genius-Mixe:** In den Genius-Mixen finden Sie eine weitgehend von iTunes getroffene Auswahl von Titeln unterschiedlicher Musikgenres.

⑱ **Wiedergabelisten:** Ihre Musik-CDs werden üblicherweise in unterschiedlichen Wiedergabelisten organisiert.

Die iTunes-Mediathek

Die iTunes-Mediathek entspricht im Grunde einer herkömmlichen Musik- oder Filmsammlung im Regal – nur eben für digitalisierte Medien, wie zum Beispiel:

- **Musik** – digitalisiert, erworben oder als Streamingtitel.
- **Filme** – digitalisiert, erworben oder geliehen.
- **Fernsehsendungen** – digitalisiert, erworben oder geliehen.
- **Podcasts** – Radiosendungen.
- **Hörbücher** – digitalisiert oder erworben.
- **Apps** – für iPhone, iPad oder iPod touch.

Alle diese Medien lassen sich mit iTunes abspielen (Apps laufen natürlich nur auf dem iPhone oder iPad, können aber mit iTunes verwaltet werden). Falls Sie iTunes zum ersten Mal starten, ist die Datenbank leer. Es sind noch keine Medien vorhanden. Um die Mediathek zu füllen, gibt es unterschiedliche Möglichkeiten, die wir Ihnen im Folgenden vorstellen.

→ Kopierschutz in iTunes

Üblicherweise können nahezu alle Medienarten mit iTunes verwendet werden, ganz gleich, ob Sie sie aus dem Internet heruntergeladen, von Freunden erhalten oder offiziell gekauft haben. Nur wenn diese Medien in einem fremden Format vorliegen und dem Digital Rights Management (Kopierschutz) unterliegen, klappt das nicht so ohne Weiteres. Der Kopierschutz bei Musik ist allerdings auf dem Rückzug, sodass die Chancen gut stehen, irgendwann auch Musiktitel von einem anderen Anbieter in Ihre iTunes-Mediathek importieren zu können.

Eine Audio-CD anhören

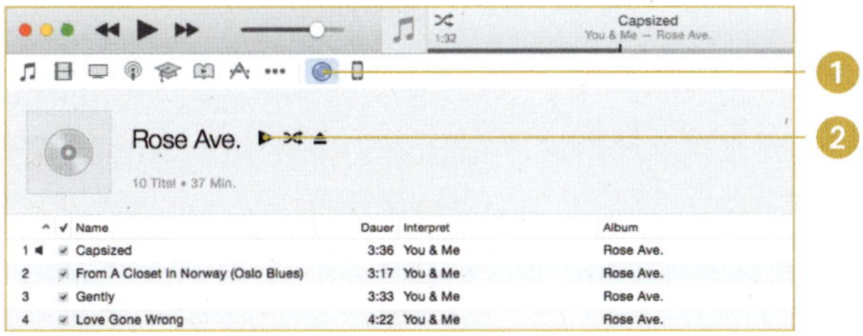

Ihr Mac mit iTunes kann natürlich auch wie ein herkömmlicher CD-Spieler genutzt werden – vorausgesetzt es ist ein CD/DVD-Laufwerk integriert oder angeschlossen.

1 Starten Sie iTunes.

2 Legen Sie die Musik-CD ein. Ihr Symbol erscheint links oben neben den Geräte- und Mediensymbolen (1).

3 Falls Sie mit dem Internet verbunden sind, gleicht iTunes die Audio-CD mit einer Onlinedatenbank ab und übernimmt bei Erfolg den Interpretennamen und die Namen der einzelnen Titel.

4 Wenn Sie nun auf Abspielen (2) klicken, wird die Audio-CD abgespielt.

Sie können Ihren Computer auch so konfigurieren, dass iTunes immer sofort startet, wenn Sie eine Audio-CD einlegen. In den Einstellungen von iTunes und dem Register Allgemein finden Sie die gewünschte Option. Wählen Sie den Eintrag CD wiedergeben.

Vorhandene Musikdateien anhören

Besitzen Sie bereits digitalisierte Musikdateien auf Ihrem Mac, die Sie über iTunes anhören möchten? Auf dem Mac erkennen Sie alle Audio- und Musikdateien an ihrem Notensymbol. Zudem besitzen sie entsprechende Dateiendungen wie „.m4a“, „.mp3“ oder „.wav“.

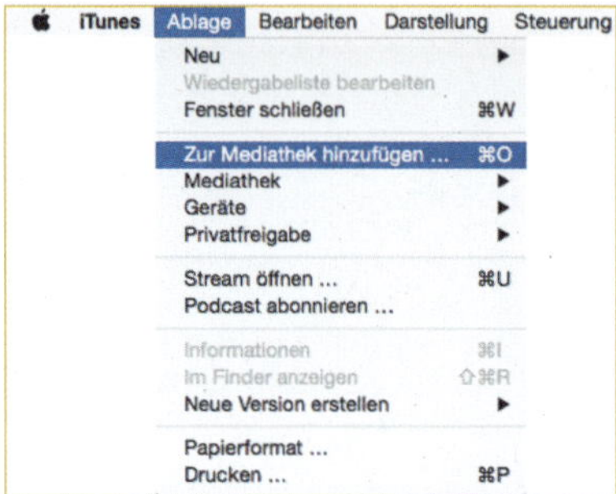

Jetzt müssen Sie die Songs nur noch in die iTunes-Mediathek importieren.

1 Wählen Sie im Menü von iTunes den Eintrag Ablage und dann den Befehl Zur Mediathek hinzufügen.

2 Suchen Sie nun nach dem Ordner, in dem sich Ihre Musikdateien befinden, und wählen Sie ihn aus.

3 Wenn Sie auf Öffnen klicken, werden die Dateien in die iTunes-Mediathek übernommen.

In den Einstellungen von iTunes können Sie im Register Erweitert bestimmen, ob iTunes die Dateien selbst verwalten und in den iTunes-Medienordner kopieren soll oder nicht. Es ist ratsam, iTunes die Verwaltung zu überlassen, um spätere Probleme zu vermeiden.

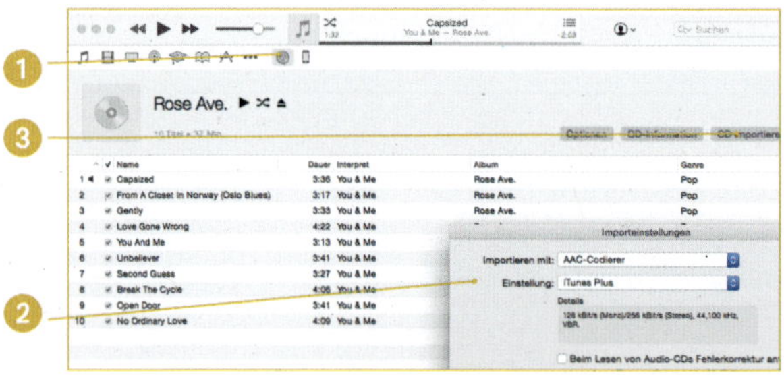

Eine Audio-CD importieren

Jede Audio-CD, die nicht kopiergeschützt ist, kann digitalisiert und in die iTunes-Mediathek importiert werden. Das hat nicht nur den Vorteil, dass Sie Ihre Musiksammlung anschließend auf dem Mac genießen können, ohne die CD einlegen zu müssen. Die digitalisierten Alben lassen sich dann auch auf dem iPhone, dem iPad oder iPod unterwegs hören – egal ob im Auto, im Zug oder beim Spazierengehen.

1 Öffnen Sie iTunes und legen Sie die gewünschte Audio-CD ein. In der Regel fragt Sie das Programm nun, ob Sie die Audio-CD importieren möchten. Klicken Sie dieses Mal auf Nein und importieren Sie die Audio-CD anschließend selbst.

2 Klicken Sie nun links oben neben den Mediensymbolen auf das neue Symbol für die Audio-CD (1). Ihre Titel werden im Hauptfenster aufgelistet.

3 Legen Sie – wie oben beschrieben – über die Einstellungen von iTunes das Importformat fest (2).

4 Klicken Sie anschließend rechts oben auf CD importieren (3).

5 Die Titel werden nach und nach importiert und in die iTunes-Mediathek übernommen.

Info

Importeinstellungen: Welche Einstellungen sind für den Import von Audio-CDs am besten? Für Musikfreunde mit besonders feinem Gehör und hohen Ansprüchen an die Klangqualität ist das verbreitete MP3- oder AAC-Format eine ziemliche Zumutung. Der weniger anspruchsvolle Rest kommt hingegen mit der Qualität dieser komprimierten – also verkleinerten und verdichteten – Musikdateien sowie den damit verbundenen geringen Qualitätseinbußen gut zurecht. Apple denkt natürlich an die audiophilen Zeitgenossen und lässt dem Anwender die Wahl:

- AAC: Das Apple-spezifische Format für Musikdateien. Der Klang ist mit dem von MP3-Dateien vergleichbar. Es benötigt noch weniger Speicherplatz als das MP3-Format.
- AIFF: Ein Format, das relativ wenige Qualitätseinbußen mit sich bringt, aber sehr große Dateien erzeugt.
- MP3: Von der Qualität her akzeptabel, läuft auf nahezu allen Abspielgeräten.
- WAV: Ein Format aus der Windows-Welt. Benötigt viel Platz auf der Festplatte.
- Apple Lossless: Wie der Name schon sagt – „lossless" heißt „verlustfrei" –, ist dies das qualitativ beste Format für iTunes. Bei Apple Lossless werden die Musikstücke ohne Komprimierung auf den Mac kopiert. Es benötigt jedoch mindestens zehnmal so viel Speicherplatz wie MP3- oder AAC-Dateien.

Die entsprechenden Anpassungen nehmen Sie in den Einstellungen von iTunes über das Register Allgemein vor. Klicken Sie einfach auf Importeinstellungen und wählen Sie das Format Ihrer Wahl.
Versuchen Sie es zunächst mit MP3 oder AAC. Wenn Ihnen der Klang zu schlecht ist, können Sie später Ihre CDs erneut in einem höherwertigen Format importieren.

Verschiedene Ansichten der iTunes-Mediathek

Für Ihre iTunes-Mediathek stehen unterschiedlichen Ansichten zur Verfügung. Welche Sie bevorzugen, ist Geschmacksache. Um die Ansicht zu ändern, wählen Sie zunächst den Eintrag Meine Musik ganz oben im Fenster, anschließend klicken Sie rechts oben auf Alben. Im folgenden Menü finden Sie diese Optionen:

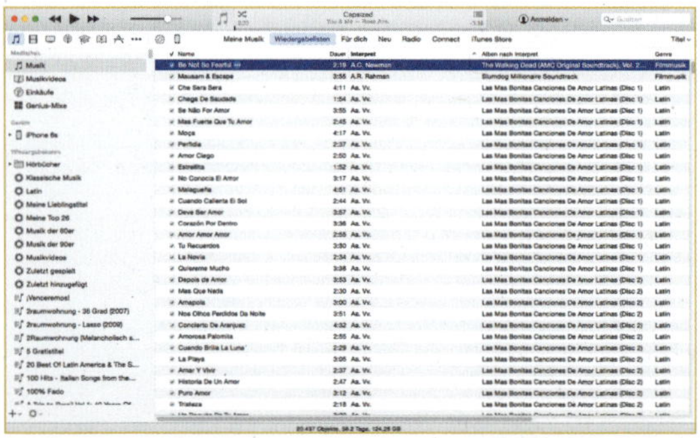

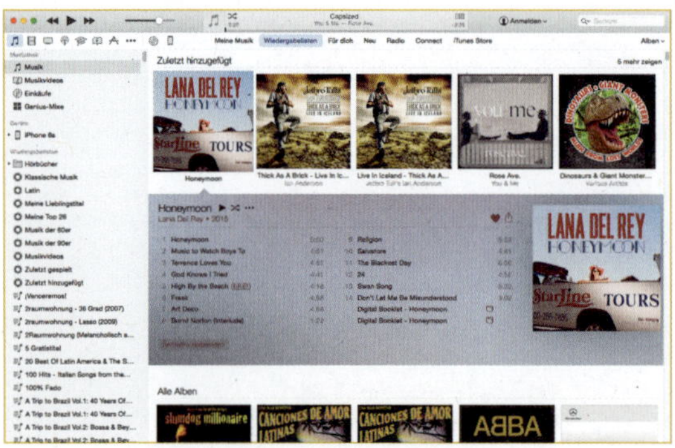

- **Titel:** Alle Musiktitel werden alphabetisch geordnet aufgelistet. Per Mausklick auf die Spaltenübersicht sortieren Sie die Songs beispielsweise nach Interpret und/oder Name der Alben.
- **Alben:** Alle Alben werden mit dem CD-Cover dargestellt sowie mit dem Namen des Interpreten und dem Albumtitel versehen. Ganz oben finden Sie immer die zuletzt hinzugefügten Alben.
- **Interpreten:** Die Namen der Interpreten werden in der Seiten-

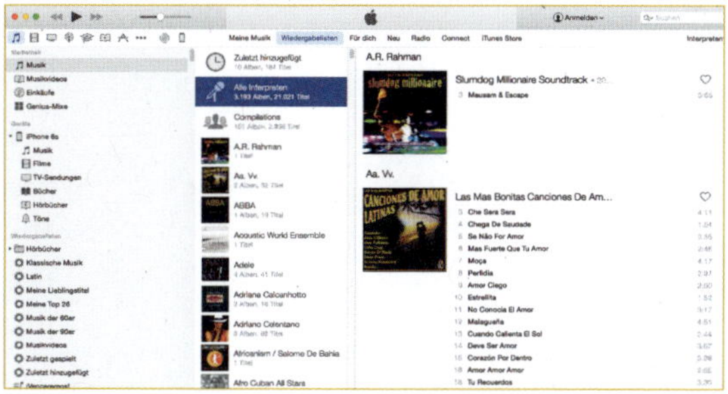

leiste alphabetisch aufgelistet. Im Hauptfenster finden Sie die dazugehörigen Alben mit den enthaltenen Titeln.

- **Genres:** In der Genre-Ansicht in der Seitenleiste listet iTunes Ihre Mediathek geordnet nach Musikgenres auf.

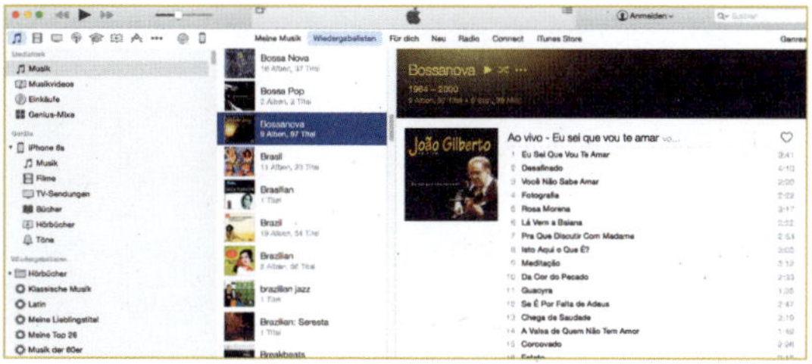

Audio-CDs brennen

Auch wenn optische Datenträger wie die CD und DVD für Apple schon lange keine Rolle mehr spielen und in keinem aktuellen Mac mehr ein CD/DVD-Brenner zu finden ist, gilt auch hier: Totgesagte leben länger. Nicht zuletzt findet sich ja auch im Apple Store mit dem Superdrive noch ein externer DVD-Brenner im Angebot. Vor allem für die heimische Stereoanlage oder den CD-Player im Auto werden ab und zu noch Audio-CDs benötigt. Daher ist es gut zu wissen, wie Sie mit iTunes eine Audio-CD brennen.

1 Blenden Sie mit einem Mausklick auf den entsprechenden Eintrag die Wiedergabelisten in der Seitenleiste ein.

2 Erstellen Sie eine neue Wiedergabeliste. Klicken Sie dazu auf das kleine Plussymbol links unten.

3 Die neue, leere Wiedergabeliste erscheint in der Seitenleiste unter dem Buchstaben W.

4 Geben Sie der Wiedergabeliste einen Namen.

5 Suchen Sie in Ihrer Mediathek die gewünschten Musiktitel.

6 Wählen Sie die Musiktitel aus und ziehen Sie sie mit gedrückter Maustaste in die neue Wiedergabeliste.

7 Überprüfen Sie in Ihrer neuen Wiedergabeliste, ob alle Titel enthalten sind.

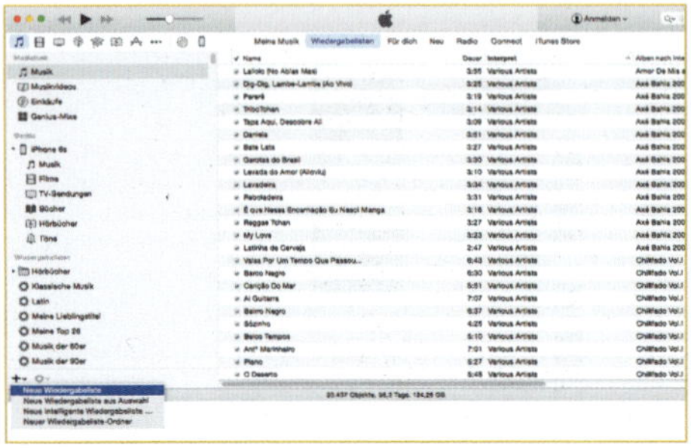

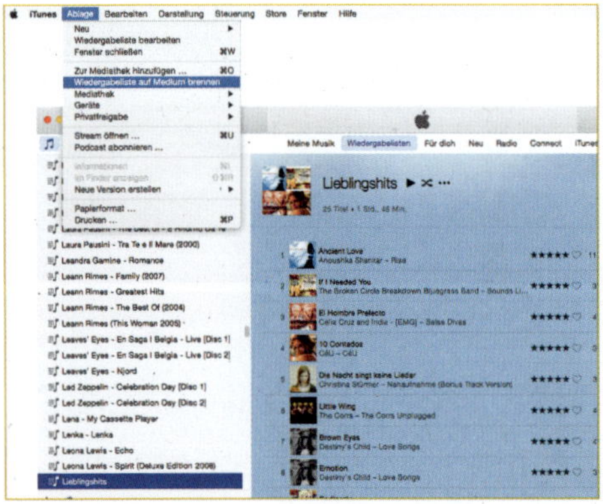

8 Wählen Sie die Wiedergabeliste aus. Anschließend erscheint im Menü Ablage der Befehl Wiedergabeliste auf Medium brennen. Führen Sie ihn aus.

9 Anschließend bestimmen Sie im Brennen-Fenster, in welchem Format Sie die CD brennen möchten – in diesem Fall ist es eine Audio-CD. Achten Sie auf die Brenngeschwindigkeit. Generell gilt: Je langsamer die CD gebrannt wird, desto besser wird ihre Qualität.

10 Bevor Sie auf Brennen klicken, dürfen Sie nicht vergessen, den passenden CD-Rohling in Ihren Computer einzulegen.

11 Nach Abschluss des Brennvorgangs erscheint links in der Seitenleiste ein CD-Symbol mit dem Namen Ihrer Wiedergabeliste. Dieses Symbol finden Sie auch links oben neben den Mediensymbolen.

12 Werfen Sie die Audio-CD über den Befehl Auswerfen oder mit der Eject-Taste aus. Schreiben Sie nun am besten mit einem speziellen CD-Marker – erhältlich in jedem Elektronikmarkt – den Titel Ihrer CD auf die Vorderseite.

Falls Sie einen CD-Player besitzen, der auch MP3-Dateien abspielen kann, dann können Sie auf einen CD-Rohling gleich mehrere komplette Alben brennen. Hierbei gehen Sie wie oben beschrieben vor, wählen beim Brennvorgang aber MP3-CD als Format.

Falls die Wiedergabeliste zu umfangreich ist ...

Auf einen CD-Rohling passen ungefähr 700 Megabyte (MB) oder auch 70 bis 80 Minuten Musik. In der Statusleiste von iTunes sehen Sie, wie viel Megabyte Ihre ausgewählten Titel umfassen, und erkennen deren Gesamtlänge. Fall Sie für den eingelegten CD-Rohling zu viele Titel ausgewählt haben, müssen Sie leider auf einige davon verzichten und sie gegebenenfalls auf einen zweiten CD-Rohling brennen.

1 Wählen Sie Ihre Wiedergabeliste in iTunes aus.

2 Nun markieren Sie die Titel, die gelöscht werden sollen.

3 Betätigen Sie die Taste [Entfernen].

4 Löschen Sie einige Titel, bis Ihre Wiedergabeliste weniger als 700 Megabyte oder 80 Minuten umfasst.

Der iTunes Store

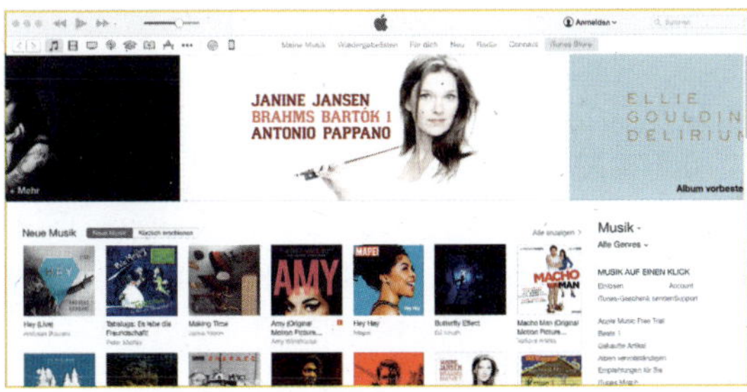

Der iTunes Store steht jedem offen, der einen Internetzugang sowie iTunes auf seinem Mac oder Windows-PC installiert hat. Darin zu stöbern kostet gar nichts, außer Zeit. Sogar das Probehören von Musik und das Anschauen von Trailern sind gratis. Nicht einmal eine Apple-ID ist dazu notwendig. Erst wenn Sie etwas herunterladen, ausleihen oder kaufen möchten, ist eine Apple-ID mit dazugehöriger Bezahlmöglichkeit beziehungsweise einem Guthaben erforderlich. Wie Sie diese beantragen, haben wir Ihnen auf Seite 133 erläutert.

Preisvergleich lohnt sich

Auch wenn es überaus bequem und einfach ist, im iTunes Store einzukaufen und dort viel Geld auszugeben, sollten Sie nicht jedem Kaufimpuls nachgeben. Unter Umständen ist die Musik-CD oder auch der Film, den Sie sehen möchten, woanders preiswerter zu haben. Vor allem die Kauffilme sind vergleichsweise teuer und auf DVD oder Blu-Ray oftmals viel günstiger.

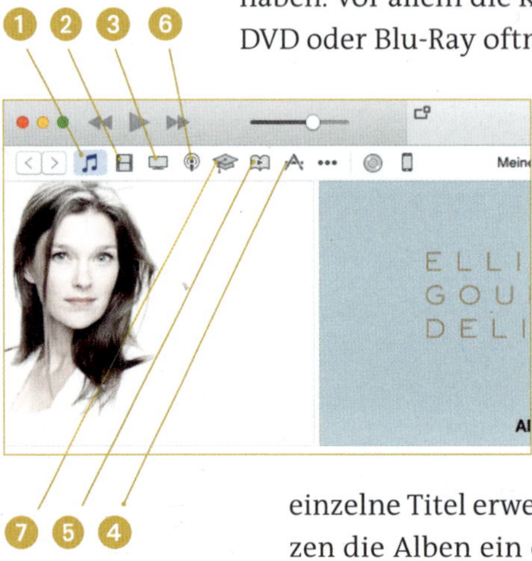

Der iTunes Store im Überblick

Zunächst führen wir Sie durch die Abteilungen des iTunes Stores, damit Sie sich besser orientieren können und wissen, wo was zu finden ist – ob Musik, Filme oder auch Apps.

1. **Musik:** In der Musikabteilung finden Sie Musik der unterschiedlichsten Genres in Hülle und Fülle. Sie können einzelne Titel erwerben oder auch ganze Alben. Bisweilen besitzen die Alben ein digitalisiertes Booklet oder es sind Musikvideos mit dabei. Im Schnitt kostet ein komplettes Album um die zehn Euro, es sind aber auch viele Sonderangebote erhältlich.
2. **Filme:** Falls Ihnen das abendliche Fernsehprogramm zu langweilig ist, können Sie im iTunes Store eine Menge Filme erwerben oder ausleihen. Allerdings sollten Sie aufpassen: Während die Leihgebühr mit bis zu vier Euro noch akzeptabel ist, liegt der Kaufpreis der Filme oft viel höher als im Elektronikmarkt.
3. **TV-Sendungen:** Haben Sie ein paar Folgen Ihrer Lieblingsserie verpasst oder suchen eine Dokumentation, die Sie schon immer sehen wollten, dann werden Sie hier fündig. Mit einem Staffelpass zum günstigeren Preis können Sie auch die gesamte Staffel einer Serie erwerben. Ausleihen lassen sich TV-Sendungen gegenwärtig noch nicht. Dafür gibt es die Möglichkeit, die Serien auch in der Originalsprache zu sehen.
4. **App Store:** Neben dem Mac App Store, dessen Symbol Sie im Dock sehen (siehe Dock, S. 46), finden Sie hier die Abteilung für iPhone- und iPad-Apps. Über iTunes lassen sich diese erwerben, verwalten und mit dem iPhone oder iPad abgleichen.

5 **Hörbücher:** Hier können Sie Hörbücher und Hörspiele erwerben, um sie beispielsweise unterwegs mit dem iPhone zu hören. E-Books finden Sie mittlerweile über eine separate Anwendung: iBooks (siehe „iBooks", S. 168).

6 **Podcasts:** Bei Podcasts handelt es sich um kurze Radio- oder auch TV-Sendungen, die kostenlos heruntergeladen und abonniert werden können. TV- und Radiosender produzieren Podcasts ebenso wie Organisationen, Firmen, Parteien oder Privatleute. Das Angebot an Podcasts ist mittlerweile unüberschaubar, ihre Qualität ist aber oftmals sehr unterschiedlich.

7 **iTunes U:** Bei iTunes U handelt es sich ebenfalls um Podcasts, allerdings nur zu Bildungszwecken. Dort sind Vorlesungen oder ganze Vorlesungsreihen sowie Sprachkurse und einiges mehr zu beziehen. Mittlerweile sind auch einige deutschsprachige Bildungseinrichtungen vertreten, wenngleich die meisten Angebote nach wie vor in englischer Sprache vorliegen.

Hörproben und Trailer

Bevor Sie im iTunes Store Ihr sauer verdientes Geld verprassen, sollten Sie erst einmal schauen, ob das Medium, das Sie erwerben möchten, auch Ihren Vorstellungen entspricht. Umtausch oder Rückgabe sind nämlich in den meisten Fällen ausgeschlossen. Apps können nicht vorab getestet werden.

Ein Album bei iTunes kaufen

Haben Sie sich für ein Album entschieden, geht der Kauf einfach.

1 Klicken Sie auf den Eintrag iTunes Store und wählen Sie das Mediensymbol Musik links oben.

2 Suchen Sie das gewünschte Album und hören Sie hinein. Über das Suchfeld oben rechts können Sie das gesamte Angebot durchstöbern.

3 Wenn Ihnen das Album zusagt, kaufen Sie es, indem Sie auf den entsprechenden Button klicken.

Medium	Vorschau
Musik	Hörprobe
TV & Filme	Trailer (kurzer Filmausschnitt)
E-Books	Leseprobe (über iBooks)
Podcasts	Hörprobe
Hörbücher/Hörspiele	Hörprobe

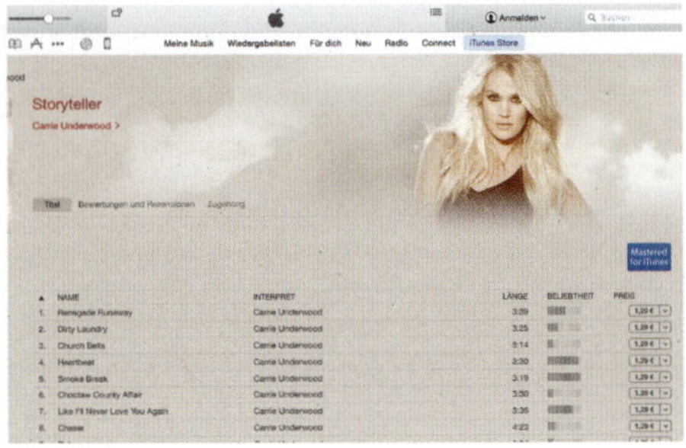

4 Anschließend identifizieren Sie sich mit Ihrer Apple-ID und dem dazugehörigen Kennwort.

5 Nun wird das gewünschte Album heruntergeladen. Die Dauer hängt von der Geschwindigkeit Ihres Internetzugangs ab. Wie weit der Download fortgeschritten ist, erkennen Sie im Downloadfenster, das Sie mit einem Mausklick auf den kleinen Pfeil rechts oben einsehen können.

6 Heruntergeladene Dateien finden Sie in der Wiedergabeliste Einkäufe.

→ Einzelne Songs kaufen

Falls Ihnen nur ein oder ein paar Titel eines Albums zusagen, müssen Sie nicht das gesamte Album erwerben: Sie können auch einzelne Titel kaufen. Oftmals sind allerdings die separaten Titel zusammengenommen teurer als das komplette Album. Entscheiden Sie sich später doch noch, das Album zu kaufen, werden Ihnen bereits erworbene Titel angerechnet. Klicken Sie dazu auf den Eintrag Alben vervollständigen rechts oben auf der Startseite des iTunes Stores.

Filme und TV-Serien erwerben

Wenn Sie einen Film oder eine Fernsehserie kaufen, gehen Sie identisch vor. Auch hier suchen Sie zuerst den Film aus, erwerben ihn und laden ihn herunter. Bei einem Kino- oder Spielfilm haben Sie

in der Regel auch die Möglichkeit, ihn stattdessen auszuleihen. In diesem Fall müssen Sie den Film binnen 30 Tagen anschauen und – sobald Sie damit begonnen haben – innerhalb von 48 Stunden zu Ende sehen. Danach wird er automatisch gelöscht.
Fernsehfilme und Serien können Sie bisher leider nur erwerben und nicht ausleihen. Gekaufte und geliehene Medien landen immer automatisch in der iTunes-Mediathek und sind in den Wiedergabelisten Filme und TV-Sendungen zu finden.

Die iTunes-Mediathek für iPhone und iPad

Wenn Sie Besitzer eines iPhones oder iPads sind, dann hat iTunes noch eine weitere Funktion parat. Das Programm dient ebenfalls der Synchronisation, also dem Austausch von Daten, zwischen einem Mac und dem entsprechenden Gerät. Wie Sie schon wissen, werden einige Daten bereits automatisch abgeglichen, beispielsweise Adressen, Kalender, Routen der Karten-App oder auch Lesezeichen und Notizen Ihrer E-Books. Andere Daten allerdings, wie Musik, Filme, Podcasts, E-Books und Apps, sollten Sie gezielt auf das iPhone oder iPad überspielen.
Dazu müssen Sie das Gerät per USB-Kabel mit dem Mac verbinden. Anschließend startet iTunes – der Hauptbahnhof für Ihre Daten und Geräte – normalerweise automatisch. Ist dies nicht der Fall, dann starten Sie es selbst. Die Synchronisierung der Daten funktioniert zwar auch über WLAN, am schnellsten und am sichersten ist aber die Methode über das USB-Kabel.

1 Schließen Sie das iPhone mit dem beiliegenden USB-Kabel an Ihren Mac an.

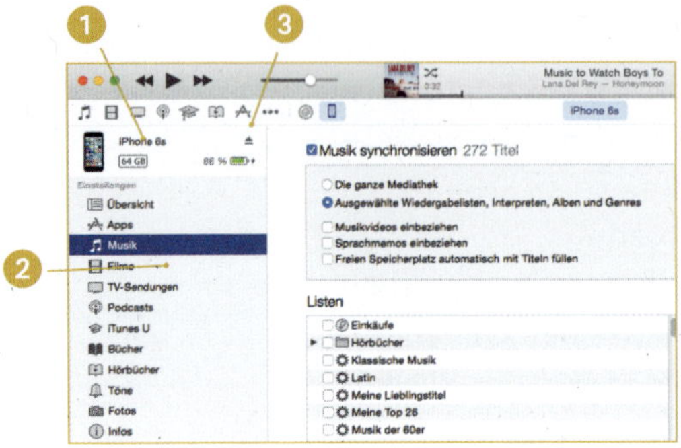

2 In der Regel startet iTunes nun automatisch. Links in der Seitenleiste erscheint ein Eintrag mit dem Namen Ihres iPhones (1).

3 Über die Einstellungen (2) – von Apps bis Fotos – wählen Sie die Medien aus, die mit dem iPhone synchronisiert werden sollen.

4 Hierfür aktivieren Sie üblicherweise den Eintrag Medien synchronisieren und wählen anschließend die gewünschten Medien per Mausklick aus.

5 Die Synchronisierung starten Sie über einen Mausklick auf Synchronisieren oder Anwenden unten rechts. Ganz unten sehen Sie eine Balkengrafik, die anzeigt, wie viel Speicherplatz noch auf dem iPhone vorhanden ist.

6 Nachdem die Synchronisierung abgeschlossen ist, werfen Sie das iPhone aus, indem Sie links in der Seitenleiste auf den kleinen Auswerfen-Button (3) klicken.

Apple Music – Musik ohne Ende

Mit Apple Music bietet Apple – ebenfalls über iTunes und den iTunes Store – auch einen Streaming-Dienst für Musik und Musikvideos an. Das bedeutet, Sie können nahezu alle im iTunes Store erhältlichen Alben und Titel unbegrenzt online hören, aber nicht auf Ihrem Mac speichern und beispielsweise auf eine CD brennen. Apple Music kostet knapp 10 Euro im Monat für Einzelpersonen und knapp 15 Euro für Familien. Sie abonnieren Apple Music über

Info

Der Mac App Store: Möchten Sie keine Apps fürs iPhone oder iPad, sondern für Ihren Mac kaufen, dann besuchen Sie statt des iTunes Stores den Mac App Store, dessen Symbol im Dock zu finden ist. Im Mac App Store gibt es Apps für die unterschiedlichsten Anwendungsgebiete und Ansprüche – von Büroprogrammen bis hin zu Spielen. Zum Einkaufen genügen Ihre Apple-ID und ein paar Mausklicks. Umgehend wird die gewünschte App geladen und im Ordner Programme abgelegt.
Zudem sorgt der App Store weitgehend automatisch für die neuesten Updates Ihrer Programme. Das gilt für alle von Apple stammenden Programme sowie Apps, die aus dem App Store stammen oder zu OS X El Capitan gehören. Entsprechende Updates werden im Register Updates aufgelistet, wo Sie sie gezielt auswählen und installieren können. Sie können übrigens Ihre erworbenen Apps auf jedem Ihrer Macs installieren und nutzen, wenn Sie dort mit der gleichen Apple-ID angemeldet sind.

www.apple.com/de/music. Während einer dreimonatigen Testphase fallen keine Kosten an. Später ist es monatlich kündbar.

Apple Music – ja oder nein?

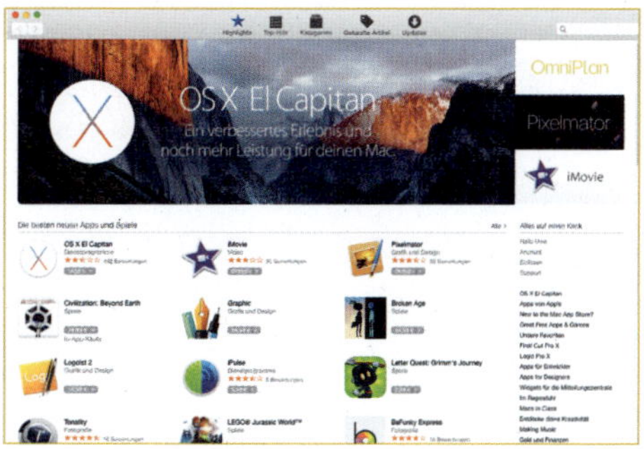
OS X El Capitan
Ein verbessertes Erlebnis und
noch mehr Leistung für deinen Mac
OmniPlan
Pixelmator
iMovie

Für wen ist Apple Music geeignet? Falls Sie immer und möglichst überall die neuesten Hits hören, aber keine Unsummen an Geld dafür ausgeben möchten, sollten Sie sich Apple Music mal genauer anschauen. Sie müssen allerdings über eine gute und stabile Internetverbindung mit Flatrate verfügen. Auch ein entsprechender Mobilfunkvertrag ist sinnvoll, wenn Sie Apple Music auch unterwegs auf Ihrem iPhone oder iPad genießen möchten. Sie sollten aber keine allzu hohen Ansprüche an die Klangqualität haben, die beim Streaming stets geringer ist als beispielsweise bei einer CD oder LP.

Falls Sie zu den Menschen gehören, die Ihre CD- und LP-Sammlung hüten wie einen Schatz und Musik nicht nur gerne hören, sondern auch in Form von Datenträgern sammeln und besitzen möchten, sollten Sie von Apple Music besser Abstand nehmen. Auch Musikliebhaber, für die ein Album mit Cover und Booklet beziehungsweise Hülle eine Art Gesamtkunstwerk darstellt, werden mit Apple Music vermutlich nicht warm. Audiophile Menschen sind mit der klanglichen Qualität gewiss nicht zufrieden.

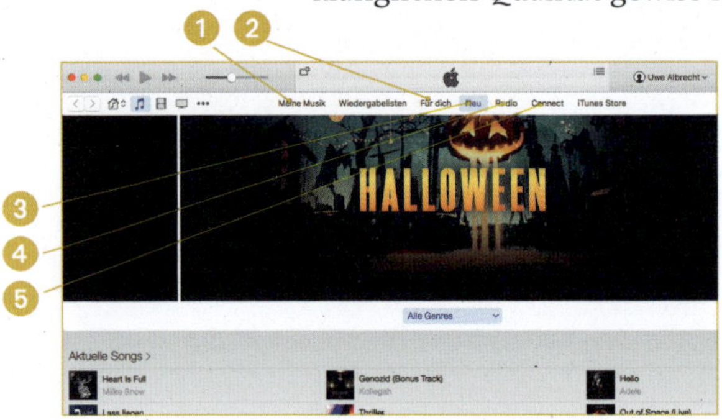

Apple Music im Überblick

Um Apple Music auf dem Mac zu nutzen, benötigen Sie natürlich iTunes. Zudem müssen Sie ein kostenpflichtiges Abonnement oder zumindest das dreimonatige kostenlose Probeabo abgeschlossen haben. In dem Fall können Sie auf Apple Music zugreifen, sobald Sie sich mit Ihrer Apple-ID im iTunes Store angemeldet haben. Im Folgenden geben wir Ihnen einen kurzen Überblick.

1. **Meine Musik:** Falls Sie aus Apple Music Alben oder Musiktitel ausgewählt und Ihren Wiedergabelisten hinzugefügt haben, sind diese hier zu finden. Alle Alben und Titel aus Apple Music haben auf dem Cover ein kleines Wolkensymbol. Das unterscheidet sie von Alben und Titeln, die Sie selbst besitzen.
2. **Für dich:** Hier zeigen Sie Apple Music, welche Genres Sie besonders mögen. Klicken Sie dazu einfach auf die roten Luftballons. Dann wird das Angebot Ihrem Musikgeschmack angepasst.

3 **Neu:** Hier finden Sie einen Überblick über die neuesten Alben und Titel unterschiedlicher Genres. Sie haben Zugriff auf die Playlists der Musikexperten von Apple. Je nach Stimmung finden Sie hier die passende Playlist.

4 **Radio:** Um Internetradio zu hören, klicken Sie auf diesen Eintrag. Neben diversen Radiosendern der verschiedenen Genres haben Sie auch Zugriff auf den Apple-Sender Beats 1.

5 **Connect:** Bei Connect handelt es sich um eine Art soziales Netzwerk für Fans. Hier können Sie, ähnlich wie bei Twitter, Ihren Lieblingskünstlern folgen und werden so mit den neuesten Informationen versorgt.

Radio hören

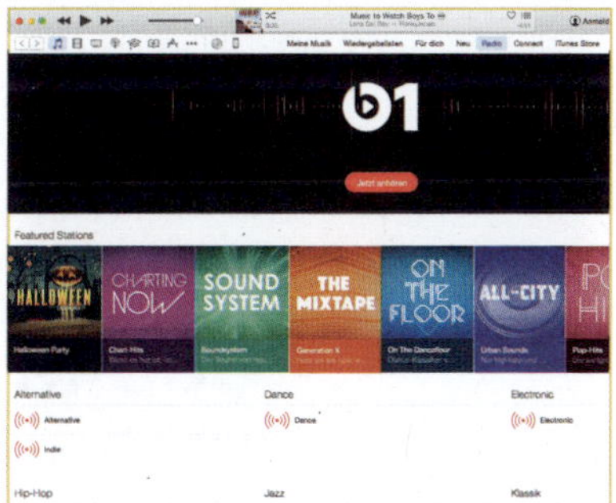

iTunes Music präsentiert Ihnen eine Vielzahl von Radiosendern, die nach Genres sortiert sind. Weitere Sender können Sie selbst hinzufügen.

1 Wählen Sie oben den Eintrag Radio.

2 Es erscheint eine Liste mit den Symbolen unterschiedlicher Sender. Suchen Sie einen Sender aus und starten Sie ihn mit einem Doppelklick.

3 Die kürzlich gespielten Sender finden Sie künftig ganz oben in der Liste.

Apple-fremde Radiosender mit iTunes hören

iTunes Music enthält zwar schon eine ganze Reihe an Internet-Radiosendern, möchten Sie aber beispielsweise einen nationalen oder regionalen Sender hören, dann müssen Sie ihn selbst hinzufügen. Aber wie geht das? Ganz einfach: Fast jeder Radiosender hat eine eigene Website, über die Sie in der Regel auch im Internet dessen Programm hören können. Falls der Sender ein zu iTunes kompatibles Format (auf Basis des MP3-Formats) verwendet, lässt er sich der Liste hinzufügen.

1 Besuchen Sie beispielsweise die Website des Deutschlandfunks unter der Adresse www.deutschlandfunk.de.
2 Wählen Sie den Eintrag Hören oben rechts auf der Seite und anschließend Zu den Live-Streams.
3 Hier klicken Sie auf Playlists MP3: 128 kBit/s.
4 Wählen Sie nun oben im Adressfeld die Internetadresse www.deutschlandradio.de/streaming/dlf.m3u mit gedrückter Maustaste aus und kopieren Sie sie mit der Tastenkombination [ctrl]+[C] in die Zwischenablage.

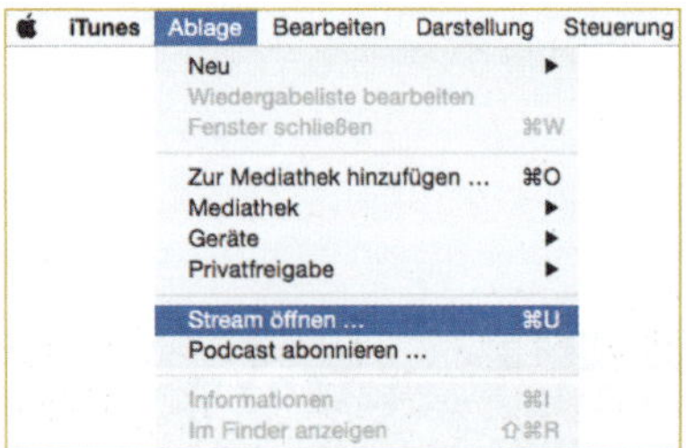

5 Öffnen Sie in iTunes das Menü Ablage und dort den Befehl Stream öffnen. Kopieren Sie die Internetadresse mit der Tastenkombination [ctrl]+[V] in das kleine Fenster. Starten Sie die Wiedergabe in iTunes mit einem Mausklick auf Ok. Der Sender wird in die Wiedergabeliste Internettitel eingeordnet.

iBooks: In elektronischen Büchern schmökern

Wie Sie bereits erfahren haben, betreibt Apple mit dem iBooks Store auch eine elektronische Buchhandlung, in der Sie Literatur vieler Sparten per Mausklick auf Ihren Mac oder Ihr iPad und iPhone laden können.
Auch wenn das Lesen auf dem Mac selber natürlich nicht so bequem ist wie mit dem iPad auf dem Sofa, kann es beim Studium von Handbüchern oder Fachliteratur durchaus von Vorteil sein. Bequemer lassen sich Bücher mit Lesezeichen, Markierungen und Notizen nämlich nicht versehen, und zudem können Sie parallel in

der Textverarbeitung Ihren eigenen Text verfassen. Die Markierungen und Notizen werden übrigens mit iBooks auf dem iPad und iPhone abgeglichen, sodass Sie später dort weiterlesen können, wo Sie zu Hause begonnen haben.

Tipp: Mit iBooks lassen sich auch prima E-Books im PDF-Format verwalten, beispielsweise Handbücher und Kataloge, sofern sie nicht kopiergeschützt sind. Um es in iBooks zu importieren, ziehen Sie das E-Book einfach auf das geöffnete Fenster von iBooks.

iBooks im Überblick

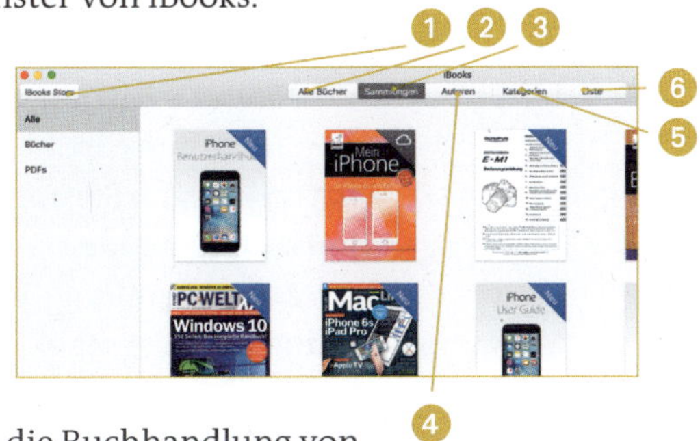

Die iBooks-App finden Sie im Dock oder im Programme-Ordner. Sie erkennen sie am orangenen Symbol mit einem aufgeschlagenen Buch und starten sie wie alle anderen Programme per Mausklick beziehungsweise Doppelklick.

1. **iBooks Store:** Hierüber gelangen Sie in die Buchhandlung von Apple und besorgen sich neuen Lesestoff.
2. **Alle Bücher:** Damit listen Sie alle Ihre E-Books auf.
3. **Sammlungen:** Blenden Sie die Seitenleiste mit Ihren Sammlungen ein. Sie entsprechen den Wiedergabelisten von iTunes.
4. **Autoren:** Sortieren Sie Ihre E-Books nach Autorennamen.
5. **Kategorien:** Hier ordnen Sie Ihre Bibliothek nach Literaturgenres.
6. **Liste:** Auch eine Liste ist manchmal praktisch.

Bücher kaufen

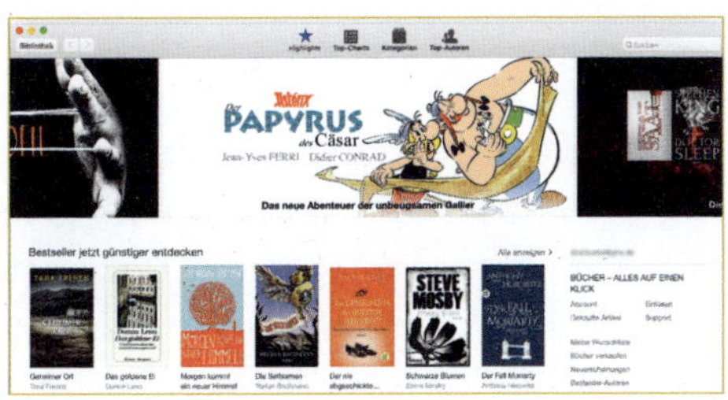

Um ein Buch zu erwerben, klicken Sie nach dem Start des Programms links oben auf iBooks Store, wählen dann wie gewohnt das E-Book aus und kaufen es über den entsprechenden Button. Alternativ haben Sie die Möglichkeit, sich über

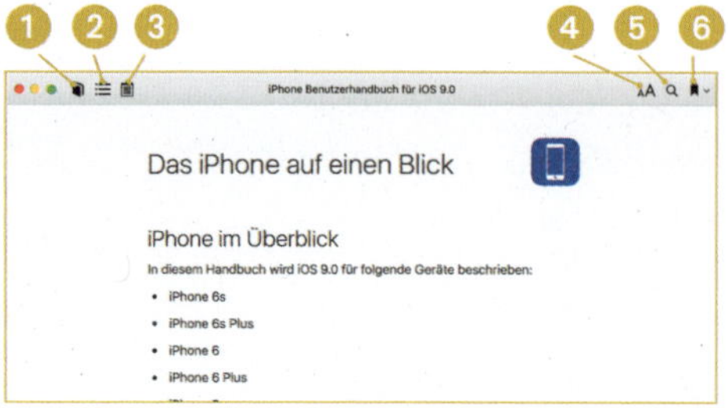
1
2
3
4
5
6
iPhone Benutzerhandbuch für iOS 9.0
Das iPhone auf einen Blick
iPhone im Überblick
In diesem Handbuch wird iOS 9.0 für folgende Geräte beschrieben:
iPhone 6s
iPhone 6s Plus
iPhone 6
iPhone 6 Plus

Auszug laden eine von Apple vorgegebene Leseprobe zu besorgen.

Bücher lesen

1 Starten Sie iBooks und klicken Sie gegebenenfalls links oben auf Bibliothek, um Ihre Büchersammlung anzuzeigen.

2 Öffnen Sie das Buch mit einem Doppelklick. Links oben finden Sie die Symbole für die gesamte Bibliothek (1), das Inhaltsverzeichnis (2) und die Notizen (3).

3 Sie blättern im Buch über die Pfeiltasten auf der Tastatur. Alternativ bewegen Sie auf dem Trackpad zwei Finger nach rechts oder links, auf der Magic Mouse nur einen Finger.

4 Zur Darstellung des Buches im Vollbild klicken Sie auf das grüne Ampelsymbol links oben.

5 Rechts oben finden Sie die Symbole, um die Schrift (4) und die Hintergrundfarbe einzustellen. Ganz rechts befinden sich die Symbole für die Suche (5) und die Lesezeichen (6).

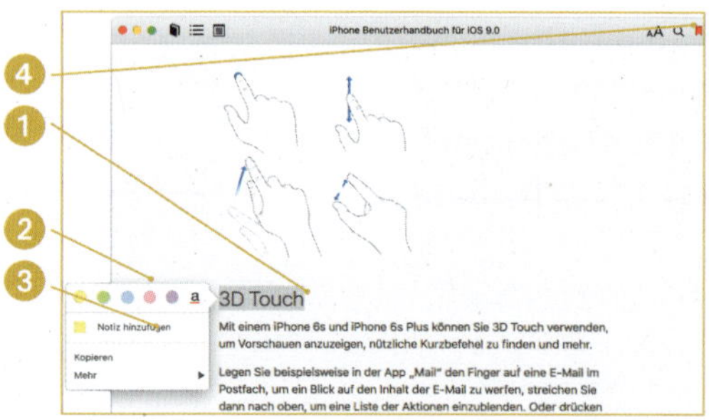

Bücher markieren und beschriften

1 Öffnen Sie das Buch und schlagen Sie die entsprechende Seite auf.

2 Zum Markieren von Textstellen halten Sie die Maustaste gedrückt (1).

3 Nun erscheint ein kleines Fenster (2), in dem Sie die Farbe bestimmen, mit der die Teststelle markiert werden soll.

4 Zum Verfassen von Textnotizen klicken Sie stattdessen auf den Eintrag Notiz hinzufügen. Geben Sie nun in das kleine, gelbe Fenster (3) Ihre Anmerkung ein.

5 Zu guter Letzt erstellen Sie über das Lesezeichen-Symbol oben rechts ein Lesezeichen (4). Mit einem Mausklick auf das Lesezeichen listen Sie später alle Lesezeichen im Buch auf.

Video-DVDs am Mac schauen

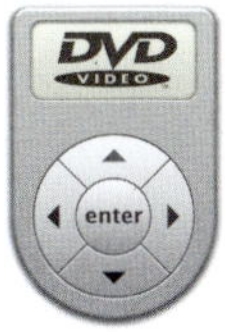

Trotz des iTunes Stores mit seinem reichhaltigen Filmangebot oder auch diverser Videostreaming-Dienste wie Netflix, Maxdome oder Amazon Instant Video sind DVDs und Blu-Rays weiter sehr gefragt. Ähnlich wie beim Thema Musik möchten viele Cineasten den Film lieber mit Hülle, Cover und Booklet bei sich zu Hause im Regal stehen haben, damit sie ihn jederzeit anschauen können – auch unabhängig vom Internet. Mit einem Mac – vor allem mit einem MacBook – mit DVD-Laufwerk besitzen Sie einen flexiblen DVD-Player, mit dem Sie auch auf der Terrasse, unterwegs im Zug oder in einem Hotel gemütlich eine DVD schauen können.

Der DVD-Player im Überblick

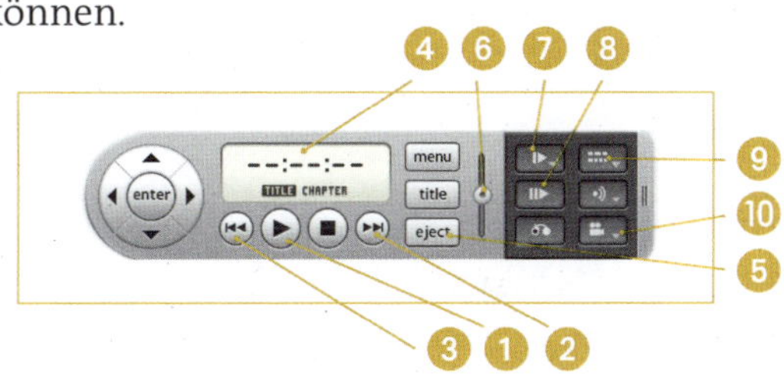

Bei der DVD-Player-App von OS X ist alles so, wie Sie es von einem herkömmlichen DVD-Player gewohnt sind.

1. **Abspielen/Pause:** Hier starten Sie das Abspielen der DVDs oder können es unterbrechen.
2. **Vor:** Hier springen Sie oder spulen vor.
3. **Zurück:** Klicken Sie kurz darauf, springen Sie zu den vorherigen Kapiteln zurück, klicken Sie länger, wird zurückgespult.
4. **Anzeige:** Hier wird angezeigt, wie lange der Film schon beziehungsweise noch läuft und in welchem Kapitel Sie sich gerade befinden.
5. **Auswerfen:** Werfen Sie hier die DVD aus. Dieser Befehl bewirkt das Gleiche wie die Eject-Taste auf Ihrer Tastatur.
6. **Lautstärke:** Hier passen Sie die Lautstärke an. Alternativ geht das auch über die Funktionstasten [F11] und [F12] auf der Tastatur (siehe Apple-Tastatur, S. 28).
7. **Pfeil1:** Spielen Sie den Film in Zeitlupe an.
8. **Pfeil2:** Betrachten Sie den Film Bild für Bild.

⑨ **Untertitel:** Untertitel einschalten.
⑩ **Tonspur:** Tonspur wechseln und damit auch die Sprache.

1 Wenn Sie eine DVD in das DVD-Laufwerk Ihres Macs einlegen, startet das Programm DVD-Player normalerweise automatisch.
2 Zum Abspielen gehen Sie so vor, wie Sie es von einem herkömmlichen DVD-Player kennen.
3 Falls gewünscht, können Sie die Tonspur beziehungsweise Sprache ändern (siehe oben).

Bildschirmansicht anpassen

Im Menü Darstellung passen Sie die Größe des Hauptfensters an. Wählen Sie die passende Größe, wobei die Vollbildansicht dann ratsam ist, wenn Sie die DVD in ganzer Pracht genießen möchten. Sie haben folgende Möglichkeiten:

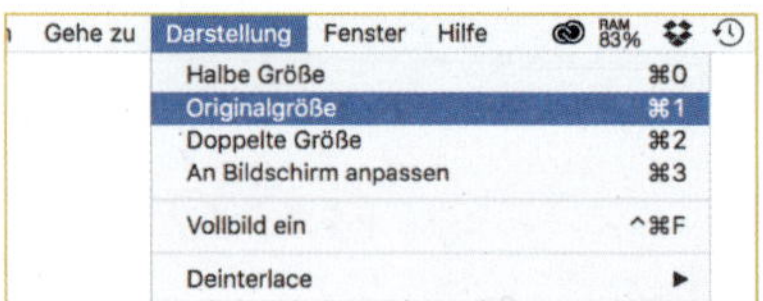

- **Halbe Größe**
- **Originalgröße**
- **Doppelte Größe**
- **An Bildschirm anpassen**
- **Vollbild ein**

Tipp: Möchten Sie auch Blu-Rays am Mac schauen, dann klappt das mit dem DVD-Player leider nicht. Hier benötigen Sie etwas Nachhilfe in Form eines Programms – Sie können den Macgo Blu-Ray Player auf http://de.macblurayplayer.com herunterladen. Bei der Gratisversion wird beim Abspielen ein Wasserzeichen angezeigt, die kostenpflichtige Version ist für circa 50 Euro erhältlich.
Und bevor wir es vergessen: Natürlich benötigen Sie auch einen externen Blu-Ray-Brenner, den es für circa 100 Euro zu kaufen gibt. Die Investition lohnt sich, denn damit können Sie auch selbst Blu-Rays erstellen und beispielsweise eine Sicherungskopie Ihrer wichtigsten Daten auf einer Daten-Blu-Ray anfertigen, die je nach Brenner und Rohling eine Kapazität von 25 bis 128 Gigabyte besitzt.

TV-Stick, Videostreaming und Apple TV

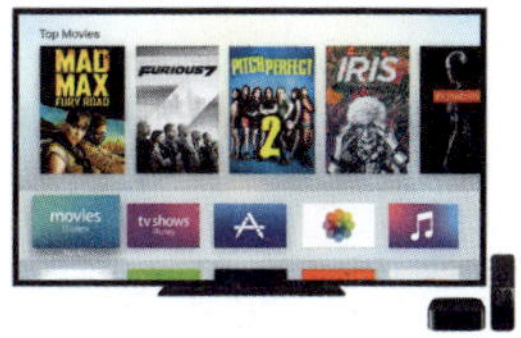

Wenn Sie Ihren Mac als TV-Gerät nutzen möchten, benötigen Sie zusätzliche Hardware. In diesem Fall ist es ein kompatibler TV-Stick für die USB-Schnittstelle. Damit können Sie, je nach Bauart, das digitale Antennenfernsehen DVB-T empfangen oder auch Kabel- beziehungsweise Satellitensender. Hierfür sollte natürlich ein Kabelanschluss beziehungsweise der Satellitenempfang vorhanden sein. Die notwendige Software – EyeTV oder The Tube – ist in der Regel bereits im Lieferumfang des TV-Sticks enthalten. Sie erlaubt es aber nicht nur fernzusehen, sondern auch Sendungen auf der Festplatte Ihres Macs aufzuzeichnen – auch dann, wenn Sie nicht zu Hause sind oder etwas anderes machen.

Apple TV im Überblick

Mit Apple TV (je nach Ausstattung 70 bis 220 Euro) können Sie Filme und andere Medien aus dem iTunes Store beziehungsweise Ihrer iTunes-Mediathek am Fernsehgerät anschauen. Darüber hinaus haben Sie Zugriff auf Ihre Fotosammlung – sofern sie von der Fotos-App verwaltet wird –, YouTube, diverse Mediatheken und vieles mehr. Das neueste Apple TV ab knapp 180 Euro ermöglicht auch die Installation von Apps und Spielen – wie Sie es vom iPhone oder iPad gewohnt sind. Apple TV wird über HDMI an Ihr TV-Gerät angeschlossen. Sowohl der Mac als auch iPhone und iPad können Inhalte wie Filme, Musik oder die Bildschirmausgabe an Apple TV senden – und zwar über AirPlay. Dazu müssen die Geräte im gleichen WLAN-Netzwerk angemeldet sein. Klicken Sie in der entsprechenden Anwendung auf das AirPlay-Symbol und wählen Sie den Eintrag Apple TV aus. Nun wird der Bildschirminhalt, die App oder der Film über das Apple TV auf dem TV-Gerät angezeigt.

Kreativität mit Fotos & Videos

Bei kreativ arbeitenden Menschen war der Mac schon immer sehr beliebt. Aber auch Hobbyfilmer und Amateurfotografen kommen auf ihre Kosten, denn mit Fotos und iMovie sind auf jedem Mac zwei einfach zu bedienende, aber dennoch leistungsfähige Programme installiert, mit denen Fotos und Videos prima importiert, verwaltet und bearbeitet werden können.

Die Fotos-App

Die App Fotos ist – wie iTunes für Musik, Filme und Apps – für die Verwaltung Ihrer Fotosammlung zuständig. Damit können Sie Ihre Familien- und Urlaubsaufnahmen ebenso wie Ihre fotografischen Kunstwerke sortieren, bearbeiten sowie Diashows und Alben erstellen. Sie können nach Herzenslust experimentieren, denn das Originalfoto lässt sich bei Bedarf per Mausklick wieder zurückholen.

Fotos-App im Überblick

1. **Foto-Mediathek:** Ähnlich wie bei iTunes verwaltet Fotos Ihre Bilder in einer Mediathek. Sie können sie nach Aufnahmedatum, Alben, Gesichtern und Orten sortieren.

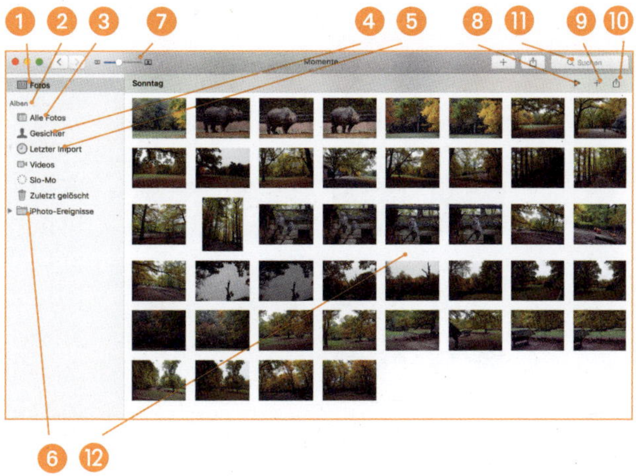

2. **Importieren:** Hier finden Sie normalerweise alle angeschlossenen Geräte wie das iPhone, iPad, die Digitalkamera und Speicherkarten.
3. **Alle Fotos:** Listen Sie hier alle Ihre Fotos sortiert nach Aufnahmedatum auf.

- **4 Gesichter:** Zeigen Sie alle erkannten Gesichter auf Ihren Fotos an.
- **5 Letzter Import:** Hier finden Sie die zuletzt importierten Fotos.
- **6 Alben:** Alle von Ihnen erstellten Alben sind hier zu finden.
- **7 Zoomen:** Mit dem Schieberegler vergrößern Sie die gewählten Fotos oder deren Voransicht.
- **8 Diashow:** Starten Sie hier eine Diashow der ausgewählten Fotos.
- **9 Plussymbol:** Über einen Mausklick auf das Plussymbol legen Sie neue Alben, Fotobücher oder Fotokalender an.
- **10 Teilen-Feld:** Möchten Sie Fotos an andere Programme wie Apple Mail weitergeben oder online veröffentlichen, dann klicken Sie auf diesen Button.
- **11 Suchen:** Suchen Sie hier nach Fotos.
- **12 Bearbeiten:** Mit einem Doppelklick und anschließendem Mausklick rechts oben auf Bearbeiten öffnen Sie ein Foto zum Bearbeiten.

Suchen Sie noch mehr Informationen zu einem Foto, beispielsweise Belichtungszeit und Blende? Dann öffnen Sie zuerst mit dem sekundären Mausklick oder Rechtsklick das Kontextmenü des Fotos. Dort wählen Sie den Befehl Informationen.

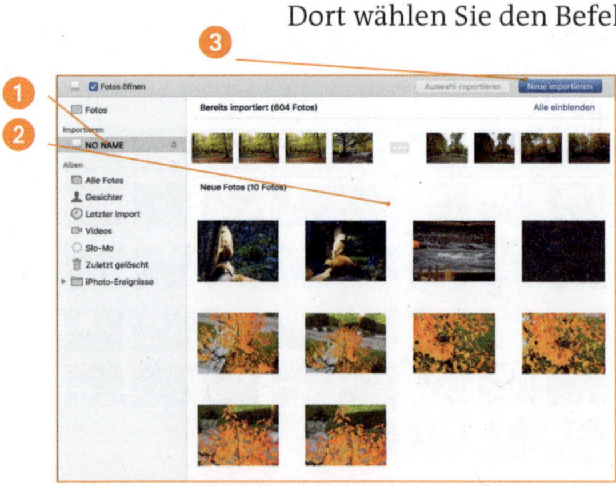

Bilder mit der Fotos-App über ein USB-Kabel importieren

Verbinden Sie die Digitalkamera mit dem dazugehörigen USB-Kabel. Üblicherweise ist es im Lieferumfang enthalten, anderenfalls können Sie in jedem Elektronik- oder Fotogeschäft eines finden. Nehmen Sie Ihre Kamera mit, denn USB-Kabel gibt es mit unterschiedlich großen Steckern.

1 Verbinden Sie Ihre Kamera mit dem mitgelieferten USB-Kabel und stecken Sie den USB-Stecker in die USB-Schnittstelle des Macs.
2 Schalten Sie die Kamera an.
3 Fotos startet normalerweise automatisch und zeigt alle Fotos (2) an, die sich auf der Speicherkarte oder dem internen Speicher (1) der Digitalkamera oder des Smartphones befinden.
4 Wenn Sie auf Neue importieren (3) klicken, werden alle entsprechenden Fotos in die Foto-Mediathek übertragen. Alternativ lassen sich bei Bedarf einzelne Bilder per Mausklick auswählen und importieren.
5 Nachdem der Import abgeschlossen ist, fragt Fotos nach, ob die importierten Fotos auf der Kamera beziehungsweise Speicherkarte erhalten bleiben sollen. Wählen Sie die für Sie passende Option aus.

Info

Die iCloud-Fotomediathek: Auf Wunsch können Sie alle Fotos in iCloud hochladen (siehe „Apples iCloud", S. 202). Hierzu aktivieren Sie auf dem Mac in den Einstellungen von Fotos die Option iCloud-Fotomediathek. Damit können Ihre Fotos auf allen Ihren Macs, auf dem iPhone und iPad betrachtet und bearbeitet werden. Behalten Sie aber auf jeden Fall die Einstellung Originale auf diesen Mac laden bei, damit die Fotos auch offline in vollständiger Auflösung verfügbar sind.
Bei einer großen Fotosammlung ist die Verwendung der iCloud-Fotomediathek nicht praktikabel. Sie müssen dann mehr teuren Speicherplatz erwerben und das Übertragen der Foto-Mediathek dauert lange. Besser ist, die Fotos auf dem Mac zu behalten und eine regelmäßige Datensicherung mit Time Machine (siehe „Datensicherung mit Time Machine", S. 199) auf einer externen Festplatte durchzuführen. Nur dann sind Ihre Fotoschätzchen wirklich sicher.

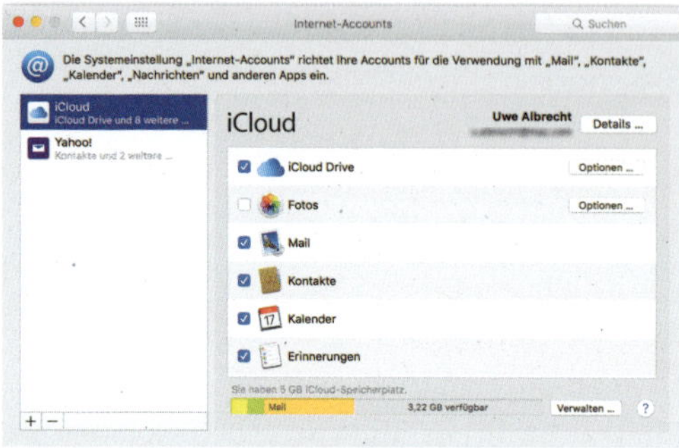

Bilder mit der Fotos-App über die SD-Karte importieren

Bei Digitalkameras werden die Fotos normalerweise auf Speicherkarten, beispielsweise SD-Karten, gespeichert, der „legitime“ Nachfolger der guten alten Filmrollen. Nur dass auf diese Karten nicht nur 36 Fotos passen, sondern je nach Modell sowie Größe und Auflösung des Fotos Hunderte oder gar Tausende. SD-Karten sind mittlerweile günstig und in verschiedenen Speichergrößen erhältlich. Generell gilt: je größer und schneller, desto teurer. Fotos von der SD-Karte zu importieren, geht ebenso einfach wie direkt von der Digitalkamera. Stecken Sie die Speicherkarte in den Einschub am Mac und gehen Sie so vor, wie oben beim Import von der Digitalkamera beschrieben.

Tipp: Verwenden Sie unterwegs oder im Urlaub lieber mehrere kleine Speicherkarten. Sollte eine defekt sein, verlieren Sie nur einen Teil Ihrer Fotos und nicht alle.

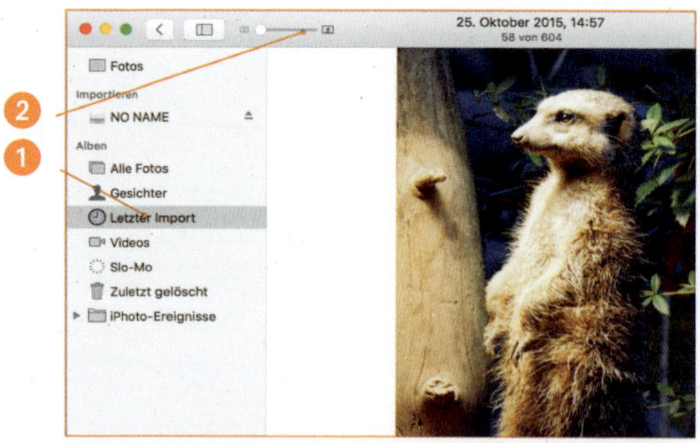

Fotos betrachten

Nach dem Importieren sollten Sie Ihre Fotos sichten und die unscharfen oder auf den ersten Blick misslungenen gleich löschen. Ansonsten wird die Festplatte sehr schnell voll. Dies gilt besonders für passionierte Hobbyfotografen, die auf einen Schlag Hunderte oder noch mehr Fotos machen.

1 Möchten Sie die soeben importierten Fotos anschauen, dann klicken Sie links auf Letzter Import (1).

2 Klicken Sie auf das erste Foto. Es wird umgehend im Hauptfenster angezeigt.

3 Blättern Sie mit den Pfeiltasten zu den nächsten Fotos oder bewegen Sie auf dem Trackpad zwei Finger nach rechts. Zum Vergrößern nutzen Sie die Zoomfunktion (2) oben links.

4 Um ein Foto zu löschen, öffnen Sie das Menü Bild und wählen dort die entsprechende Funktion. Noch schneller geht es über die Backspace-/Rückschritttaste.

Album erstellen

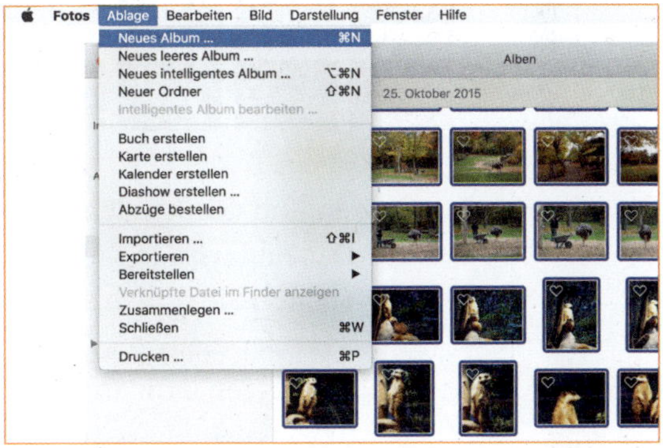

Fotos sortiert Ihre Bilder in chronologischer Reihenfolge. Sie können sie über einen Mausklick auf den Eintrag Fotos links in der Seitenleiste betrachten. Oft ist es jedoch viel praktischer, die thematisch oder vom Motiv her ähnlichen Fotos in einem Album zusammenzufassen. Dazu gehen Sie folgendermaßen vor:

1 Wählen Sie die gewünschten Fotos aus – beispielsweise alle oder einen Teil der soeben importierten Aufnahmen.

2 Öffnen Sie das Menü Ablage und wählen Sie dort den Befehl Neues Album ...

3 Geben Sie dem Album einen aussagekräftigen Namen und klicken Sie auf Ok.

4 Das Album wird erstellt und erscheint links in der Seitenleiste von Fotos.

Fotos verschieben

Ab und zu kann es notwendig sein, die Foto-Mediathek etwas umzuorganisieren und dabei bestimmte Fotos zwischen Alben hin und her zu kopieren – beispielsweise, um ähnliche Motive in einen gemeinsamen Ordner zu verschieben. Im Folgenden erklären wir Ihnen, wie das geht.

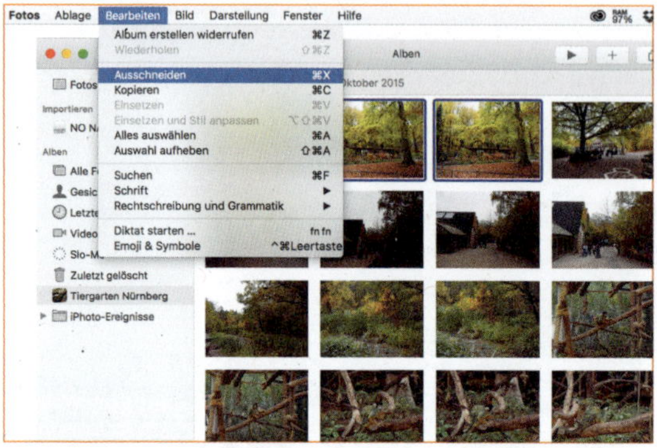

1 Öffnen Sie in der linken Seitenleiste das erste Album mit einem Mausklick.

2 Wählen Sie das oder die gewünschten Fotos per Mausklick aus. Mehrere Fotos lassen sich auswählen, indem Sie auf das erste Foto klicken, die Maustaste gedrückt halten und den Mauszeiger dann über die anderen Fotos ziehen.

3 Öffnen Sie nun das Menü Bearbeiten und wählen den Befehl Ausschneiden.

4 Das Bild wird in die Zwischenablage kopiert.

5 Suchen Sie nun das andere Album aus, öffnen Sie es und fügen Sie das oder die Fotos über die sekundäre Maustaste sowie den Befehl Einsetzen dem anderen Album hinzu.

Fotos löschen

Um Fotos zu löschen, gibt es unterschiedliche Möglichkeiten:

- ▶ **Wählen Sie** das Foto aus und öffnen Sie mit der sekundären oder rechten Maustaste den Befehl Foto löschen.
- ▶ **Öffnen Sie** nach der Auswahl des Fotos das Menü Bild und verwenden Sie den Befehl Foto löschen.
- ▶ **Betätigen Sie** nach der Auswahl des Fotos die Rücktaste.

Um die gelöschten Fotos noch einmal zu kontrollieren, öffnen Sie das Menü Ablage und dort den Befehl Zuletzt gelöscht anzeigen. Möchten Sie ein Foto wiederherstellen, wählen Sie es aus und klicken anschließend auf Wiederherstellen. Möchten Sie die Fotos stattdessen endgültig löschen, geht das ebenfalls mit einem einzigen Mausklick: Wählen Sie in diesem Fall Alle löschen.

Fotos bearbeiten

Früher benötigte man für die Bildbearbeitung noch ein ganzes Fotolabor mit Dunkelkammer. Heute erledigen Sie einfache Korrekturen mit dem Mac und der Fotos-App – auch ohne dass Sie dazu ein Profi sein müssen. Und haben Sie einmal einen Fehler gemacht oder waren Sie übereifrig, dann ist das auch kein Problem: Normalerweise können Sie jeden Schritt wieder rückgängig machen und das unbearbeitete Originalfoto zurückholen.

Möchten Sie auf Nummer sicher gehen, dann duplizieren Sie das Foto zuvor und bearbeiten das Duplikat. Dazu wählen Sie zuerst das gewünschte Foto aus. Nun öffnen Sie mit einem Rechtsklick oder Klick auf die sekundäre Maustaste das Kontextmenü. Hier wählen Sie den Befehl Foto duplizieren. Die Kopie wird erstellt und bekommt einen eigenen Namen.

Fotobearbeitung im Überblick

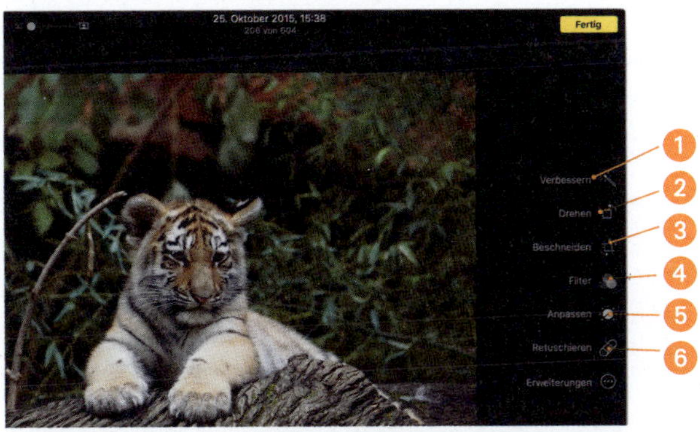

Wählen Sie zunächst per Doppelklick ein Foto aus und klicken Sie dann rechts oben auf Bearbeiten. Anschließend erscheint die digitale Dunkelkammer der Fotos-App, in der Sie die Bearbeitungen vornehmen können.

1 **Verbessern:** Über einen Mausklick auf Verbessern analysiert die App das Bild und passt Helligkeit, Farbgebung und Parameter in einem Schritt an. Falls Ihnen das Ergebnis nicht zusagt, lässt es sich über einen Mausklick auf Zurück zum Original rückgängig machen.

2 **Drehen:** Mit diesem Werkzeug drehen Sie das Foto gegen den Uhrzeigersinn.

3 **Beschneiden:** Über Beschneiden lassen sich der Bildausschnitt oder das Seitenverhältnis nachträglich ändern. Hier sollten Sie allerdings die gängigen Größenverhältnisse beachten. Jedenfalls dann, wenn Sie das Foto von einem Dienstleister ausdrucken lassen. Außerdem können Sie über die Skala am rechten Rand des Bildes ein leicht gekipptes Foto horizontal ausrichten. Über den Befehl Autom. übernimmt das die App für Sie.

4 **Filter:** Mit einfachen Filtern können Sie per Mausklick den Charakter des Fotos ändern.

5 **Anpassen:** Über das Werkzeug Anpassungen erreichen Sie am meisten. Hier können Sie das Foto gezielt bearbeiten – von der Helligkeit über die Schärfe bis zum Weißabgleich. Um alle zur Verfügung stehenden Werkzeuge einzublenden, klicken Sie rechts oben auf Hinzufügen.

6 **Retuschieren:** Falls sich ein Fleck auf dem Foto befindet, der beispielsweise durch Staub auf dem Sensor Ihrer Digitalkamera verursacht wird, oder irgendein anderes störendes Element sichtbar ist, können Sie versuchen, den Makel mit dem Retuschieren-Werkzeug zu entfernen. Änderungen lassen sich über den entsprechenden Button rechts unten zurücksetzen.

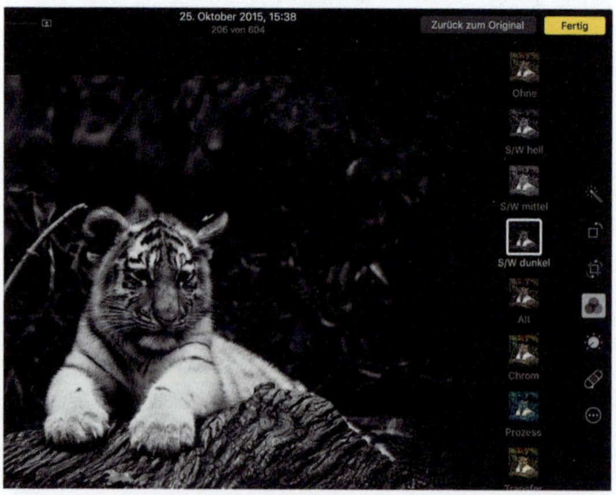

Probieren Sie einfach alle Möglichkeiten aus. Sie können nichts falsch machen. Mit dem Befehl Zurück zum Original kehren Sie zum Originalfoto zurück.

Filter anwenden

Dank der in der Fotos-App vorhandenen Filter lässt sich der Charakter eines Bildes ändern. Sie können zum Beispiel ein Schwarz-Weiß-Foto daraus machen, ihm einen antiken Touch oder einen Sofortbild-Look verpassen. Der Filter wird sofort auf das Foto angewandt, sodass Sie das Ergebnis umgehend sehen.

Anpassungen vornehmen

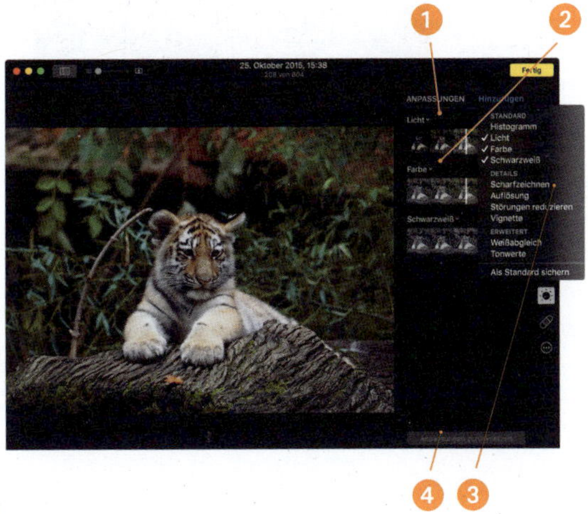

Über Anpassen können Sie genauere Änderungen vornehmen, etwa Belichtung (1), Farbe (2) oder Scharfzeichnen (3), Störungen reduzieren und so weiter. Falls Ihnen das Ergebnis nicht gefällt, lässt sich die Änderung rückgängig machen, indem Sie rechts unten auf Anpassungen zurücksetzen (4) klicken.

Fotos als Diashow präsentieren

Möchten Sie Freunden oder Bekannten Ihre neuesten fotografischen Kunstwerke zeigen oder einfach nur die schönsten Fotos von der letzten Familienfeier präsentieren, bietet sich die Diashow-Funktion an. Sie lässt sich am Mac mit nur wenigen Mausklicks erstellen. Dabei haben Sie zahlreiche Möglichkeiten zur Gestaltung, wie Effekte und Musik – auch aus Ihrer iTunes-Mediathek.

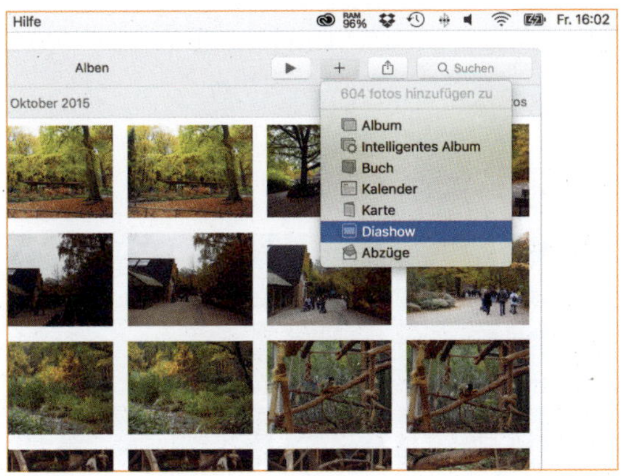

1 Wählen Sie in der linken Seitenleiste das Album aus, von dem eine Diashow erstellt werden soll.

2 Klicken Sie auf das Pluszeichen oben rechts. Im Menü wählen Sie den Eintrag Diashow aus.

3 Geben Sie der Diashow einen aussagekräftigen Namen, zum Beispiel *80. Geburtstag* oder *Besuch im Tiergarten*.

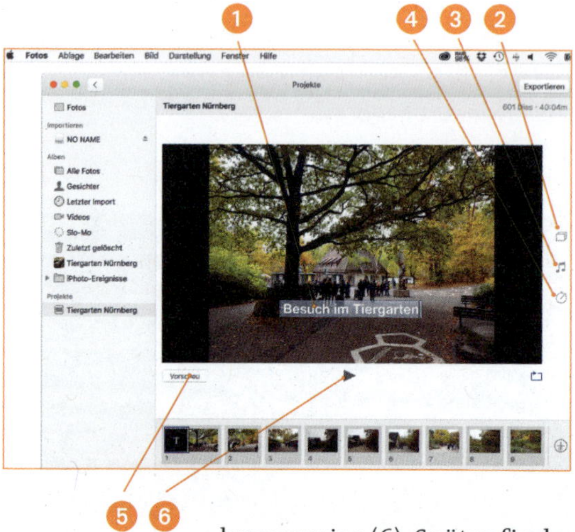

4 Wählen Sie das erste Foto aus und geben Sie im Texteingabefeld (1) das Thema der Diashow ein.

5 Über die drei Symbole am rechten Rand können Sie verschiedene Einstellungen vornehmen: den gewünschten Übergangseffekt (2), die Musik (3), die Anzeigedauer und Weiteres (4).

6 Für eine Vorschau und zum Abspielen klicken Sie auf den entsprechenden Button (5) beziehungsweise (6). Später finden Sie die Diashow in der linken Seitenleiste unter Projekte wieder.

Fotos als E-Mail-Anhang versenden

Sie können den Weg über Apple Mail nehmen (siehe „Fotos per E-Mail versenden", S. 140), das Foto aber auch direkt verschicken.

1 Wählen Sie zunächst das oder die Fotos, die versandt werden sollen.

2 Klicken Sie rechts oben auf das Teilen-Feld. Wählen Sie anschließend den Eintrag Mail aus.

3 Umgehend startet Apple Mail, und ein neues E-Mail-Fenster wird geöffnet.

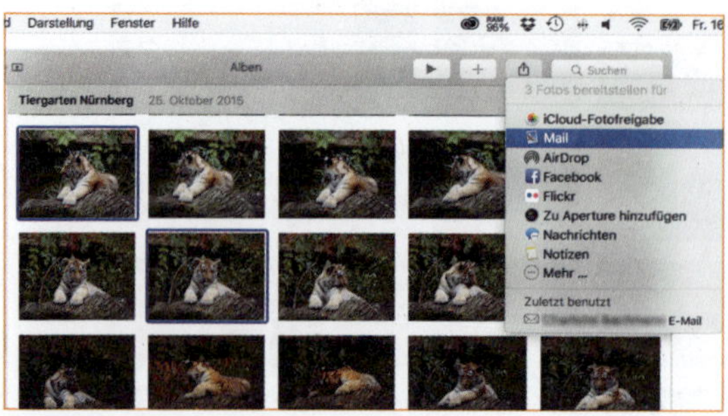

4 Bereiten Sie wie gewohnt Ihre Mail vor und schicken Sie sie ab.

Tipp: Prüfen Sie noch einmal, ob die Fotos wirklich in Originalgröße verschickt werden müssen. In diesem Fall könnten sie möglicherweise das Postfach des Empfängers verstopfen – ganz davon abgesehen, dass viele E-Mail-Dienste den Versand sehr großer Anhänge nicht erlauben. Probieren Sie es daher lieber eine Nummer kleiner und wählen Sie rechts oben eine geringere Auflösung (Groß, Mittel oder Klein).

Fotos drucken

Falls Sie einen Drucker oder ein Multifunktionsgerät besitzen, können Sie Ihre Fotos natürlich auch selbst zu Papier bringen: Markieren Sie das Foto und wählen im Menü Ablage den Befehl Drucken aus. Bei Fotos – genau wie bei den meisten anderen Apps für den Mac – klappt das auch mit der Tastenkombination [cmd]+[P]. Wählen Sie das gewünschte Format und legen Sie das passende Fotopapier in den Papierschacht des Druckers. Die sonstigen Einstellungen hängen in großem Maß von Ihrem Drucker ab. Schauen Sie im Zweifel ins Handbuch.

Professionelle Abzüge erstellen lassen

Fotos aus dem heimischen Drucker sind bequem – auf Dauer aber zu teuer. Für größere Mengen Fotos bietet sich ein Fotogeschäft oder eine Drogerie an. Nehmen Sie entweder die Kamera mit ins Fotogeschäft oder geben Sie die Speicherkarte ab oder kopieren Sie zuvor die gewünschten Fotos auf einen USB-Stick. Das geht folgendermaßen:

1 Schließen Sie den USB-Stick an den Mac an.

2 Mit einem Doppelklick zeigen Sie dessen Hauptverzeichnis im Finder-Fenster an.

3 Markieren Sie nun in der Fotos-App alle gewünschten Fotos und ziehen Sie sie mit gedrückter Maustaste in das soeben geöffnete Fenster.

4 Nachdem der Kopiervorgang abgeschlossen ist, werfen Sie den USB-Stick über das Auswerfen-Symbol in der Seitenleiste des Finder-Fensters aus und nehmen ihn mit ins Fotogeschäft, um die Bilder dort entwickeln zu lassen.

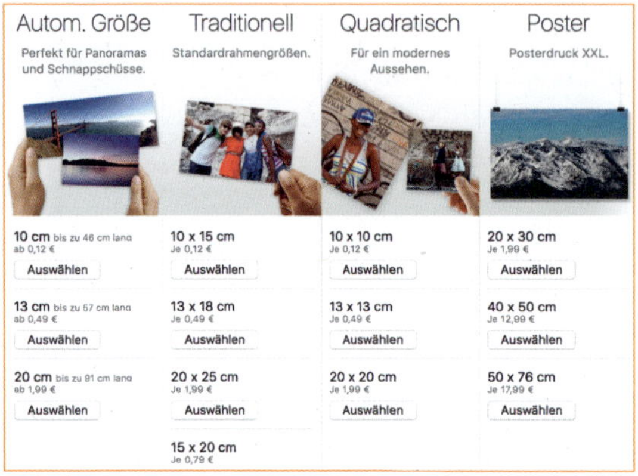
Autom. Größe
Perfekt für Panoramas und Schnappschüsse.
Traditionell
Standardrahmengrößen.
Quadratisch
Für ein modernes Aussehen.
Poster
Posterdruck XXL.
10 cm bis zu 46 cm lang
ab 0,12 €
Auswählen
13 cm bis zu 57 cm lang
ab 0,49 €
Auswählen
20 cm bis zu 91 cm lang
ab 1,99 €
Auswählen
10 x 15 cm
Je 0,12 €
Auswählen
13 x 18 cm
Je 0,49 €
Auswählen
20 x 25 cm
Je 1,99 €
Auswählen
15 x 20 cm
Je 0,79 €
10 x 10 cm
Je 0,12 €
Auswählen
13 x 13 cm
Je 0,49 €
Auswählen
20 x 20 cm
Je 1,99 €
Auswählen
20 x 30 cm
Je 1,99 €
Auswählen
40 x 50 cm
Je 12,99 €
Auswählen
50 x 76 cm
Je 17,99 €
Auswählen

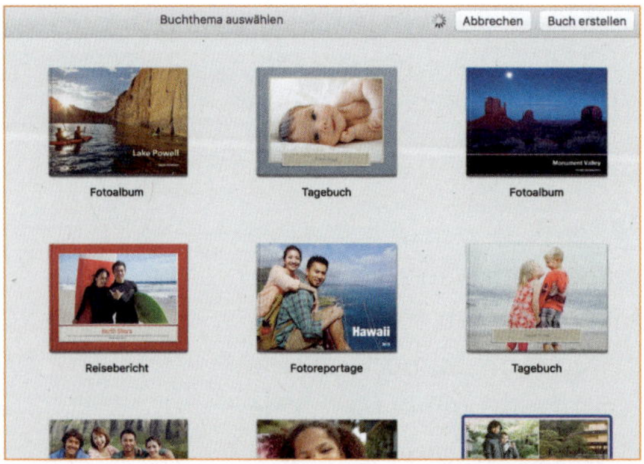

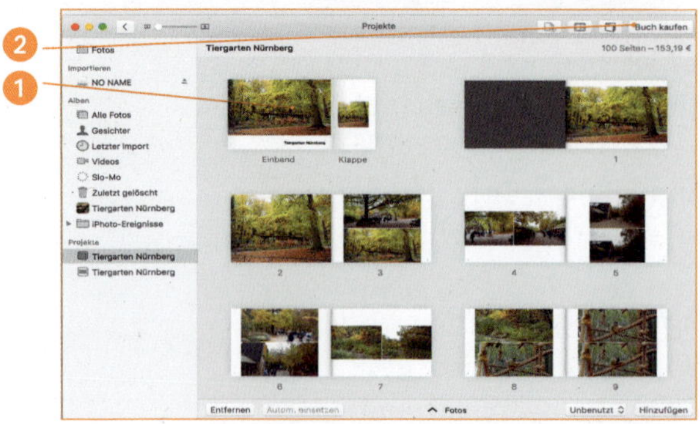

Abzüge, Fotobücher und -kalender bei Apple bestellen

Auch Apple selbst bietet an, Fotoabzüge, -bücher oder -kalender zu beauftragen. Neben dem Mac und einem Internetzugang benötigen Sie dazu nur Ihre Apple-ID. Der Preis ist oft höher als in Fotogeschäften oder Drogerien. Die Qualität kann sich allerdings sehen lassen.

Fotobücher oder Fotokalender lassen sich mit der Fotos-App selbst gestalten.

1 Wählen Sie zunächst das gewünschte Album aus. Bei Bedarf erstellen Sie zuvor ein neues Album und kopieren die Fotos hinein (siehe „Album erstellen“, S. 179).

2 Öffnen Sie das Menü Ablage und klicken Sie auf den Befehl Buch erstellen.

3 Nun wählen Sie das gewünschte Format und die Größe aus. Der Preis für die entsprechende Seitenzahl wird angezeigt.

4 Als Nächstes suchen Sie sich per Doppelklick ein thematisch passendes Design aus.

5 Auf Wunsch können Sie statt der Platzhalter einen eigenen Text hinzufügen und Einfluss auf die

Gestaltung nehmen (1). Probieren Sie einfach aus, was Ihnen am besten gefällt.

6 Sind Sie fertig, überprüfen Sie das Ergebnis und klicken dann rechts oben auf Buch kaufen (2). Falls Warnmeldungen erscheinen, vervollständigen Sie die notwendigen Angaben. Das fertige Buch wird Ihnen auf dem Postweg zugestellt.

Videos bearbeiten mit iMovie

Vielleicht ist es Ihnen gar nicht bewusst, aber mit einem iPhone oder einem anderen Smartphone haben Sie auch eine Videokamera in der Jackentasche. Und nicht nur das: Deren Qualität und Möglichkeiten sind um ein Vielfaches besser als die der Videokameras früherer Zeiten. Ab dem iPhone 5 können Sie sogar Videos in Zeitlupe und im Zeitraffer aufnehmen. Natürlich wollen Ihre filmischen Meisterwerke auch bearbeitet und geschnitten werden. Mit dem Mac und iMovie ist das auch für Gelegenheitsfilmer kein Problem mehr.

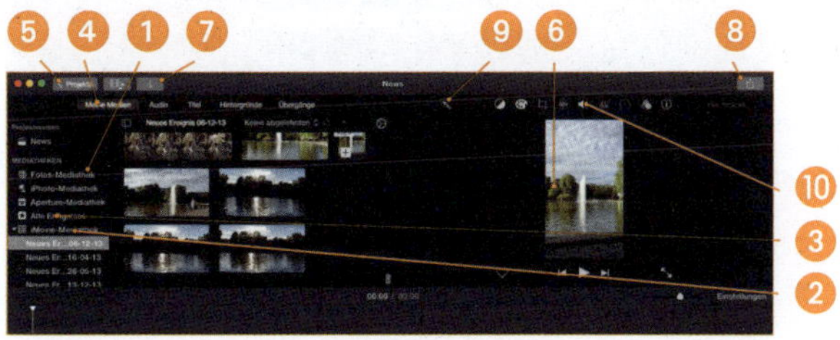

iMovie im Überblick

1. **Fotos-Mediathek:** Hier finden Sie alle Fotos und Videos, die mit der Fotos-App verwaltet werden.
2. **iMovie-Mediathek:** An dieser Stelle finden Sie alle Filme, die mit iMovie importiert wurden.
3. **Alle Ereignisse:** Hier werden alle iMovie-Ereignisse aufgelistet.
4. **Meine Medien:** Im Register Meine Medien greifen Sie auf alle Mediatheken von iMovie zu.

5 **Projekte:** Projekte, die in Arbeit sind, finden Sie hier.

6 **Kontrollfenster:** Hier können Sie die einzelnen Filmclips betrachten und prüfen.

7 **Import:** Import direkt von der Kamera oder aus einer Datei.

8 **Teilen-Feld:** Hier geben Sie Filme weiter, beispielsweise per E-Mail.

9 **Verbessern:** Über dieses Symbol versucht iMovie, Ihre Aufnahme automatisch zu verbessern.

10 **Anpassen:** Hier können Sie Filme beschneiden, drehen und andere Effekte ausprobieren.

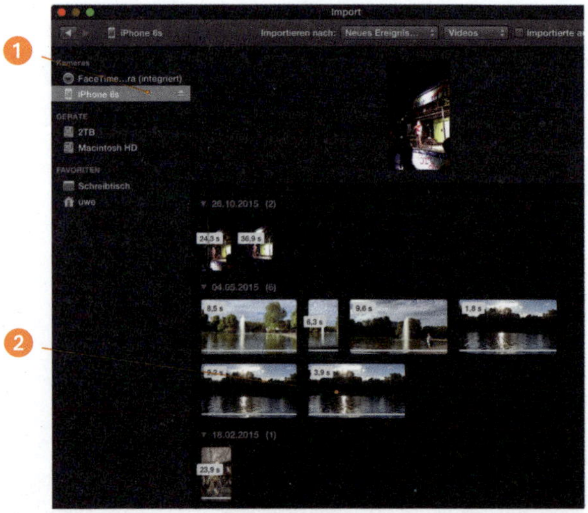

Das Video importieren

Zunächst einmal muss das Video von iMovie importiert werden. Hierbei gehen Sie vor wie beim Import von Fotos.

1 Starten Sie iMovie.

2 Schließen Sie Ihre Digitalkamera, Ihr iPhone (1) oder iPad mit dem dazugehörigen USB-Kabel an den Mac an. Schalten Sie die Kamera an. Alternativ stecken Sie die Speicherkarte in den dafür vorgesehenen Einschub.

3 Klicken Sie auf das Import-Symbol in der Symbolleiste oder wählen Sie im Menü Ablage den Befehl Medien importieren.

4 Wählen Sie die gewünschten Filme aus (2) und klicken Sie auf Auswahl importieren oder auf Alle importieren.

5 Die Filme werden importiert und ein neues Ereignis wird angelegt. Sie sollten dem Ereignis einen aussagekräftigen Titel geben.

Projekt erstellen

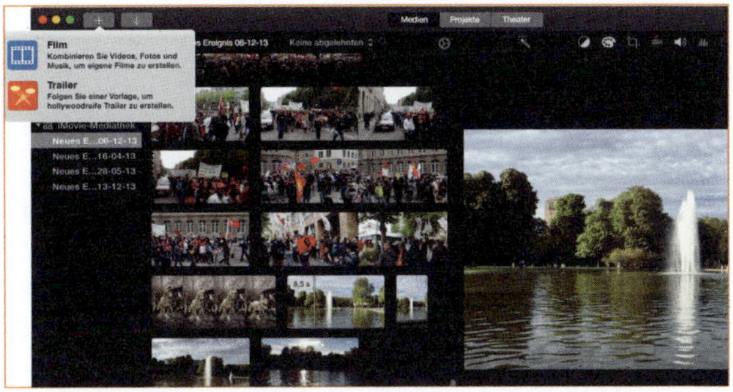

Damit Sie Ihre Videos bearbeiten können, müssen Sie zunächst ein Projekt erstellen. Sie können auch mehrere Projekte erstellen und parallel daran arbeiten.

1 Öffnen Sie das Menü Ablage und wählen Sie dort den Befehl Neuer Film aus. Alternativ klicken Sie auf das Plussymbol in der Symbolleiste und dann auf den Eintrag Film.

2 Wählen Sie nun eines der zahlreichen vorgefertigten Themen aus. Falls Sie Kein Thema wählen, wird ein leeres Projekt ohne Gestaltungselemente erstellt.

3 Geben Sie dem Projekt einen Titel.

4 Mit einem Mausklick auf Ok ist das Projekt angelegt.

Videoclip hinzufügen

Im Register Projekte finden Sie Ihr neues Projekt. Natürlich ist es noch vollkommen leer. Daher wählen Sie nun einen der Filmclips aus, die Sie vorher importiert haben, und fügen ihn Ihrem Projekt hinzu.

1 Wechseln Sie in das Register Projekte. Klicken Sie doppelt auf das neue Projekt.

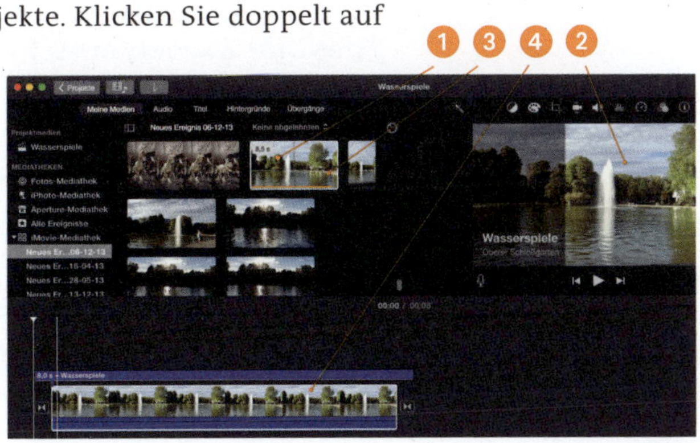

2 Wählen Sie nun in der iMovie-Mediathek den Filmclip (1) aus, der hinzugefügt werden soll.

3 Der Filmclip wird im Kontrollfenster (2) angezeigt.

4 Wählen Sie einen Ausschnitt oder den gesamten Clip (3), indem Sie die Umschalttaste betätigen und auf den Filmclip klicken.

5 Der Clip wird nun gelb eingerahmt.
6 Um einen Ausschnitt zu bestimmen, bewegen Sie den Zeiger bei gedrückter Maustaste über den Filmclip. Der Ausschnitt wird erneut gelb eingerahmt.
7 Halten Sie nun die Maustaste gedrückt und bewegen Sie den gewählten Filmclip in das untere Projektfenster (4).

Das Video erstellen und bearbeiten

Ein Video besteht normalerweise aus zahlreichen einzelnen Filmclips. Diese müssen nur in der gewünschten Reihenfolge aneinandergereiht werden.

- **Die einzelnen Clips** verschieben Sie mit gedrückter Maustaste.
- **Um einen Filmclip automatisch zu verbessern,** klicken Sie oben auf Anpassen.
- **Alternativ finden Sie rechts daneben** weitere Symbole, mit denen Sie den Filmclip individuell bearbeiten können, zum Beispiel den Kontrast erhöhen oder verwackelte Videos stabilisieren.
- **Links oben sehen Sie weitere Medien** und Elemente, die Sie Ihrem Video hinzufügen können, wie Musik und Töne (Audio), Titel, Hintergründe und Übergänge. Ziehen Sie diese Elemente einfach ins Projekt und schauen Sie, was Ihnen am ehesten zusagt. Auch hier gilt: Weniger ist mehr, bleiben Sie einem Stil treu.

Titel und Zwischentitel hinzufügen

Über den Erfolg oder Misserfolg eines Films entscheidet zum Teil auch der richtige Titel. Er sollte vor allem neugierig machen. Mit Zwischentiteln können Sie Ihren Film auflockern und auch einen Abspann können Sie erstellen.

1 Klicken Sie links oben auf den Eintrag Titel (1).
2 Hier werden nun verschiedene Titelarten aufgelistet, wie Titel, Untertitel, Abspann und so weiter – alle in unterschiedlicher Gestaltung.

3 Schauen Sie sich alle Titelarten an und wählen Sie jeweils die Variante aus, die Ihnen zusagt.

4 Ziehen Sie den entsprechenden Titel mit gedrückter Maustaste in das Projektfenster (2).

5 Verschieben Sie den Titel dorthin, wo Sie ihn haben möchten.

6 Klicken Sie anschließend auf den Platzhalter und tragen Sie Ihren eigenen Text für den Titel ein.

7 Zum Überprüfen klicken Sie rechts oben am Kontrollfenster auf die Wiedergabetaste (3).

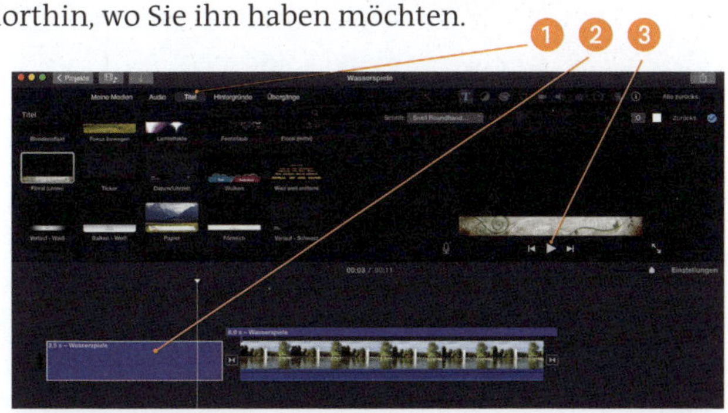

Übergänge zwischen Clips hinzufügen

Darüber hinaus können Sie zwischen den Clips den Übergang gestalten, zum Beispiel in Form einer Überblendung.

1 Wählen Sie links oben den Eintrag Übergänge (1).

2 Nun werden die unterschiedlichen Übergänge aufgelistet.

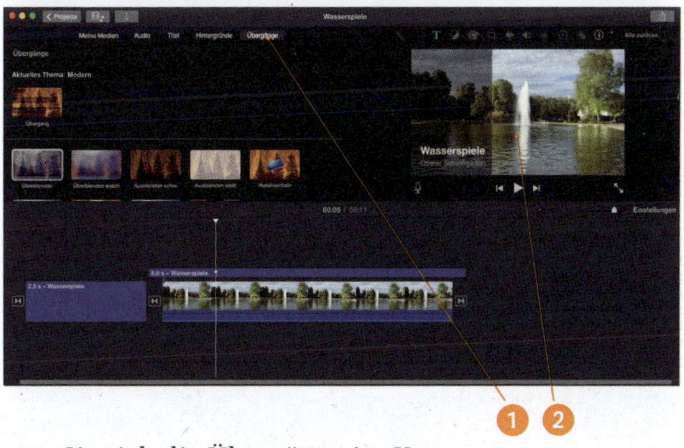

3 Mit einem Doppelklick schauen Sie sich die Übergänge im Kontrollfenster (2) an.

4 Ziehen Sie einen Übergang mit gedrückter Maustaste ins Projektfenster und legen Sie ihn direkt zwischen zwei Clips ab.

5 Nun erscheint ein Symbol, das den Übergang darstellt.

6 Die Länge des Übergangs legen Sie fest, indem Sie ihn mit gedrückter Maustaste verlängern oder verkürzen.

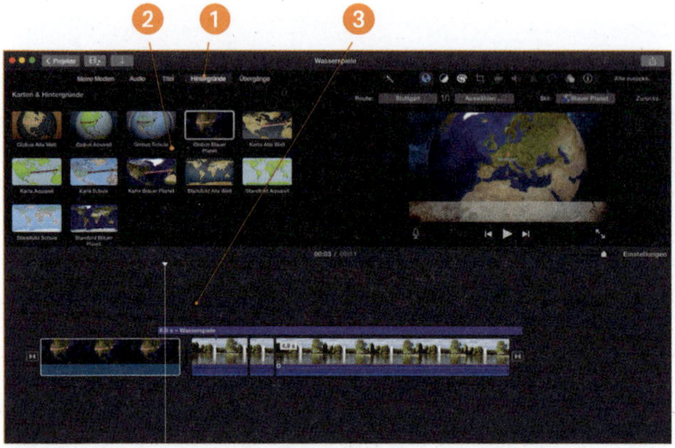

Video mit einem Hintergrund aufwerten

iMovie verfügt über weitere Gestaltungselemente, mit denen Sie Ihre Videos aufwerten können, wie zum Beispiel einen passenden Hintergrund.

1 Wählen Sie links oben den Eintrag Hintergründe (1).

2 Im Folgenden werden die Hintergründe aufgelistet, darunter auch Weltkarten, die gut für Reisevideos geeignet sind (2).

3 Ziehen Sie einen dieser Hintergrundclips in die Projektübersicht (3) und verschieben Sie ihn dorthin, wo Sie ihn haben möchten.

4 Verändern Sie die Dauer seiner Anzeige, indem Sie den Clip mit gedrückter Maustaste verlängern oder verkürzen.

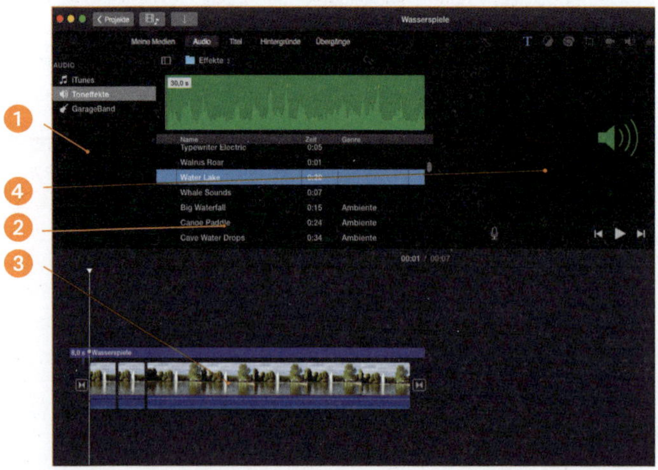

Video mit Musik und Tönen unterlegen

Neben den optischen Gestaltungselementen lassen sich auch akustische integrieren. Dies können Toneffekte sein oder auch Musiktitel aus Ihrer iTunes-Mediathek. Achten Sie aber unbedingt darauf, bei einer öffentlichen Vorführung nur frei verfügbare Musiktitel zu verwenden. Wenn Sie eine Abmahnung erhalten, kann das unter Umständen sehr teuer werden.

1 Wählen Sie links oben den Eintrag Audio sowie Toneffekte oder iTunes (1) aus.

2 Warten Sie, bis die Töne oder Titel aufgelistet sind.

3 Wählen Sie den gewünschten Toneffekt oder Titel (2) aus und ziehen Sie ihn ins Projektfenster (3).

4 Verkürzen oder verlängern Sie ihn je nach Wunsch mit gedrückter Maustaste.

5 Schauen und hören Sie das Ergebnis im Kontrollfenster (4) an, indem Sie dort auf Abspielen klicken.

Den Film bereitstellen

Sind Sie mit dem Schnitt und der Gestaltung Ihres Videos fertig, können Sie es speichern und in die iTunes-Mediathek übernehmen, per E-Mail versenden oder online veröffentlichen. Dazu klicken Sie auf das Symbol Teilen und wählen den gewünschten Eintrag aus. Gegebenenfalls geben Sie im folgenden Fenster noch den Titel des Filmes sowie eine kleine Beschreibung an und legen die Größe fest.

- **SD 480p** für Internetfilme oder zum Verschicken.
- **HD 720p** für HD-Fernsehgeräte.
- **HD 1080p** für Full-HD-Fernsehgeräte und den Computerbildschirm.

Zum Schluss klicken Sie auf Weiter, geben den Dateinamen an und speichern Ihr Werk ab.

Der sichere Mac

Das Thema Sicherheit spielt natürlich auch am Mac eine große Rolle. Zum einen geht es darum, dass Ihre wertvollen Daten wie Benutzerkonten, persönliche Dokumente, Fotos, Musik, Filme, E-Mails und Lesezeichen nicht verloren gehen, zum anderen sollen diese Inhalte auch nicht in fremde Hände gelangen. Eine hundertprozentige Sicherheit gibt es nicht. Allerdings lassen sich durch vielerlei Sicherheitsmaßnahmen das Risiko des Datenverlustes und die Wahrscheinlichkeit, Opfer von Schadsoftware und Hackern zu werden, stark reduzieren.

Datensicherung: Brennen, Auslagern, Wiederherstellen oder Hochladen

Auch wenn Sie es vielleicht kaum glauben: Selbst Macs sind nicht perfekt und vor allen Problemen gefeit. Sei es, dass die Festplatte defekt ist, der Mac nicht mehr hochfährt oder Sie aus einem anderen Grund nicht mehr auf Ihre Daten zugreifen können – Fehlerquellen gibt es an einem so komplexen technischen Gerät wie einem Computer viele. Daher sollten Sie sich absichern und eine oder besser gleich mehrere Sicherungskopien Ihrer wichtigsten und wertvollsten Daten anlegen. Hierfür gibt es unterschiedliche Möglichkeiten. Welche Sie wählen, hängt von persönlichen Vorlieben ebenso ab wie von der Größe des zu sichernden Datenbestandes und den technischen Möglichkeiten, die Sie haben. Einen Königsweg gibt es nicht, aber empfehlenswert ist es, auf einen Mix unterschiedlicher Methoden zu setzen.

Auf CD oder DVD brennen

Falls es noch nicht so viele Daten sind, die Sie zu sichern haben, genügt es unter Umständen, sie auf eine beschreibbare CD oder DVD zu brennen. Brennen wird dieser Vorgang deswegen genannt, weil ein Laser den CD- oder DVD-Rohling beschreibt, indem dieser an der entsprechenden Stelle erhitzt wird. Der Vorgang ist nicht in jedem Fall irreversibel, denn es gibt auch wiederbeschreibbare CDs und DVDs, die sich daher nicht für eine dauerhafte Datensicherung eignen. Daten auf CDs oder DVDs zu brennen, ist auch dann prak-

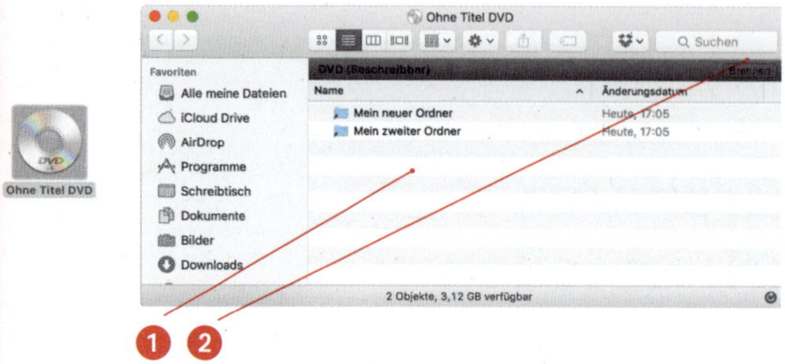

tisch, wenn Sie sie an jemand anderen weitergeben möchten. Über ein DVD-Laufwerk verfügt schließlich fast jeder, der einen Computer sein Eigen nennt, entweder direkt im Rechner eingebaut oder als externe Variante mit Anschluss an eine USB-Schnittstelle.

1 Legen Sie einen neuen CD- oder DVD-Rohling in Ihren Computer ein. Es erscheint ein kleines Fenster, in dem Sie zur Bestätigung auf Ok klicken.

2 Die CD oder DVD erscheint nun als Symbol auf dem Schreibtisch.

3 Klicken Sie doppelt darauf, sodass sich ein Fenster öffnet.

4 Legen Sie nun den Ordner oder die Dateien, die gebrannt werden sollen, auf das geöffnete Fenster (1).

5 Klicken Sie rechts oben im geöffneten Fenster auf Brennen (2).

6 Anschließend werden Sie aufgefordert, der CD oder DVD einen Namen zu geben und die Brenngeschwindigkeit zu wählen. Lassen Sie die Voreinstellung zur Brenngeschwindigkeit unverändert.

7 Anschließend wird der Datenträger gebrannt und gegebenenfalls ausgeworfen beziehungsweise auf dem Schreibtisch als Symbol angezeigt.

8 Beschriften Sie die CD bzw. DVD auf der Oberseite mit einem speziellen CD-Marker, der weder verwischt noch die Oberfläche beschädigt.

Daten auf einem USB-Stick sichern

Auch wenn es besonders komfortabel erscheint – für die dauerhafte Datensicherung sind die praktischen kleinen USB-Sticks mit einer Speicherkapazität von bis zu 256 GB und mehr nicht geeignet. Zum einen können sie aufgrund ihrer geringen Größe sehr schnell verloren gehen, zum anderen sind sie bauartbedingt ein wenig störanfällig. Es kommt nicht selten vor, dass ein USB-Stick – vor allem die günstigeren Modelle – von einem Tag auf den anderen defekt ist. In der Regel sind dann auch die darauf gespeicherten Daten weg. Vor allem dürfen Sie nicht den Fehler machen, einen USB-Stick einfach von der USB-Schnittstelle abzuziehen – vielleicht, weil Sie es gerade sehr eilig haben. Er muss immer, genau wie eine CD/DVD oder eine externe Festplatte, ausgeworfen und damit vom Mac abgemeldet werden, da sonst Datenverlust droht oder der USB-Stick unbrauchbar wird.

1 Schließen Sie den USB-Stick an den Mac an. Hierbei sollte eine USB-Schnittstelle direkt am Mac verwendet werden.
2 Nachdem der Stick erkannt und auf dem Schreibtisch angezeigt wurde, ziehen Sie die gewünschte Datei oder den Ordner einfach mit gedrückter Maustaste auf das Symbol.
3 Überzeugen Sie sich durch einen Doppelklick auf das Symbol des USB-Sticks davon, dass die Datei oder der Ordner wirklich kopiert wurden.
4 Ziehen Sie das Symbol des USB-Sticks mit gedrückter Maustaste auf den Papierkorb im Dock, der sich in ein Dreieck (Auswurfsymbol) verwandelt. Wenn der USB-Stick ausgewählt wurde, können Sie aber auch die Tastenkombination [cmd]+[E] zum Auswerfen betätigen.

Externe Festplatte zur Datensicherung verwenden

Für Sicherungskopien vor allem umfangreicher Datenbestände sind externe Festplatten besonders gut geeignet. Sie sind trotz großer Speicherkapazität relativ günstig und flexibel zu handhaben – insbesondere im praktischen 2,5-Zoll-Format. Kaufen Sie aber nicht gerade das günstigste Modell und achten Sie darauf, dass die Festplatte auch am Mac genutzt werden kann. Zur Not können Sie auch einen Verkäufer fragen und sich versichern lassen, dass Sie die Festplatte bei Problemen umtauschen können.

Externe Festplatten zur Datensicherung sollten mindestens doppelt so groß sein wie die interne Festplatte Ihres Macs. Hat diese 250 GB, dann sollte die Festplatte 500 GB groß sein, bei 500 GB ein Terabyte (TB) und so weiter. In der Regel wird die Festplatte an der USB-Schnittstelle Ihres Macs angeschlossen. Besitzen Sie einen aktuellen Mac mit einer USB-3-Schnittstelle, dann können Sie sogar eine schnelle USB-3-Festplatte verwenden. Welche Art von USB-Anschlüssen Ihr Mac besitzt, lesen Sie in der Produktbeschreibung.
Um Ordner oder Dateien auf der externen Festplatte von Hand zu sichern, gehen Sie so vor wie bei der Verwendung des USB-Sticks beschrieben (siehe USB Stick, S. 196). Nachdem Sie die externe Festplatte angeschlossen haben, erscheint deren Symbol automatisch auf dem Schreibtisch Ihres Macs. Über einen Doppelklick öffnen Sie deren Fenster. Nun ziehen Sie Ihre zu sichernden Ordner und Dateien einfach mit gedrückter Maustaste auf dieses Fenster. Weit bequemer und besser ist es aber, wenn Sie eine Sicherung mit Time Machine vornehmen (siehe „Datensicherung …", S. 199).

Falls die externe Festplatte nicht beschreibbar ist

Ab und zu kommt es vor, dass eine externe Festplatte am Mac doch nicht so reibungslos verwendet werden kann, wie vom Verkäufer versprochen wurde, und Sie partout keine Dateien darauf speichern können. Die Festplatte muss deswegen aber nicht defekt sein.

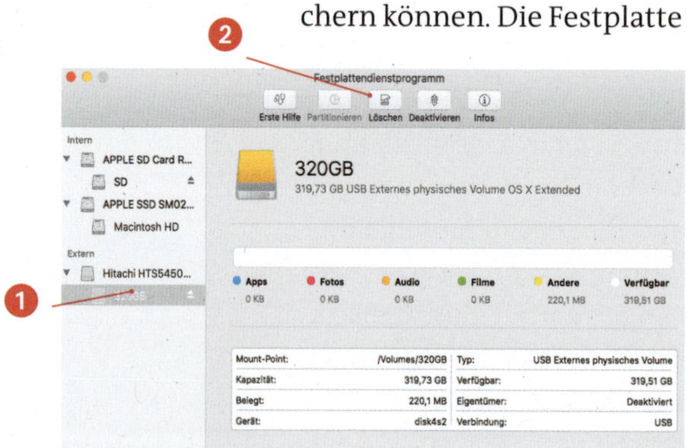

Oftmals ist der Grund, dass die Festplatte nur für einen Windows-PC vorbereitet worden ist. Um sie auch an einem Mac nutzen zu können, müssen Sie die Festplatte neu formatieren.

1 Öffnen Sie im Programme-Ordner den Ordner Dienstprogramme.

2 In diesem Ordner sind zahlreiche wichtige Apps abgelegt, zum

Beispiel das Festplatten-Dienstprogramm. Starten Sie es mit einem Doppelklick.

3 In der linken Spalte finden Sie die verschiedenen Festplatten oder Volumes, die an Ihren Mac angeschlossen sind. Markieren Sie Ihre externe Festplatte (1) und wählen Sie rechts das Symbol Löschen (2). Als Format legen Sie OS X Extended fest, falls Sie die externe Festplatte ausschließlich am Mac verwenden möchten. Soll die Festplatte auch an einen Windows-PC angeschlossen werden, wählen Sie stattdessen das MS-DOS-System (FAT). Sie können der Festplatte hier auch einen eigenen Namen geben.

4 Starten Sie die Formatierung durch einen Mausklick auf Löschen.

5 Zum Abschluss werden Sie aus Sicherheitsgründen noch einmal dazu aufgefordert, den Befehl zu bestätigen. Denken Sie daran, dass beim Formatieren sämtliche Daten auf der externen Festplatte gelöscht werden.

Datensicherung mit Time Machine

Vielleicht kennen Sie die Filmtrilogie „Zurück in die Zukunft". Nun, in die Zukunft reisen können Sie mit Ihrem Mac noch nicht, aber eine Zeitreise in die Vergangenheit unternehmen Sie auf gewisse Weise schon – und zwar mit Time Machine. Mit Time Machine ist es möglich, eine defekte, verloren gegangene oder längst gelöschte Datei mit nur einem Mausklick zurück in die Gegenwart zu holen. Ist Time Machine einmal eingerichtet und aktiviert, wird jede Stunde der Inhalt der Festplatte Ihres Macs auf einer zweiten – in der Regel externen – Festplatte gesichert. Time Machine geht dabei so intelligent vor, dass nicht jedes Mal alle Dateien gesichert werden, sondern immer nur die neuen oder geänderten Elemente. Zudem bleiben die alten Dateien oder frühere Versionen erhalten. Alles, was Sie dazu benötigen, ist eine genügend große externe Festplatte. Deren Speicherkapazität sollte mindestens dreimal so hoch sein wie die Ihrer internen Festplatte, weil die Datensicherung über einen längeren Zeitraum vorgenommen wird und während dieser

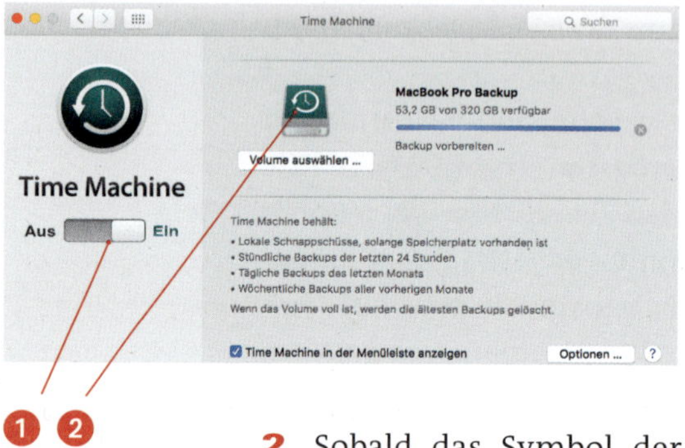

Zeit immer mehr neue Dateien und Dateiversionen hinzukommen. Sobald die externe Festplatte voll ist, werden nach und nach die ältesten Versionen der Daten entfernt.

1 Schließen Sie eine externe Festplatte an Ihren Mac an. Sie sollte leer sein und ausschließlich für Time Machine genutzt werden.

2 Sobald das Symbol der Festplatte auf Ihrem Schreibtisch erschienen ist, öffnen Sie die Systemeinstellungen im Dock und klicken dort auf das Symbol Time Machine.

3 Schalten Sie Time Machine ein (1).

4 Time Machine fragt nun nach, welche Festplatte es verwenden soll. Wählen Sie das korrekte Speichermedium – also die externe Festplatte (2) – aus. Danach startet die erste Datensicherung, auch Back-up genannt.

5 Das erste Back-up kann sehr lange dauern, da zunächst alle Daten auf einen Rutsch gesichert werden. Apple empfiehlt darum, die erste Datensicherung über Nacht laufen zu lassen. Später geht es viel schneller, weil beim stündlichen Back-up immer nur neue oder geänderte Daten gesichert werden müssen.

Wichtig: Achten Sie darauf, dass die externe Festplatte immer angeschlossen und eingeschaltet ist. Wenn Sie ein MacBook verwenden, müssen Sie daran denken, die externe Festplatte regelmäßig anzuschließen. Time Machine erinnert Sie daran, sollte das letzte Back-up zu lange her sein.

Eine Datei mit Time Machine wiederherstellen

Angenommen der Ernstfall ist eingetreten und Sie vermissen eine wichtige Datei oder möchten die frühere Version einer Datei wiederhaben. Keine Panik, Sie haben ja Time Machine regelmäßig ein

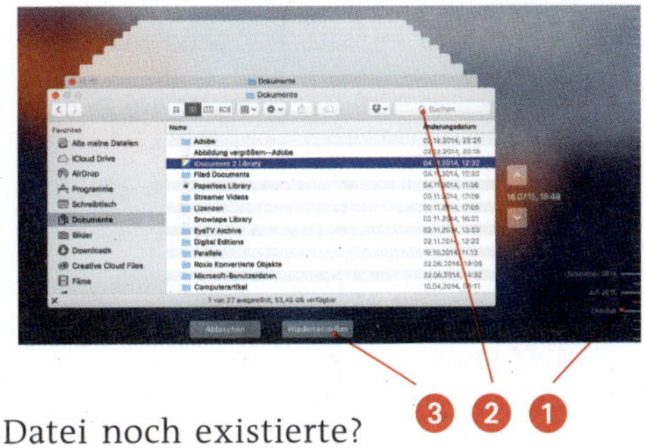

Back-up erstellen lassen. Daher lässt sich die Datei normalerweise wiederherstellen.

1 Schließen Sie, falls nicht bereits geschehen, Ihre externe Festplatte mit dem Time-Machine-Back-up an den Mac an. Klicken Sie nun auf das Time-Machine-Symbol im Ordner Programme, und Time Machine wird gestartet.

2 Ist Ihnen das Datum bekannt, als die Datei noch existierte? Dann gehen Sie rechts in die Zeitleiste (1) und wählen es an. Falls Sie sich nur noch an den Namen der Datei erinnern, geben Sie im Suchfeld den Dateinamen oder einen Teil davon ein (2).

3 Bestätigen Sie die Eingabe mit der Enter-Taste.

4 Time Machine beginnt nun mit der Suche. Wurde die Datei gefunden, wird sie in einem Fenster angezeigt.

5 Wählen Sie die Datei aus.

6 Klicken Sie rechts unten auf Wiederherstellen (3).

7 Time Machine stellt die ausgewählte Datei in dem Ordner wieder her, in dem sie sich ursprünglich befunden hatte.

Daten im Internet sichern

Eine weitere Methode der Datensicherung bietet das Internet. Schon seit einiger Zeit gibt es zahlreiche Anbieter, die es Ihnen ermöglichen, Ihre Daten im Internet in der sogenannten Cloud („Datenwolke“) auszulagern. Die meisten Anbieter stellen einige Gigabyte an Speicherplatz nach vorheriger Registrierung kostenlos zur Verfügung. Benötigen Sie mehr, müssen Sie dafür eine monatliche Gebühr entrichten. Zu den bekanntesten Anbietern gehören Dropbox und Microsoft mit OneDrive. Mit iCloud hat auch Apple ein entsprechendes Angebot.

► **Vorteile der Cloud:** Seine Daten der Cloud anzuvertrauen hat einige Vorteile. Zum einen entlasten Sie damit die Festplatte Ihres Macs, sparen sich die Anschaffung weiterer externer Festplatten, und vor allem sind die Daten dann zu jeder Zeit an jedem Ort und mit allen Ihren Geräten – ob Mac, Windows-PC, iPhone oder iPad – abrufbar. Das ist überaus bequem.

▶ **Nachteile der Cloud:** Um wichtige Daten online in der Cloud zu speichern, muss der Anbieter absolut vertrauenswürdig sein. Leider ist auch bei bekannten Anbietern deren Sicherheit nicht immer hundertprozentig gewährleistet. Dass beispielsweise Geheimdienste Zugriff darauf haben, ist mittlerweile so gut wie sicher. Zudem werden diese Daten zu Marketingzwecken analysiert, um Ihnen passende Werbeangebote zukommen zu lassen. Bei der Nutzung Ihrer Daten sind der Fantasie der Firmen kaum Grenzen gesetzt. Neben Datenschutzlücken dürfen übrigens auch technische Probleme nicht vernachlässigt werden. So müssen Sie natürlich, um Zugriff auf die Daten zu haben, immer über einen funktionierenden und ausreichend schnellen Internetzugang verfügen – über WLAN oder das Mobilfunknetz.

Info

Gibt es eine Alternative zur Cloud? Selbstverständlich gibt es die. Speichern Sie einfach, wie bisher, Ihre Daten ganz altmodisch auf Ihrem Mac und auf externen Datenträgern. Das ist zwar längst nicht so bequem, aber sicherer.

Für Mac-Anwender die erste Wahl: Apples iCloud

Gerade für Mac-Anwender ist es naheliegend, die tief in OS X integrierte iCloud als Lösung zu wählen. Neben der bereits auf den vorhergehenden Seiten erwähnten Möglichkeiten, Ihren Kalender und Ihre Kontakte online zu sichern und zwischen Mac und iPhone oder iPad abzugleichen, bietet iCloud noch viel mehr.

Wenn Sie beispielsweise im iTunes Store Apps oder E-Books kaufen, landen diese bei iCloud und damit auf allen Ihnen zur Verfügung stehenden Geräten – allerdings nur, wenn Sie sich dort auch über Ihre eigene Apple-ID angemeldet haben. Darüber hinaus gibt es die Möglichkeit, Fotos in iCloud zu sichern und online zur Verfügung zu stellen oder auf Ihre Musik per iTunes Match zuzugreifen. iTunes Match ist jedoch separat zu aktivieren und zu bezahlen (siehe www.apple.com/de/itunes/itunes-match). Zu guter Letzt können Sie auch anderweitige Dateien bei iCloud Drive ablegen – zum Beispiel zur Datensicherung. Um all diese Funktionen zu nutzen, müssen Sie iCloud und dessen Funktionen aber zunächst einmal aktivieren.

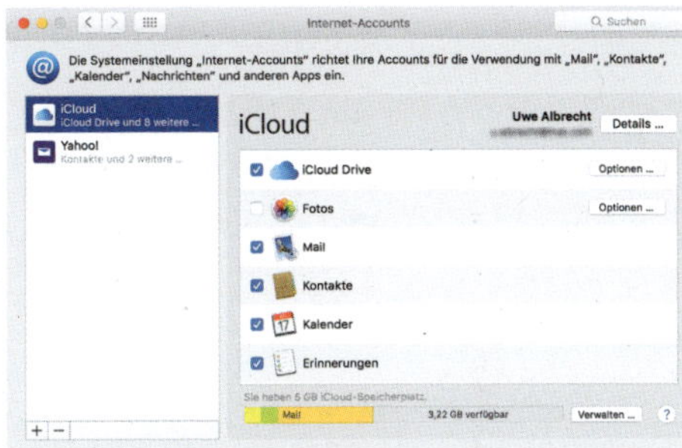

1 Wählen Sie die Systemeinstellungen und iCloud aus.

2 Melden Sie sich mit Ihrer Apple-ID an.

3 Nun aktivieren Sie in der rechten Spalte alle Dienste, deren Daten in der iCloud gesichert und mit dieser abgeglichen werden sollen.

4 Dies wiederholen Sie auf Ihren anderen Macs oder dem iPhone und iPad (dort unter *Einstellungen_iCloud* zu finden).

5 Dem „Happy Cloud Computing" steht nun nichts mehr im Weg, vorausgesetzt Sie haben allzeit guten Internetempfang.

Dateien auf iCloud Drive sichern

Damit Sie sehr schnell auf iCloud Drive zugreifen können, nehmen Sie dessen Symbol in die Seitenleiste des Finder-Fensters auf. Öffnen Sie dazu im Finder-Menü die Einstellungen des Finders.

1 Im Register Seitenleiste aktivieren Sie den Eintrag iCloud Drive.

2 Klicken Sie zunächst auf den Eintrag. Nun erscheint im Hauptfenster eine Reihe von Ordnern mit den Namen unterschiedlicher Programme. Diese Programme speichern Dateien auf Wunsch auf iCloud Drive. Auf diese Weise lassen sie sich automatisch mit ihren Pendants auf dem iPad oder iPhone abgleichen.

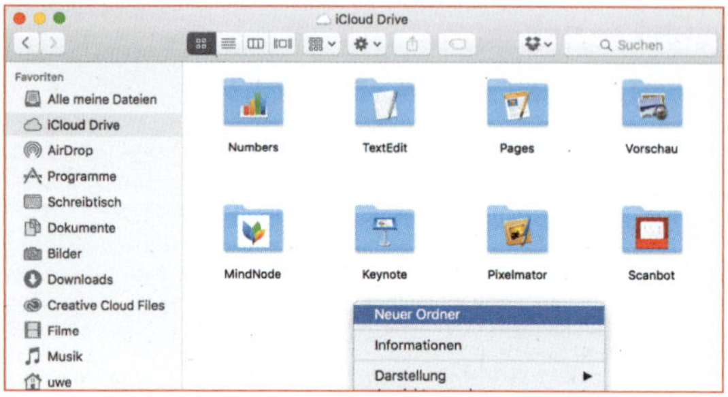

3 Allerdings können Sie auch zusätzliche Ordner anlegen und Dateien Ihrer Wahl darin speichern. Betätigen Sie in diesem Fall die sekundäre oder rechte Maustaste und wählen Sie den Befehl Neuer Ordner, um einen entsprechenden Ordner auf dem iCloud Drive zu erstellen.

4 Nachdem Sie dem Ordner einen aussagekräftigen Namen gegeben haben, legen Sie die gewünschten Dateien hinein.

Einstellungen zur Sicherheit

Wie können Sie verhindern, dass allzu neugierige und unbefugte Personen auf Ihren Mac und Ihre Benutzerkonten zugreifen und damit beispielsweise nachschauen und nachvollziehen können, was Sie dort gemacht und gearbeitet haben? Ganz einfach: So, wie Sie Ihre Wohnung oder Ihr Auto abschließen, sollten Sie es auch mit Ihrem Mac halten.

Das Benutzerkonto absichern

Zunächst sollten Sie sicherstellen, dass sich niemand anderes über Ihr Benutzerkonto auf dem Mac anmelden kann. In der Regel haben Sie bereits ein Kennwort zu Ihrem Benutzernamen, das benötigt wird, um sich auf dem Mac anzumelden. Zusätzlich ist es sinnvoll, weitere Einstellungen vorzunehmen.

▶ **Deaktivieren Sie** in den Einstellungen zu Benutzer & Gruppen über die Anmeldeoptionen die Automatische Anmeldung (1). Damit muss jedes Mal Ihr Benutzername und Kennwort eingegeben werden.

► **Schalten Sie die Einstellung** Anmeldefenster zeigt an: Name und Passwort (2) ein. Damit bleibt auch Ihr Benutzername für Fremde verborgen.

► **In den Einstellungen Sicherheit** aktivieren Sie die Option Passwort erforderlich (1) und geben die gewünschte Zeit ein. Damit ist es erforderlich, das Kennwort anzugeben, sobald der Mac aus dem Ruhezustand erwacht oder der Bildschirmschonermodus beendet wird.

► **Falls noch nicht geschehen,** können Sie auch die Automatische Anmeldung deaktivieren (2).

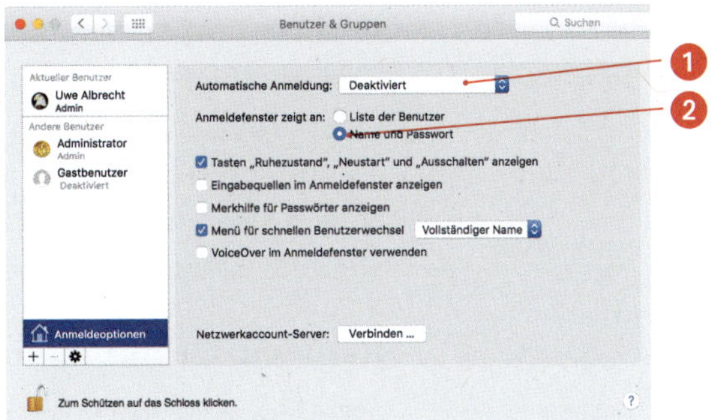

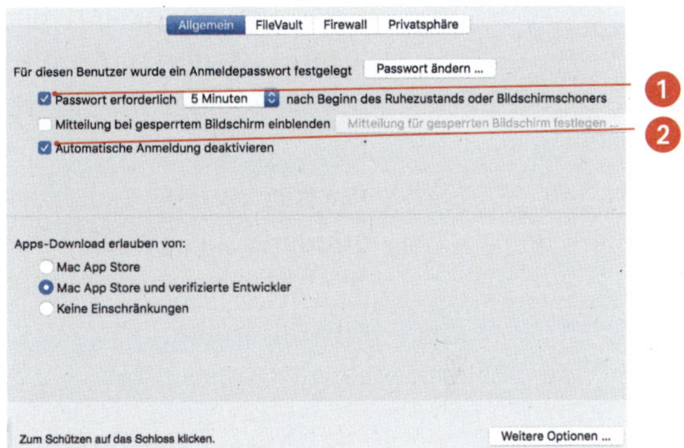

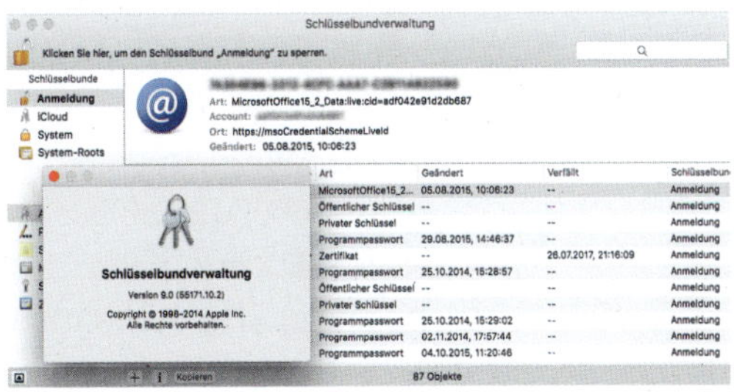

Der Schlüsselbund Ihres Macs

Nicht nur für Ihr Benutzerkonto, auch an anderer Stelle sind sehr oft Benutzernamen und Kennwörter erforderlich, beispielsweise um sich bei bestimmten Diensten wie iCloud, dem iTunes Store oder E-Mail-Konten zweifelsfrei identifizieren zu können. Der Schlüsselbund von OS X ist der Ort, an dem alle diese Kennwörter aufbewahrt und verwaltet werden. So benötigen Sie nur noch ein einziges Kennwort, und zwar das Ihres Benutzerkontos, das als Generalschlüssel dient. Darüber schalten Sie alle anderen Kennwörter frei. Bewahren Sie dieses Kennwort also gut auf und vor allem: Vergessen Sie es nicht.

Wichtig: Immer, wenn Sie Veränderungen vornehmen, die den Mac und sein Betriebssystem betreffen, zum Beispiel manche Systemeinstellungen, benötigen Sie den Generalschlüssel, der diese Einstellungen freischaltet. Mit dem Kennwort Ihres Benutzerkontos zeigen Sie dem Mac, dass es wirklich Sie selbst sind, der diese Einstellung vornehmen möchte.

Kennwörter mit iCloud abgleichen

Seit OS X 10.9 Mavericks wird der Schlüsselbund – und damit Ihre darin gespeicherten Benutzernamen und Kennwörter – in der iCloud gesichert. So haben Sie auch unterwegs mit dem iPhone oder iPad Zugriff auf Ihre Kennwörter. Wie Sie sich denken können, birgt dieser Umstand gewisse Sicherheitsrisiken. Daher ist eine noch bessere Absicherung des Schlüsselbunds erforderlich. Im Folgenden erklären wir Ihnen, wie das geht:

1 Wählen Sie im Apple-Menü oder im Dock das Symbol Systemeinstellungen.

Info

Kennwörter auf die alte Art verwahren: Falls Sie ein sehr vorsichtiger Mensch sind und Firmen wie Apple nicht zutrauen, Ihre sensiblen Daten sicher aufzubewahren, sollten Sie diese Funktion lieber ausgeschaltet lassen. Aber selbst mit aktivierter Schlüsselbund-App sollten Sie Ihre Kennwörter nicht ausschließlich auf dem Mac speichern. Schreiben Sie zusätzlich Ihre wichtigsten Benutzernamen und Kennwörter alphabetisch sortiert auf Papier (zum Beispiel für das Benutzerkonto auf dem Mac, iCloud, Ihre Apple-ID, Amazon und diverse E-Mail-Konten). Bewahren Sie diese Liste gut auf, vielleicht in einem Safe oder Schließfach.

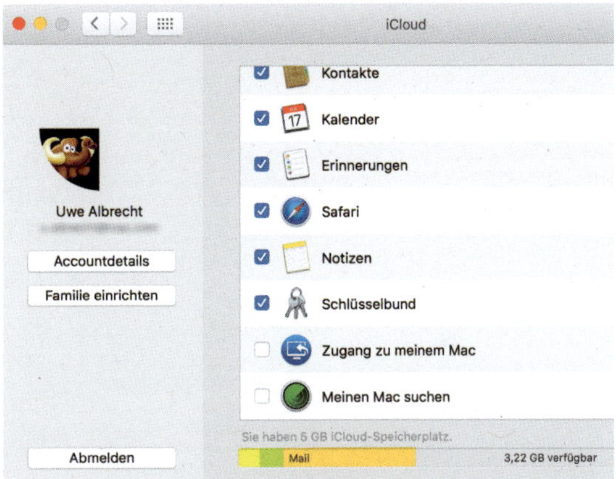

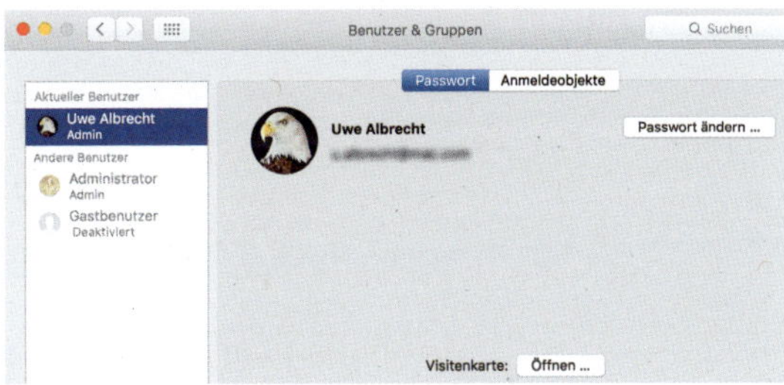

2 Öffnen Sie die Einstellungen für iCloud und markieren Sie in der rechten Spalte die Option Schlüsselbund.

3 Nun müssen Sie sich über Ihre Apple-ID legitimieren.

4 Als Nächstes wird an eines Ihrer anderen Geräte eine Anfrage gesandt, ob Sie damit einverstanden sind, dass der iCloud-Schlüsselbund auf dem Mac verwendet wird.

5 Geben Sie das Kennwort Ihrer Apple-ID auf diesem Gerät ein, und der iCloud-Schlüsselbund ist aktiviert.

Benutzerkennwort ändern

Ab und an sollten Sie aus Sicherheitsgründen das Kennwort Ihres Benutzerkontos ändern, um es potenziellen Spionen nicht zu einfach zu machen.

1 Klicken Sie auf das Symbol der Systemeinstellungen im Dock.

2 Klicken Sie dort auf das Symbol Benutzer & Gruppen.

3 Wählen Sie links den Eintrag unter Aktueller Benutzer.

4 Klicken Sie rechts auf Passwort ändern.

5 Füllen Sie die Felder aus und geben Sie eine Merkhilfe ein.

Die Firewall nutzen

Sobald Sie mit Ihrem Mac ins Internet gehen, ist er von außen angreifbar. Bei der Firewall (auf Deutsch „Brandmauer") handelt es sich um eine Sicherheitsfunktion von OS X, die Ihren Mac vor ungebetenen Gästen und Eindringlingen schützen soll. Sie verbirgt im

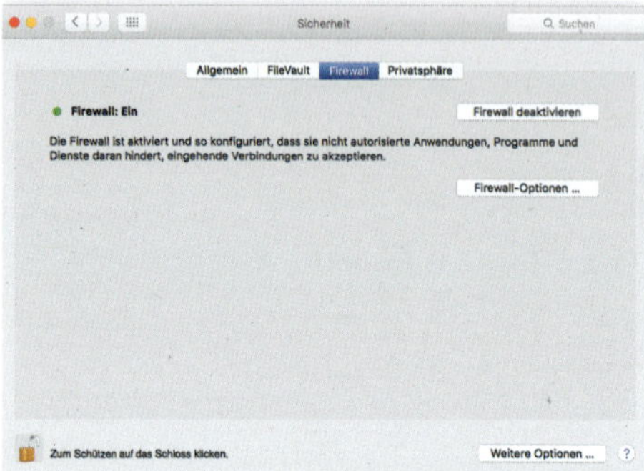
Sicherheit
Suchen
Allgemein
FileVault
Firewall
Privatsphäre
Firewall: Ein
Firewall deaktivieren
Die Firewall ist aktiviert und so konfiguriert, dass sie nicht autorisierte Anwendungen, Programme und Dienste daran hindert, eingehende Verbindungen zu akzeptieren.
Firewall-Optionen ...
Zum Schützen auf das Schloss klicken.
Weitere Optionen ...

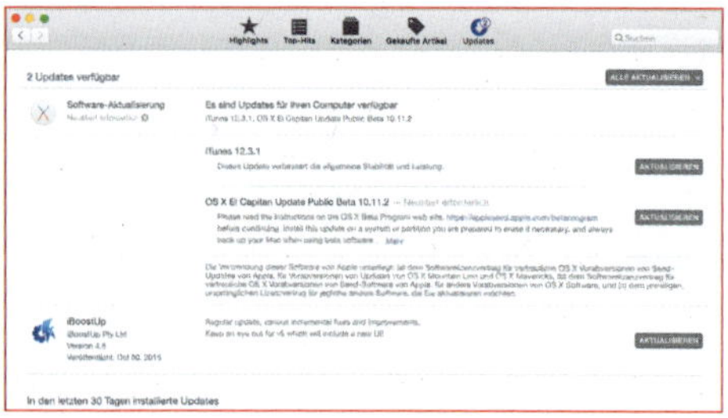

günstigsten Fall Ihren Mac vor fremden „Augen“ und erschwert damit den Zugriff von außen.

1 Klicken Sie auf das Symbol der Systemeinstellungen im Dock.

2 Wählen Sie anschließend das Symbol Sicherheit und dort das Register Firewall.

3 Bevor Sie Änderungen vornehmen können, müssen Sie die entsprechenden Optionen mit einem Mausklick auf das kleine Schloss-Symbol unten links freischalten.

4 Nun können Sie die Firewall von OS X aktivieren.

Software aktualisieren

Ein Betriebssystem wie OS X ist eigentlich nie ganz fertig – wie die Modelleisenbahn im Keller oder der Zoologische Garten Ihrer Heimatstadt. Während es bei der Modelleisenbahn um ein neues Häuschen oder einen Streckenabschnitt geht und beim Zoo um ein artgerechtes Gehege, werden für OS X alle paar Monate Updates und Sicherheitsaktualisierungen bereitgestellt. Das Gleiche gilt für Anwendungen oder die Apps, die Sie im Mac App Store erworben oder heruntergeladen

Info

Benötige ich ein Antivirenprogramm? Wie Sie bestimmt wissen, ist unter Windows die Installation eines Antivirenprogramms unumgänglich. Auch wenn für OS X weitaus weniger gefährliche Schadsoftware im Umlauf ist, sollten Sie auch hier auf eine Antivirensoftware nicht verzichten. Zwar besitzt OS X eingebaute Sicherheitsmechanismen, die unterbinden sollen, dass Schadsoftware ausgeführt werden kann und den Mac infiziert, ein zusätzlicher Schutz kann aber nicht schaden. Vor allem sollten Sie ein Antivirenprogramm dann installieren, wenn Sie Dateien mit Windows-Anwendern austauschen. Selbst wenn Windows-Viren auf einem Mac keinen Schaden anrichten können, dient Ihr Mac unter Umständen als unfreiwillige „Virenschleuder", beispielsweise, wenn Sie verseuchte Dateien per E-Mail versenden oder auf andere Weise weitergeben. Eine große Auswahl an Antivirenprogrammen gibt es im Mac App Store (siehe „App Store", S. 49).

haben. Es ist nicht nur ratsam, sondern in den meisten Fällen auch dringend notwendig, diese Updates zu installieren.
Um eine Liste der Aktualisierungen anzusehen und sie gegebenenfalls zu installieren, wählen Sie den Eintrag Softwareaktualisierung im Apple-Menü. Anschließend startet die App-Store-Anwendung – dort finden Sie über das Register Updates alle Aktualisierungen, die Sie anschließend per Mausklick installieren.

Sicherheit im Internet

Auch wenn Sie als aufmerksamer Leser dieses Buches bereits eine Reihe von Sicherheitsmaßnahmen getroffen haben, sind Sie vor weiteren Unannehmlichkeiten oder auch einfach nur lästigen Werbeanzeigen und Spam-Mails nicht gefeit. Die „dunklen Gestalten" versuchen es dann durch die Hintertür – sprich über den Web-Browser oder über E-Mail. Meistens geht es in Spam-Mails um Geld und Sex, supergünstige Versicherungstarife oder schufafreie Kredite.

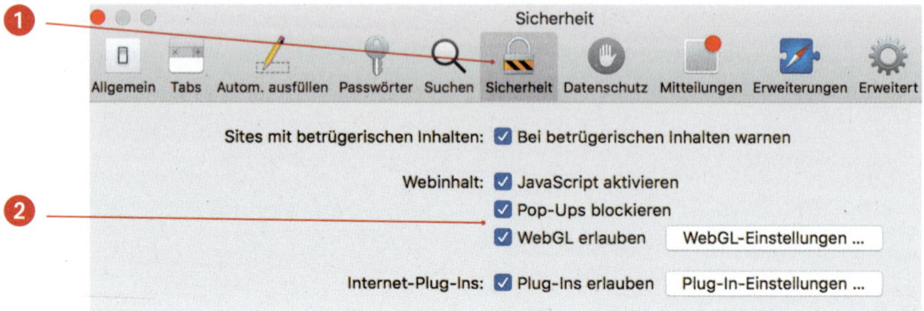

Die wichtigste Regel hierbei lautet: Lassen Sie Ihren gesunden Menschenverstand walten. Antworten Sie niemals auf unseriöse Angebote und klicken Sie nie auf Links in diesen Mails. Am besten ist es, Sie löschen diese Nachrichten sofort.

Unerwünschte Werbeanzeigen unterdrücken

Viele Websites verdienen mit ihren eigentlichen Inhalten so gut wie kein Geld, finanzieren müssen sie sich trotzdem. Aus diesem Grund erlauben sie, dass andere auf ihren Seiten Werbung schalten. Werbeanzeigen, die plötzlich in einem eigenen kleinen Fenster auftauchen, wenn Sie eine entsprechende Webseite aufrufen, werden Pop-ups genannt. Normalerweise lassen sich diese Fenster wegklicken. Allerdings wird Ihnen das so schwer wie möglich gemacht, denn den entsprechenden Button – meistens ein kleines x – müssen Sie erst einmal finden. Auch wenn sich lästige Werbung nicht ganz vermeiden lässt, können Sie die Möglichkeiten nutzen, die Ihnen OS X und Safari dazu bieten.

1 Öffnen Sie das Safari-Menü.
2 Wählen Sie dort den Eintrag Einstellungen.
3 Klicken Sie im neuen Fenster auf das Register Sicherheit (1).
4 Dort aktivieren Sie den Eintrag Pop-Ups blockieren (2).
5 Schließen Sie das Fenster mit einem Mausklick auf das rote Ampelsymbol.

Cookies löschen

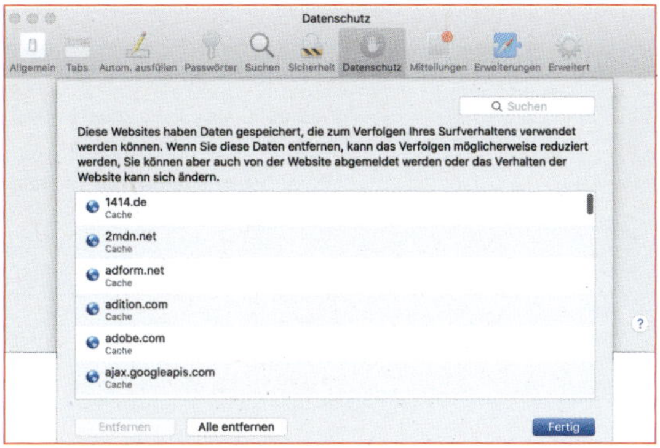

Eine weitere an sich sinnvolle Funktion, die sogenannten Cookies, wird ebenfalls zu Marketing- und Werbezwecken missbraucht. Cookies, auf Deutsch „Kekse“, sind kleine Dateien, die eine Webseite nach Ihrem Besuch auf Ihrem Mac hinterlässt. In diesen Cookies sind Daten enthalten, in denen beispielsweise vermerkt ist, wann Sie die Webseite besucht haben, welche Einstellungen Sie dort vorgenommen haben und so weiter. Dies ist aus Gründen des Datenschutzes bedenklich, denn die Betreiber der Webseiten können die Dateien auslesen und dadurch nachvollziehen, welche Seiten Sie besucht haben und was Sie dort gemacht haben. Daher ist es ratsam, diese Cookies ab und an zu löschen, auch wenn Sie dann bei einem erneuten Besuch der Website unter Umständen alle Angaben und Einstellungen noch einmal wiederholen müssen.

1. Öffnen Sie über das Safari-Menü die Einstellungen.
2. Wählen Sie das Register Datenschutz aus.
3. Klicken Sie auf den kleinen Eintrag Details.
4. Markieren Sie nun das Cookie, das Sie nicht auf Ihrem Mac haben wollen.
5. Klicken Sie auf Entfernen. Alternativ können Sie auch auf Alle entfernen klicken, um reinen Tisch zu machen.
6. Wiederholen Sie diesen Vorgang in regelmäßigen Abständen.

Den Cache leeren

Eine weitere nützliche Funktion, die sich zum Ausspionieren Ihres Surfverhaltens eignet, ist der Cache (sprich: „Käsch“). Safari und jeder andere Web-Browser legen Dateien von bereits aufgerufenen Webseiten in einem speziellen Ordner ab – dem Cache. Auf diese

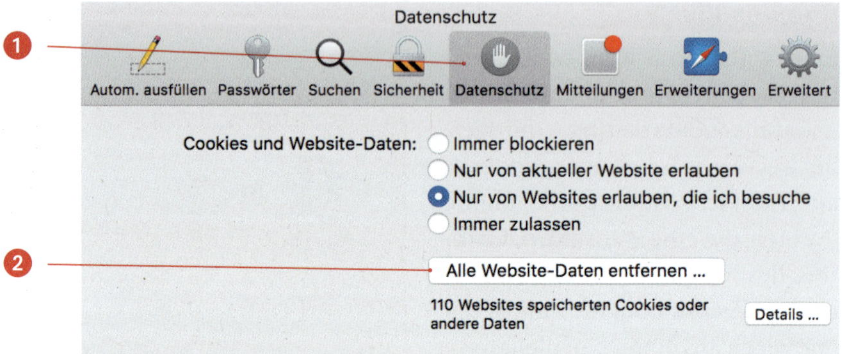

Weise müssen diese Dateien beim erneuten Besuch der Webseite nicht abgerufen werden, dadurch steht die Webseite künftig schneller zur Verfügung.

Der Cache kann dazu genutzt werden, herauszufinden, welche Websites Sie besucht haben. Außerdem hat er eine weitere, eher negative Nebenwirkung: Wenn die Website in der Zwischenzeit aktualisiert wurde, wird Ihnen beim erneuten Abrufen möglicherweise noch die alte Version angezeigt. In diesen Fällen hilft es, den Cache zu leeren.

1 Öffnen Sie das Safari-Menü und anschließend die Einstellungen.

2 Wählen Sie das Register Datenschutz (1).

3 Dort klicken Sie auf Alle Website-Daten entfernen ... (2).

4 Damit räumen Sie Ihren Cache und alle anderen Überbleibsel von Webseiten auf.

Spam-Mails verhindern

Ein weiteres Ärgernis im Zusammenhang mit Ihrer E-Mail-Korrespondenz sind die bereits erwähnten Werbe- oder Spam-E-Mails. Der Absender besorgt sich die E-Mail-Adressen über das Internet: Er spioniert private Adressbücher aus oder stiehlt E-Mail-Adressen, indem er sich illegal Zugang zu den Verzeichnissen von E-Mail-Anbietern verschafft. Zudem werden E-Mail-Adressen bei dubiosen Anbietern gekauft und zum Teil unter Internetbetrügern hoch ge-

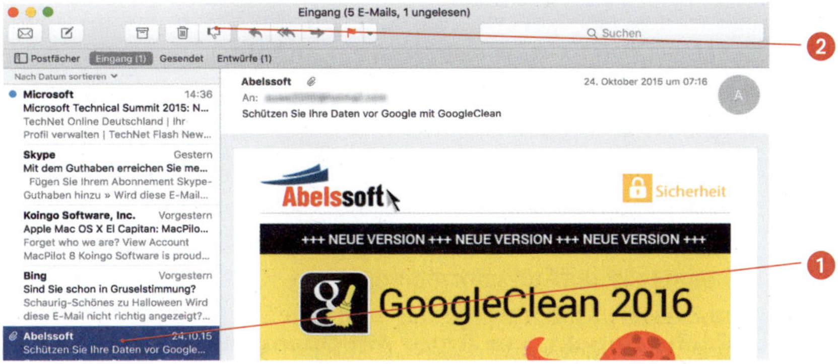

handelt. Um die Spam-Flut einzudämmen, haben Sie verschiedene Möglichkeiten. Eine haben wir bereits weiter oben im Zusammenhang mit dem Einrichten eines neuen E-Mail-Kontos erwähnt.

- **Legen Sie sich ein separates E-Mail-Konto an,** dessen Adresse Sie immer dann angeben, wenn Sie Ihre offizielle E-Mail-Adresse nicht verraten möchten.
- **Apple Mail unterstützt Sie beim Aussortieren** möglicher Spam-Mails, indem es sie markiert und in das Postfach Ist Werbung verschiebt.
- **Sie können Apple Mail dabei helfen,** die Trefferquote deutlich zu verbessern. Markieren Sie die E-Mails (1), die Sie als Spam bewerten. Klicken Sie anschließend in der Symbolleiste auf Ist Werbung (2). Haben Sie einen Fehler gemacht, dann klicken Sie erneut darauf (Keine Werbung).

Phishing erkennen und umgehen

Phishing, von „password fishing", ist die Bezeichnung für den Versuch, Ihre Bank- oder Kreditkartendaten zu angeln, um damit Ihr Konto zu leeren. Um an diese sensiblen Daten zu kommen, erhalten Sie eine täuschend echt gestaltete E-Mail, die scheinbar von Ihrer Bank kommt. Darin werden Sie oft auf angebliche Unregelmäßigkeiten oder Probleme hingewiesen. Diese würden es notwen-

dig machen, sich über den enthaltenen Link bei Ihrer Bank anzumelden und die Zugangsdaten zu ändern. Tun Sie das auf keinen Fall! Sie sollten erst gar nicht auf den Link klicken.
Um nicht auf diese Betrugsversuche reinzufallen, genügt es, den Verstand einzuschalten. Ihre Bank oder Ihr Kreditkarteninstitut würden Sie niemals per E-Mail auffordern, Ihre Zugangs- oder Kontodaten preiszugeben. Im Zweifel können Sie dort telefonisch anfragen oder persönlich vorsprechen.

Einfache Regeln, um Ärger mit Spammern, Phishern und anderen Betrügern zu vermeiden

- ▶ **Reagieren Sie nicht** auf Anfragen und E-Mails von Leuten, die Sie nicht kennen oder an die Sie sich nicht selbst gewandt haben.
- ▶ **Fallen Sie nicht** auf verlockend klingende Angebote herein, schnell sehr viel Geld zu verdienen oder zu sparen.
- ▶ **Seien Sie misstrauisch,** wenn Ihnen eine besonders attraktive Frau oder ein attraktiver Mann eine schwülstige E-Mail schreibt, obwohl Sie ihn oder sie gar nicht kennen.
- ▶ **Seien Sie vorsichtig,** wenn Sie eine „Antwort" erhalten, obwohl Sie selbst dieser Person gar nichts geschrieben haben.
- ▶ **Klicken Sie nicht sofort auf jeden Link** in einer Mail, die Ihnen zugesandt wurde – auch wenn Sie den Absender scheinbar kennen. Absender-Adressen lassen sich sehr einfach fälschen.
- ▶ **Geben Sie niemals Daten ein,** wenn Sie in einer E-Mail dazu aufgefordert werden. Und schon gar keine Passwörter oder PIN-Nummern.

Tipps, um Probleme am Mac selbst zu lösen

Auch der Mac wurde von Menschen entworfen und wird natürlich auch – zumindest teilweise – von Menschen zusammengebaut. Daher ist auch er nicht ohne Fehler, ganz zu schweigen von der Software, die auf ihm installiert wird. Leider hat sich in den vergangenen Jahren der Trend fortgesetzt, Programme möglichst früh und unausgereift auf den Markt zu bringen, obwohl sie noch fehlerbehaftet sind. Böse Zungen sprechen von „Bananaware“ – Software, die wie die grünen Bananen vom Discounter erst beim Kunden reift. Probleme mit Hard- und Software bleiben daher nicht aus. Im Folgenden zeigen wir Ihnen, wie Sie sich mit einfachen Mitteln selbst helfen können.

Der Mac oder das MacBook lässt sich nicht einschalten

So trivial es klingt: Stellen Sie erst einmal sicher, dass der Mac korrekt ans Stromnetz angeschlossen ist. Prüfen Sie, ob zum Beispiel das Kabel locker ist, die Steckdosenleiste vielleicht noch nicht eingeschaltet und so weiter. Bei einem MacBook ist es zudem möglich, dass der Akku leer ist. Schließen Sie also zunächst ein Netzteil an und versuchen Sie dann noch einmal, den Mac einzuschalten. Falls das nicht gelingt, liegt ein ernsthafter Defekt vor und Sie müssen den Apple-Support kontaktieren (siehe Kontaktdaten auf S. 218).

Beim Start höre ich drei Töne und der Mac startet nicht

In diesem Fall hat der Hauptspeicher ein Problem. Da Sie den Hauptspeicher bei den meisten aktuellen Macs aber nicht selbst austauschen können, müssen Sie sich auch hier vertrauensvoll an den Apple-Support wenden.

Beim Start ist nur ein Fragezeichen zu sehen

Erscheint beim Start Ihres Macs ein Fragezeichen auf dem Bildschirm, dann bedeutet dies, dass er aus irgendeinem Grund kein startfähiges Volume (Festplattenpartition mit installiertem Betriebssystem) findet. In diesem Fall können Sie versuchen, den Mac neu zu starten und dabei die Alt-Taste zu betätigen, bis das Startmenü des Macs erscheint. Hier lassen sich dann die vorhandenen startfähigen Volumes auswählen.
Geht dies auch nicht, dann starten Sie den Mac im Recovery-Modus. Darüber lässt sich OS X unter Umständen reparieren oder neu installieren. Wie Sie dabei vorgehen, erfahren Sie auf Seite 217.

Ein Programm verweigert den Dienst oder stürzt ständig ab

Dieses Problem kann unterschiedliche Ursachen haben. Beispielsweise kann es daran liegen, dass das Programm nicht mehr auf dem neuesten Stand und daher nicht kompatibel mit dem aktuellen oder neuen Betriebssystem OS X ist. Erkundigen Sie sich beim Hersteller, ob mittlerweile eine neue, fehlerbereinigte Version des Programms erschienen ist. Laden Sie sie nach Möglichkeit von der Website des Herstellers herunter und installieren Sie das Update.

Wie lösche ich ein Programm?

Es kommt darauf an, ob Sie das Programm aus dem Mac App Store oder anderweitig bezogen haben. Stammt es aus dem App Store, dann genügt es, es einfach aus dem Programme-Ordner in den Papierkorb zu befördern und diesen anschließend zu leeren.
Andere Programme lassen sich oftmals über das dazugehörige Installations- oder Deinstallationsprogramm entfernen. Schauen Sie dazu einfach mal in den Ordner und die Unterordner, in denen das Programm und seine Bestandteile zu finden sind. Außerdem können Sie auf der Installations-CD oder auf der Website des Herstellers nachsehen.

OS X reparieren oder neu installieren

Haben Sie mit allen anderen Maßnahmen keinen Erfolg und will der Mac einfach nicht mehr korrekt seinen Dienst verrichten oder nicht mehr vom bisherigen Volume starten? Dann können Sie versuchen, OS X zu reparieren oder gleich neu zu installieren. Da aktuelle Macs über keine Installations-DVD mehr verfügen, geschieht dies über die Recovery HD oder auch Wiederherstellungspartition. Wichtig: Für die Neuinstallation muss der Mac mit dem Internet verbunden sein – über LAN oder WLAN. Erledigen Sie dies also besser zu Hause im eigenen WLAN-Netzwerk.

1 Schalten Sie den Mac ein oder starten Sie ihn neu.
2 Betätigen Sie dabei die Tastenkombination [cmd]+[R] und halten Sie sie gedrückt, bis der Verlaufsbalken erscheint. Dann startet der Mac im Recovery-Modus.
3 Im Fenster OS X Dienstprogramme rufen Sie die entsprechende Funktion auf.
4 Möchten Sie nur die Festplatte reparieren, dann wählen Sie den Eintrag Festplattendienstprogramm und klicken Sie auf Fortfahren. Anschließend genügt ein Mausklick auf das Symbol Erste Hilfe, nachdem Sie die interne Festplatte Ihres Macs – in der Regel mit der Bezeichnung Macintosh HD – markiert haben.
5 Um OS X neu zu installieren, wählen Sie stattdessen den entsprechenden Eintrag weiter oben, klicken ebenfalls auf Fortfahren und folgen den Anweisungen.

Ich komme nicht mehr ins Internet

Warten Sie einige Minuten ab und probieren Sie es dann noch einmal. Ab und zu liegt es einfach daran, dass sich viele gleichzeitig anmelden oder das Internet – beziehungsweise die Seite, die Sie aufrufen – überlastet ist. Sie können auch versuchen, eine andere Website aufzurufen, und sehen dann, ob nur die entsprechende

Seite überlastet ist oder es tatsächlich Probleme mit dem Internetzugang gibt.

Falls es immer noch nicht klappt, gilt das Gleiche wie beim Einschalten des Macs. Schauen Sie nach, ob das Netzwerkkabel korrekt angeschlossen ist oder Ihr WLAN-Netzwerk funktioniert beziehungsweise Ihr Mac überhaupt eine Verbindung hat. Das erkennen Sie daran, dass rechts oben das WLAN-Symbol (vier Viertelkreise) schwarz eingefärbt ist. Falls trotz allem immer noch kein Zugang ins Internet möglich ist, dann liegt es entweder an Ihrem WLAN-Router oder am Internetprovider. Probieren Sie es zunächst einmal mit Ihrem Router. Schalten Sie ihn aus oder ziehen Sie den Netzstecker, warten Sie eine Minute und verbinden Sie ihn wieder mit dem Stromnetz. Falls Sie damit keinen Erfolg haben, rufen Sie Ihren Internetprovider an.

Bei schwerwiegenden Problemen, die Sie selbst nicht beheben können, wenden Sie sich an Ihren Händler oder direkt an Apple: Telefon 0800 66 45 451 oder www.apple.com/de/support/.

Wenn gar nichts mehr hilft: Die Seriennummer Ihres Macs

Falls Sie den Support von Apple kontaktieren möchten, benötigen die Damen und Herren dort, um Ihnen weiterhelfen zu können, die Seriennummer Ihres Macs. Sie finden sie im Apfelmenü im Finder. Öffnen Sie es und wählen Sie dann den Befehl Über diesen Mac. Die Seriennummer befindet sich ganz unten im Fenster (1). Startet der Mac nicht mehr? Bei manchen Macs finden Sie die Nummer auch auf dem Gehäuseboden, etwa beim MacBook. Sie ist mit bloßem Auge allerdings kaum zu entziffern, verwenden Sie besser eine Lupe. Ansonsten schauen Sie am besten auf

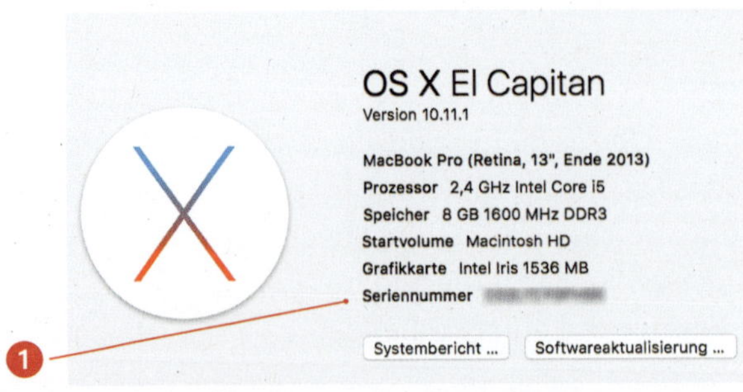
OS X El Capitan
Version 10.11.1
MacBook Pro (Retina, 13", Ende 2013)
Prozessor 2,4 GHz Intel Core i5
Speicher 8 GB 1600 MHz DDR3
Startvolume Macintosh HD
Grafikkarte Intel Iris 1536 MB
Seriennummer
Systembericht ...
Softwareaktualisierung ...
1

dem Originalkarton oder in der Originalrechnung nach. Auf dem Karton befindet sich die Seriennummer in der Nähe des Strichcodes.

Zusatzgarantie: AppleCare Protection Plan

Apple gewährt seinen Kunden ein Jahr Garantie und bietet mit dem AppleCare Protection Plan eine nicht ganz preiswerte und vom jeweiligen Gerät abhängige Zusatzgarantie von bis zu 36 Monaten, die an die 350 Euro (beim MacBook Pro 15 Zoll) kosten kann.
Falls Sie das Gerät bei einem anderen Händler erworben haben, können Sie unter Umständen auch dort eine Zusatzgarantie erwerben, die sogar etwas günstiger ist. Aber Vorsicht! Schauen Sie ins Kleingedruckte und vergleichen Sie die Leistungen genau. Oftmals wird ein Selbstbehalt verlangt, der die eigentlichen Reparaturkosten oder auch den Restwert des Geräts übersteigen kann. Zudem werden manche Schäden generell von der Garantie ausgenommen.

Hilfe

Erste Adressen

Stiftung Warentest
www.test.de

Alles zum Thema Mac
www.apple.de
www.maclife.de
www.macwelt.de
www.macnews.de
www.mactechnews.de

Nachschlagen
Lexikon: www.wikipedia.de
Filmlexikon: www.imdb.de
Wörterbuch: http://dict.leo.org/

Nachrichten und Zeitungen
www.spiegel.de
www.welt.de
www.faz.net
www.sueddeutsche.de

Reisen
Zug: www.bahn.de
Hotels: www.holidaycheck.de

Einkaufen
Bücher: www.amazon.de
Antiquariate: www.zvab.com
Flohmarkt: www.ebay.de

Stichwortverzeichnis

O

P

R, S

T

U, V

W, Z

Uwe Albrecht lebt und arbeitet in Baden-Württemberg. Als freier Journalist schreibt er u. a. für die Zeitschrift Mac Life und ist Autor zahlreicher Bücher zum Thema Apple. Neben dem Schreiben gilt seine Leidenschaft der Geschichte, der Natur sowie der Fotografie.

2., aktualisierte Auflage

Stiftung Warentest
Lützowplatz 11–13
10785 Berlin
Telefon 0 30/26 31–0
Fax 0 30/26 31–25 25
www.test.de
email@stiftung-warentest.de

USt-IdNr. DE136725570

Vorstand: Hubertus Primus
Weitere Mitglieder der Geschäftsleitung:
Dr. Holger Brackemann, Daniel Gläser

Programmleitung: Niclas Dewitz

Autor: Uwe Albrecht
Projektleitung: Johannes Tretau
Lektorat: Stefanie Barthold, Berlin
Mitarbeit: Veronika Schuster, Berlin; Karsten Treber, Berlin

Korrektorat: Hartmut Schönfuß, Berlin
Titelentwurf: Sylvia Heisler
Layout und Satz: Schimmelpenninck.Gestaltung, Berlin
Bildnachweis: plainpicture/Kniel Synnatzschke (Titel); istock (Umschlag Rückseite rechts); shutterstock (Umschlag Rückseite links); Apple Inc. (S. 12, 19, 20, 23, 25, 26, 27, 33, 35, 37, 144, 145); Ed Uthman: „Apple I Computer"/Flickr (S. 7); Marchin Wichary: „Apple II"/Flickr (S. 8); „Macintosh 128k transparency"/Wikimedia Commons (S. 9); Masashige Motoe: „iMac"/Flickr (S. 10); „WorldWideWeb.1"/Wikimedia Commons (S. 11)
Screenshots: Uwe Albrecht

Produktion: Vera Göring
Verlagsherstellung: Rita Brosius (Ltg.), Susanne Beeh
Litho: tiff.any, Berlin
Druck: Rasch Druckerei und Verlag GmbH & Co. KG, Bramsche

ISBN: 978-3-86851-228-1

Wir haben für dieses Buch 100 % Recyclingpapier und mineralölfreie Druckfarben verwendet. Stiftung Warentest druckt ausschließlich in Deutschland, weil hier hohe Umweltstandards gelten und kurze Transportwege für geringe CO_2-Emissionen sorgen. Auch die Weiterverarbeitung erfolgt ausschließlich in Deutschland.